专科护士规范化培训系列丛书

主编◎席祖洋　王 静　彭家芹　陈彩娥

临床护理教学路径指引

长江出版传媒
湖北科学技术出版社

图书在版编目（CIP）数据

临床护理教学路径指引 / 席祖洋等主编. -- 武汉 :
湖北科学技术出版社, 2024. 10（2025.1 重印）. -- ISBN 9
78-7-5706-3601-3

Ⅰ. R47

中国国家版本馆 CIP 数据核字第 2024A25J34 号

策　　划：冯友仁　　　　责任校对：李子皓　陈麒羽
责任编辑：徐　丹　　　　封面设计：喻　杨

出版发行：湖北科学技术出版社
地　　址：武汉市雄楚大街 268 号（湖北出版文化城 B 座 13—14 层）
电　　话：027-87679454　　　　邮　　编：430070

印　　刷：湖北云景数字印刷有限公司　　　　邮　　编：430205

787×1092　1/16　　　　23.25 印张　　595 千字
2024 年 10 月第 1 版　　　　2025 年 1 月第 2 次印刷
定　　价：95.00 元

编委会

土　编　席祖洋　王　静　彭家芹　陈彩娥

副主编　李晓颖　向娇娥　李方芳　李玲洁　王　燕　杜支伟

杨良枫　杨　蓉　贺中云　王晓霞

编　者（按姓氏拼音排序）

白桦林　崔克雄　曹　超　曹　妍　曾晓倩　陈　娇

陈　婧　冯晓庆　高力军　焦　艳　李茶香　李友琼

李江英　李婧伟　李晓艳　李雪丹　李　倩　刘静兰

刘会琴　刘　贝　刘贤婷　柳　威　罗小平　梅海双

苗　青　蒲　凡　钱楚晖　秦双芹　秦雪露　冉春华

田书梅　谭　春　谭莉莉　王丽娜　王晓晓　王晓丹

谢婷婷　向琪琳　许唐娟　阎　瑞　余良欢　杨程程

杨　姗　尹田力　朱雪莉　张　江　张　蓉　张晓乐

章慧敏　赵龙桃　赵婷婷　郑　莉　钟　梅　周　容

朱红玲

前言

护理教育的精髓在于将理论知识与临床实践深度融合，塑造兼具深厚专业知识与精湛护理技能的未来医疗工作者。本书旨在通过精心设计的临床护理教学路径，引领护理实习生、新护士，以及进修与规培轮转护士跨越知识与实践之间的桥梁，更明确方向，迅速把控专业重点及护理风险点，实现从理论到临床一线的高效对接。

受现代医学临床路径理念的启迪，本书创新性地构建了以学生为中心、以时间为导向、以专业深度为进阶的护理教学新模式。该模式不仅强调护理操作的标准化、专业化，更注重学生临床思维的启迪与个性化发展，确保每位学员能在专科领域内获得系统性、层次分明的知识与技能训练。从基础的规章制度认知到复杂的疾病管理，从常规护理操作到应急处理能力的培养，每一步都精心规划，旨在全面提升学员的综合素质。

通过将“掌握、熟悉、了解”的递进式学习目标融入每周教学计划中，本书确保教学内容既全面覆盖又突出重点，兼顾深度与广度。同时，结合一对一临床带教、小组讨论、自主探索等多种教学方法，激发学生主动学习的热情，促进师生间的互动与反馈，营造积极向上的学习氛围。

本书的出版，不仅意在提升临床护理教学的质量与效率，更寄望于通过这一系统化、规范化的教学路径，助力护理人才的全面发展，为护理队伍输送更多具备专业精神、人文关怀与创新能力的优秀护士。它不仅是一部实用的教学工具书，更是护理教育现代化进程中的一块重要基石，期待能为护理教育的改革与发展贡献力量，同时为每一位怀揣梦想踏入护理领域的学子点亮前行的明灯，指引他们在护理的路上坚定而自信地成长。

编者

2024 年 5 月

目 录

第一章　护生临床护理教学路径指引

一、护理部护生临床护理教学路径指引

护理部护生教学路径单

姓名：　　　　　　　　　　　　入科时间：　　　　　　　　　　　　出科时间：

培训时间	培训目标	培训类型	培训路径内容
第1周	岗前培训： 1. 掌握医院介绍及实习生管理相关制度、标准预防、护理礼仪与职业素养 2. 熟悉医院信息系统（hospital information system，HIS）与移动护理的使用 3. 了解护士沟通技巧、志愿者培训、临床常见的安全和护理法律问题	理论	医院规章制度、临床实习生管理制度、临床实习生安全管理制度
		理论	安全注射、手卫生等标准预防相关知识
		理论	护理礼仪与职业素养
		理论	线上学习 HIS 与移动护理的使用
		理论	医护、护患沟通的基本方法和技巧
		理论	志愿者培训
		理论	临床常见的安全和护理法律问题
		考核	岗前培训理论考核
第1个月	1. 掌握各岗位职责、护理查对制度、护理交接班制度 2. 掌握针刺伤的预防及处理流程、手卫生 3. 掌握生命体征测量及心肺复苏操作 4. 熟悉无菌观念	理论	各岗位职责说明书、护理查对制度、护理交接班制度
		理论	职业暴露的预防及处理流程
		理论	无菌观念
		操作	急救操作：心肺复苏
		操作	生命体征的测量、手卫生
		应急演练	血源性职业暴露及呼吸道职业暴露应急演练
第2个月	1. 掌握护理评估及护理文书书写 2. 掌握常用注射法 3. 了解跌倒应急演练、消防应急演练	理论	常见的各类护理评估
		理论	护理文书书写
		操作	皮内注射法、皮下注射法
		操作	肌内注射法
		操作	静脉注射法
		应急演练	跌倒应急演练、消防应急演练

续表

培训时间	培训目标	培训类型	培训路径内容
第3个月	1. 掌握常用仪器设备的使用 2. 了解常见仪器设备故障的应急演练	理论	心电图、心电监护及各类泵的使用
		操作	心电图机、心电监护操作技术
		操作	输液泵、注射泵操作技术
		应急演练	使用中输液泵、注射泵故障应急预案与流程
		应急演练	使用中心电图机故障应急预案与流程
第4个月	1. 掌握护理诊断 2. 掌握静脉输液与输血技术 3. 了解常见输液反应及处理 4. 了解常见输血反应及处理	理论	掌握相关护理诊断
		操作	密闭式静脉输液技术
		操作	静脉输血技术
		理论	常见输液反应及处理
		理论	常见输血反应及处理
		应急演练	静脉输液外渗的应急预案与流程
第5个月	1. 掌握危重患者的病情观察 2. 掌握心搏骤停应急演练 3. 掌握除颤技术、中心供氧技术	理论	危重患者的病情观察
		应急演练	心搏骤停应急演练
		操作	除颤技术
		操作	中心供氧技术
第6个月	1. 掌握吸痰、海姆立克技术 2. 了解并掌握药物过敏实验法 3. 了解并掌握药物不良反应、误吸应急演练	操作	吸痰技术
		操作	海姆立克技术
		理论	药物过敏实验法
		应急演练	发生药物不良反应的应急预案与流程
		应急演练	误吸应急演练
第7个月	1. 掌握昏迷应急演练 2. 熟悉1例急危重患者的案例分析	应急演练	昏迷的应急演练
		理论	1例急危重症患者的案例分析
		操作	1例急危重症患者的操作大练兵
第8个月	结业考核	理论考核	实习结业考核
		实习总结	开展实习结业总结会议

二、呼吸系统疾病专科护生临床护理教学路径指引

（一）呼吸系统疾病专业护生教学路径单

姓名：　　　　　　　　　　入科时间：　　　　　　　　　　出科时间：

培训时间	培训周目标	培训类型	培训路径内容
第1周	1. 掌握常见呼吸系统疾病的分类、病因、发病机制及临床表现 2. 掌握医用防护口罩的佩戴 3. 掌握物理排痰技术 4. 熟悉呼吸内科病区、肺功能室、气管镜室布局及仪器位置	入科介绍	呼吸内科病房、肺功能室、内镜室的环境布局，仪器设备和药品放置位置，带教老师和科室人员介绍
		理论	科室各项规章制度、工作流程及岗位职责
		理论	常见呼吸系统疾病的分类、病因、发病机制及临床表现
		操作	医务人员正确佩戴医用防护口罩
		理论	呼吸内科常见吸氧方式及选择
		操作	叩背法及侧卧位排痰法
第2周	1. 掌握呼吸内科常见疾病的护理 2. 掌握呼吸系统患者常见症状、体征的护理 3. 掌握呼吸系统的生理解剖及主要功能 4. 了解各种专科标本采集技术	理论	呼吸系统疾病患者的护理评估
		理论	呼吸系统疾病患者常见症状、体征的护理
		理论	呼吸系统的生理解剖及主要功能
		操作	鼻咽拭子标本采集技术
		操作	血培养标本采集
		实践	护生小讲课（带教老师根据《内科护理学》教材第2章呼吸系统疾病患者的护理指定内容）
第3周	1. 掌握科室常见疾病症状、体征的护理 2. 掌握胸腔闭式引流管脱管、大咯血的应急处理 3. 掌握动脉血气的采集 4. 熟悉无创呼吸机、高流量湿化仪 5. 熟悉护理文书书写	理论	慢性阻塞性肺疾病、肺癌、支气管哮喘、支气管扩张、肺部感染的护理常规
		操作	无创呼吸机的使用
		操作	高流量湿化仪的使用
		理论	呼吸内科患者的护理病历书写
		操作	动脉血气采集技术
		应急演练	胸腔闭式引流管脱管及大咯血的应急演练
		实践	1例慢性阻塞性肺疾病患者的护理查房

续表

培训时间	培训周目标	培训类型	培训路径内容
第4周	1. 掌握人工气道的管理 2. 掌握呼吸内科介入治疗术前及术后管理 3. 掌握气囊压力的监测 4. 熟悉呼吸机相关性肺炎的预防 5. 熟悉呼吸机的常见报警及处理	理论	人工气道的管理
		理论	气囊压力监测技术
		理论	呼吸机相关性肺炎的预防
		理论	有创 / 无创呼吸机常见报警原因及处理
		操作	呼吸内科全麻下支气管镜检查及介入手术、经皮肺穿刺、微波消融术、支气管动脉栓塞术等患者的术前、术后护理要点及宣教内容
		操作	气管切开护理
		实践	1 例呼吸衰竭疑难病例讨论
		实践	实践体会交流、征集意见及建议
		实践	出科考核

（二）呼吸重症专业护生教学路径单

姓名：　　　　　　　　　　入科时间：　　　　　　　　　　出科时间：

培训时间	培训周目标	培训类型	培训路径内容
第1周	1. 掌握呼吸系统疾病常见重症相关概念、基本特征、治疗措施 2. 掌握胸部叩击法 3. 熟悉呼吸重症病区、重症监护室布局及设施 4. 熟悉呼吸咳嗽礼仪、医疗废物管理规范及处置流程 5. 了解呼吸科常用抗感染药物、镇咳祛痰药物、平喘药物、呼吸兴奋剂（种类、作用、适应证、不良反应）	入科介绍	呼吸重症病房及呼吸重症科门诊环境布局，仪器设备和药品放置位置，带教老师和科室人员介绍
		理论	呼吸系统疾病概述、呼吸系统疾病的相关概念、基本特征、治疗措施
		理论	呼吸衰竭、重症肺炎、急性呼吸窘迫综合征（ARDS）、脓毒血症、支气管扩张伴咯血、重症哮喘相关知识
		理论	呼吸科常用药物种类、作用、适应证、不良反应等基础知识
		理论	呼吸咳嗽礼仪、医疗废物管理规范及处置流程
		操作	胸部叩击法
第2周	1. 掌握呼吸系统重症的护理评估，常见症状、体征的护理 2. 熟悉呼吸系统重症患者人文关怀与人文护理 3. 了解各种专科标本采集技术	理论	呼吸系统重症患者的护理评估
		理论	呼吸系统重症患者常见症状、体征的护理
		理论	呼吸系统重症患者的人文关怀与人文护理
		操作	动脉血气分析、采集技术
		操作	呼吸重症患者痰标本的留取
		实践	护生小讲课（带教老师根据《内科护理学》教材第 2 章呼吸系统疾病患者的护理指定内容）

续表

培训时间	培训周目标	培训类型	培训路径内容
第3周	1. 掌握科室常见疾病症状、体征的护理及大咯血、感染性休克的应急处理 2. 掌握常见胸腔、腹腔引流袋的更换技术 3. 熟悉 PIO 格式书写护理文书 4. 熟悉高流量氧疗仪、无创呼吸机、有创呼吸机、俯卧位通气的操作技术	理论	ARDS、重症哮喘护理常规
		理论	脓毒血症、支气管扩张伴咯血护理常规
		理论	高流量氧疗仪原理及应用
		理论	无创呼吸机原理及应用
		理论	有创呼吸机原理及应用
		理论	呼吸重症患者护理病历的书写
		操作	更换胸腔、腹腔引流袋技术
		理论	俯卧位通气技术
		操作	俯卧位通气技术
		操作	高流量氧疗仪、无创呼吸机、有创呼吸机
		应急演练	大咯血、感染性休克应急演练
		实践	1 例急性呼吸窘迫综合征患者疑难病例讨论
第4周	1. 掌握消毒隔离制度及多重耐药的管理 2. 掌握肺康复训练方法 3. 熟悉重症肺炎患者常见症状及护理措施 4. 了解 PICC、CVC 的维护	理论	多重耐药菌感染及管理措施
		理论	重症肺炎患者的护理
		操作	常用物品消毒方法、消毒液配制方法
		理论	消毒隔离制度、呼吸道 / 接触 / 空气隔离措施
		操作	肺康复训练方法的健康宣教
		操作	PICC、CVC 的维护
		实践	1 例重症肺炎患者的护理查房
		实践	实践体会交流、征集意见及建议
		实践	出科考核

三、循环系统疾病专科护生临床护理教学路径指引

（一）心血管疾病专业护生教学路径单

姓名：　　　　　　　　　　入科时间：　　　　　　　　　　出科时间：

培训时间	培训周目标	培训类型	培训路径内容
第1周	1. 掌握本科循环系统、心内科常见疾病的病理生理及常见病的护理常规 2. 熟悉科室常见急救药物的使用 3. 熟悉心血管内科病区布局及设施 4. 熟悉科室环境、各项规章制度及本科岗位职责、工作流程	入科介绍	心血管内科病区、DSA 室的环境布局，仪器设备和药品放置位置，带教老师和科室人员介绍
		制度	各班职责和工作流程
		理论	循环系统概论、心内科常见疾病的病理生理
		理论	冠心病患者的护理常规，急性心力衰竭患者的护理常规，心律失常、先心病患者的护理常规等
		理论	专科常见药物（如肾上腺素、胺碘酮、硝酸甘油、阿托品、硝普钠、多巴胺、去甲肾上腺素、毛花苷 C、氯化钾、25% 硫酸镁等）的适应证及不良反应
第2周	1. 掌握心肌梗死患者的症状及体征、救治流程 2. 掌握四肢血压测量 3. 掌握徒手心肺复苏操作技能 4. 掌握遥测心电监护技术及手指血糖测定技术 5. 熟悉人文关怀与护理 6. 了解常用抗凝药物的使用	理论	常用抗凝药物的适应证及并发症
		操作	成人四肢血压的测量
		理论	急性心肌梗死患者的症状及体征的识别救治流程
		操作	徒手心肺复苏操作技能培训
		操作	遥测心电监护技术
		操作	床边手指血糖测定技术
		理论	心血管患者的人文关怀与人文护理
		实践	护生小讲课（冠心病患者的护理）
第3周	1. 掌握 PCI 术前、术后宣教及护理 2. 掌握心血管内科常见护理文书的书写 3. 掌握床边快速检测技术 4. 掌握深静脉血栓的处理及预防 5. 熟悉血管活性药物的注意事项 6. 熟悉本科各疾病健康宣教 7. 熟悉高血压急症护理措施 8. 了解无创呼吸机、血气分析仪的使用方法	理论	三测单填写、出入量统计、护理记录书写等
		操作	无创呼吸机、血气分析仪的使用方法
		理论	高血压急症护理
		理论	深静脉血栓的预防及处理
		理论	经微量泵使用血管活性药物的注意事项
		操作	床边快速检测“心梗三项”、BNP 技术
		理论	专科常见疾病高血压、冠心病、心律失常等健康宣教流程
		实践	PCI 患者术前宣教及术后护理

续表

培训时间	培训周目标	培训类型	培训路径内容
第4周	1. 掌握正常心电图的判读 2. 掌握电击除颤操作技能 3. 熟悉恶性心律失常的心电图表现及处理流程 4. 熟悉急性心力衰竭的护理常规 5. 了解临时起搏器的使用	理论	正常心电图的识别、正常波形的临床意义
		理论	恶性心律失常的类型、心电图表现及处理流程
		理论	急性心力衰竭患者的处理流程
		操作	电击除颤的使用
		操作	临时起搏器的使用方法
		实践	1例急性左心衰竭患者的护理查房
		实践	护生实习座谈会
		实践	出科考核

（二）心血管重症疾病专业护生教学路径单

姓名：　　　　　　　　　入科时间：　　　　　　　　　出科时间：

培训时间	培训周目标	培训类型	培训路径内容
第1周	1. 掌握循环系统概论，常见疾病的发生、发展与转归 2. 掌握心内科重症监护室准入条件、探视流程 3. 掌握本科常见急危重症的护理常规、常见及急救药物的使用 4. 熟悉科室环境、各项规章制度及本科岗位职责	入科介绍	心血管重症病房、DSA室环境布局，仪器设备和药品放置位置，带教老师和科室人员介绍
		制度	心内科重症监护室准入条件、探视流程
		理论	循环系统概论、心内科常见疾病的病理生理
		理论	急性心肌梗死患者的护理常规，急性心力衰竭患者的护理常规，恶性心律失常、心源性休克患者的护理常规
		理论	心内科重症监护室急救及常见，急救药物肾上腺素、胺碘酮、硝酸甘油、阿托品、硝普钠、多巴胺、去甲肾上腺素、毛花苷C、氯化钾、25%硫酸镁的适应证及不良反应
第2周	1. 掌握心肌梗死患者的症状及体征、救治流程 2. 掌握徒手心肺复苏操作技能 3. 了解常用抗凝药物的使用	理论	常用抗凝药物的适应证及严重并发症
		理论	急性心肌梗死患者的症状及体征的识别救治流程
		操作	徒手心肺复苏操作技能培训
		实践	护生小讲课（急性心肌梗死患者的护理）
第3周	1. 掌握急性心力衰竭患者的急救原则和处理方法 2. 掌握心内科重症监护室常见护理文书的书写 3. 熟悉无创呼吸机、有创呼吸机、高流量氧疗仪、血气分析仪的使用方法 4. 了解动脉血气的临床意义	理论	三测单填写、出入量统计、护理记录书写等
		理论	急性心力衰竭患者的急救用药、药效评价及药物不良反应、急救器械的使用方法、患者的体位要求等
		操作	无创呼吸机、有创呼吸机、高流量氧疗仪、血气分析仪的使用方法
		理论	动脉血气的常规解读
		实践	护生小讲课（急性心力衰竭患者的护理）
		应急演练	急性心力衰竭患者的应急演练或抢救配合

续表

培训时间	培训周目标	培训类型	培训路径内容
第4周	1. 掌握正常心电图的判读，熟悉恶性心律失常的心电图表现及处理流程 2. 掌握电除颤操作技能 3. 熟悉心肌梗死合并心力衰竭的护理常规 4. 了解临时起搏器的使用	理论	正常心电图的识别、正常波形的临床意义
		理论	恶性心律失常类型、心电图表现及处理流程
		理论	大面积心肌梗死合并急性心力衰竭患者的处理流程
		操作	电除颤的使用
		操作	临时起搏器的使用方法
		实践	1例急性左心衰竭患者的护理查房
		实践	1例心肌梗死合并心源性休克患者的疑难病例讨论
		实践	护生实习座谈会
		实践	出科考核

（三）胸心外科疾病专业护生教学路径单

姓名：　　　　　　　　　　入科时间：　　　　　　　　　　出科时间：

培训时间	培训周目标	培训类型	培训路径内容
第1周	1. 掌握胸心外科疾病的分类和护理评估 2. 熟悉科室环境、岗位职责和各班工作流程 3. 熟悉18导联心电图技术 4. 了解科室规章制度	入科介绍	胸心外科病房及无陪病房的环境布局，仪器设备和药品放置位置，带教老师和科室人员介绍
		制度	胸心外科各班次岗位职责和工作流程及规章制度
		理论	肺部疾病的分类和护理评估
		理论	食管疾病的分类和护理评估
		理论	心脏疾病的分类和护理评估
		操作	18导联心电图技术
第2周	1. 掌握肺部疾病患者的常见症状及体征的护理和围手术期的护理 2. 熟悉动脉血气采集技术和血气分析仪、排痰仪的使用 3. 了解护理文书书写规范 4. 了解肺部疾病临床护理路径	理论	肺部疾病患者常见症状及体征的护理
		理论	肺部疾病患者围手术期的护理
		理论	肺部疾病临床护理路径
		操作	护理文书的书写规范（三测单、护理记录单和各类评估单）
		操作	动脉血气采集技术和血气分析仪的使用
		操作	排痰仪的使用
		实践	护生小讲课（带教老师根据第7版《外科护理学》教材第22章指定内容）

续表

培训时间	培训周目标	培训类型	培训路径内容
第3周	1. 掌握食管疾病患者的常见症状及体征的护理、围手术期的护理和胸腔闭式引流管脱管的应急处理 2. 熟悉胃管置入技术、血管活性药物注射泵的配制 3. 了解主动脉夹层破裂预防与处置 4. 了解食管疾病临床护理路径	理论	食管疾病患者常见症状及体征的护理
		理论	食管疾病患者围手术期的护理
		理论	食管疾病临床护理路径
		操作	胃管置入技术
		操作	主动脉夹层破裂预防与处置操作
		操作	血管活性药物注射泵的配制
		应急演练	胸腔闭式引流管脱管的应急演练
		实践	1例食管癌手术后患者疑难病例讨论
第4周	1. 掌握心脏疾病患者的常见症状及体征的护理、围手术期的护理 2. 熟悉呼吸机的使用和各类参数报警的处理 3. 熟悉经口－气管插管吸痰技术和呼吸功能训练 4. 了解心脏疾病临床护理路径	理论	心脏疾病患者常见症状及体征的护理
		理论	心脏疾病患者围手术期的护理
		理论	心脏疾病临床护理路径
		操作	呼吸机的使用和各类参数报警的处理
		操作	经口－气管插管吸痰技术和呼吸功能训练
		实践	书写1份完整的护理病历（护理评估、护理诊断/问题、护理措施、护理评价）
		实践	1例肺癌手术后患者的护理查房
		实践	实践体会交流、征集意见及建议
		实践	出科考核

（四）血管外科疾病专业护生教学路径单

姓名：　　　　　　　　　　入科时间：　　　　　　　　　　出科时间：

培训时间	培训周目标	培训类型	培训路径内容
第1周	1.掌握血管外科疾病的分类、基本特征、临床特点 2. 掌握血管外科常见控制血压、心率、抗凝、溶栓药的使用及观察 3. 熟悉科室环境、各项规章制度 4. 熟悉本科岗位职责及各班工作流程 5. 了解科室常见疾病的护理文书书写	入科介绍	血管外科病房、器械室、换药室的环境布局，仪器设备和药品放置位置，带教老师和科室人员介绍
		理论	熟悉各班工作流程及岗位职责及危重患者交接班制度、纪律要求
		理论	PIO格式护理病历的书写
		理论	专科常见控制血压、心率、抗凝、溶栓药物的使用及观察
		操作	皮下注射抗凝剂技术
		操作	Buerger运动方法

续表

培训时间	培训周目标	培训类型	培训路径内容
第2周	1. 掌握本学科基础理论知识及常见病的护理要点 2. 熟悉周围血管疾病种类、病理改变、常见症状及体征 3. 了解各种专科肢体测量技术	理论	血管外科患者的护理评估
		理论	周围血管疾病种类、病理改变、常见症状及体征
		理论	四肢血液循环的评估
		操作	四肢肢体肿胀围度的测量技术
		操作	间歇充气加压装置的使用技术
		操作	ABI 检查仪的监测技术
		实践	护生小讲课（下肢动脉硬化闭塞伴溃疡患者的护理）
第3周	1. 掌握科室常见疾病症状、体征的护理及肺栓塞患者的应急处理 2. 掌握梯度压力袜的分级、注意事项及穿脱技术、VSD 引流技术 3. 了解科内常用造影剂的种类、剂量及术后观察要点	理论	深静脉血栓、肺栓塞、静脉曲张、下肢动脉闭塞患者的护理常规及围手术期护理
		理论	梯度压力袜的分级及注意事项
		理论	常用造影剂的种类、剂量及术后观察要点
		操作	各级别梯度压力袜的穿脱技术
		操作	VSD 引流技术
		应急演练	急性肺栓塞的应急演练
		实践	1 例下肢深静脉血栓患者的疑难病例讨论
第4周	1. 掌握常见大动脉疾病的分类及患者生命体征管理 2. 熟悉主动脉夹层患者的护理及主动脉夹层濒临破裂或突发破裂的应急处理 3. 熟悉本科常见止痛药物的选择及使用 4. 了解吻合器、止血压迫器的使用观察技术	理论	常见大动脉疾病的分类及患者生命体征管理
		理论	主动脉夹层濒临破裂或突发破裂的应急处理
		理论	静息痛患者止痛药物的选择及使用
		操作	吻合器、止血压迫器的使用观察技术
		实践	1 例主动脉夹层患者的护理查房
		实践	实践体会交流、征集意见及建议
		实践	出科考核

四、消化系统疾病专科护生临床护理教学路径指引

（一）消化系统疾病专业护生教学路径单

姓名：　　　　　　　　　　入科时间：　　　　　　　　　　出科时间：

<table>
<tr><th>培训时间</th><th>培训周目标</th><th>培训类型</th><th>培训路径内容</th></tr>
<tr><td rowspan="5">第1周</td><td rowspan="5">1. 掌握科室常用仪器的使用
2. 熟悉科室环境及各项规章制度
3. 熟悉本科岗位职责及各班工作流程
4. 熟悉消化系统的概述、常见病种及疾病病因
5. 了解内镜中心医疗废物的分类及处理方法、内镜清洗消毒规范</td><td>入科介绍</td><td>消化内科病区、门诊及内镜中心、生物制剂输注室的环境布局，仪器设备和药品放置位置，带教老师和科室人员介绍</td></tr>
<tr><td>理论</td><td>消化内科病区、内镜中心、门诊的岗位职责及工作流程</td></tr>
<tr><td>理论</td><td>内镜中心医疗废物的分类及处理方法、内镜清洗消毒规范解读</td></tr>
<tr><td>理论</td><td>消化系统的结构功能与疾病的关系</td></tr>
<tr><td>理论</td><td>消化系统疾病的病因和常见病种</td></tr>
<tr><td rowspan="9">第2周</td><td rowspan="9">1. 掌握科室常见疾病的症状和体征
2. 掌握科室专科检查的健康宣教
3. 掌握科室护理文书的书写
4. 掌握科室专科操作
5. 熟悉科室各种管道的护理</td><td>理论</td><td>消化系统疾病患者常见症状、体征的护理</td></tr>
<tr><td>理论</td><td>胃肠镜检查前、后的健康宣教及泻药的服用方法</td></tr>
<tr><td>理论</td><td>消化内科护理记录单的书写</td></tr>
<tr><td>理论</td><td>各种引流管道（胃肠减压管、尿管、腹腔引流管、T管、PTCD管）的观察、固定及护理</td></tr>
<tr><td>理论</td><td>各类生物制剂的配制及输注注意事项</td></tr>
<tr><td>操作</td><td>生物制剂的配制和输注技术</td></tr>
<tr><td>操作</td><td>胃肠减压技术</td></tr>
<tr><td>操作</td><td>负压引流器的更换技术</td></tr>
<tr><td>实践</td><td>护生小讲课（带教老师根据《内科护理学》第4章消化系统疾病护理指定内容）</td></tr>
</table>

续表

培训时间	培训周目标	培训类型	培训路径内容
第3周	1. 掌握科室常见疾病护理常规 2. 掌握科室常见疾病的护理诊断 3. 掌握科室胃肠息肉切除术围手术期的护理 4. 熟悉消化道大出血应急预案	理论	胃食管反流病、急慢性胃炎、消化性溃疡、胃癌、肠结核和结核性腹膜炎、炎症性肠病、脂肪性肝病、原发性肝癌的护理常规
		理论	消化系统常见疾病的护理诊断
		理论	C13、C14 检查临床护理路径
		理论	消化内科内镜下胃息肉切除术的术前、术后护理
		理论	消化内科内镜下肠息肉切除术的术前、术后护理
		理论	三腔二囊管止血法
		操作	三腔二囊管置管技术
		操作	静脉输血技术
		应急演练	消化道大出血的应急演练
		实践	1 例上消化道大出血患者的护理查房
第4周	1. 掌握科室急危重症疾病的护理要点 2. 熟悉科室专科检查的护理路径 3. 了解消化系统常用诊疗技术及护理配合	理论	肝硬化、肝性脑病、消化道出血、急性胰腺炎的护理常规
		理论	食管胃底静脉曲张破裂出血内镜诊治相关知识
		理论	胃镜、无痛胃镜、超声胃镜检查的护理配合
		理论	双气囊小肠镜、胶囊内镜的护理配合
		理论	超声引导下细针抽吸活检术的护理配合
		理论	超声引导下胰腺假性囊肿引流术的护理配合
		操作	大量不保留灌肠技术
		实践	1 例急性重症胰腺炎患者疑难病例讨论
		实践	实践体会交流、征集意见及建议
		实践	出科考核

（二）胃肠疾病专业护生教学路径单

姓名：　　　　　　　　　入科时间：　　　　　　　　　出科时间：

培训时间	培训周目标	培训类型	培训路径内容
第1周	1. 掌握胃肠外科收治患者病例种类 2. 熟悉胃肠外科手术患者的转运及交接规范 3. 熟悉胃肠外科环境、各项规章制度、岗位职责及各班工作流程 4. 熟悉胃癌和大肠癌的病理分型及临床表现 5. 了解胃肠外科体腔热灌注治疗室的消毒隔离制度	入科介绍	胃肠外科病区、体腔热灌注治疗室、造口门诊的环境布局，仪器设备和药品放置位置，带教老师和科室人员介绍
		理论	胃肠外科各项规章制度、工作流程及岗位职责，实习纪律要求及学习
		理论	胃肠外科体腔热灌注治疗室消毒隔离管理规范及处置流程
		理论	胃肠外科收治患者类型（带教老师参考《外科护理学》第6版第25章至第31章教材介绍）
		理论	胃十二指肠及结直肠的生理解剖及主要功能
		理论	胃癌的病理分型及临床表现
		理论	大肠癌的病理分型及临床表现
		操作	胃肠外科手术患者的转运及交接规范
第2周	1. 掌握胃肠外科患者的护理评估、常见症状及体征的护理 2. 熟悉胃肠外科人文关怀与人文护理 3. 了解胃肠外科常见标本采集技术	理论	胃肠外科患者的护理评估
		理论	胃肠外科患者常见阳性体征的护理（恶心、呕吐、腹痛、腹胀）
		理论	胃肠外科患者的人文关怀与人文护理、护患沟通技巧
		操作	大便标本采集
		操作	动脉血、血气分析采集技术
		实践	护生小讲课（带教老师根据《外科护理学》第6版第25章至第31章教材指定内容）
第3周	1. 掌握胃肠外科常见疾病症状及体征的护理、消化道出血的应急处理 2. 熟悉护理文书书写 3. 熟悉胃肠外科常用设备及仪器的操作技术 4. 了解胃肠外科常用抑酸护胃、解痉止痛药物的药理作用及观察要点	理论	胃肠外科常见疾病护理要点（胃癌、结直肠癌、消化道穿孔、胰腺炎、肠梗阻、阑尾炎、腹股沟疝等）
		理论	胃肠外科患者护理病历的书写
		理论	抑酸护胃、解痉止痛药物的临床应用原则与观察要点
		操作	胃肠减压护理及更换负压引流器
		操作	肠内营养泵的使用及日常维护
		操作	气压治疗泵的使用及日常维护
		操作	中心负压吸引装置的使用及注意事项
		应急演练	突发消化道穿孔的应急演练
		实践	1例十二指肠球部溃疡并急性出血患者疑难病例讨论

续表

培训时间	培训周目标	培训类型	培训路径内容
第4周	1. 掌握胃肠外科常见手术围手术期护理 2. 熟悉胃肠外科专科操作 3. 了解快速康复的定义 4. 了解植入式输液港使用及维护的操作流程 5. 了解胃癌患者术后腹腔热灌注的支持技术及护理要点	理论	ERAS 快速康复在胃肠外科手术的应用及意义
		理论	胃肠外科相关疾病术前饮食肠道准备、术后健康宣教
		理论	回肠造口术后患者的护理
		操作	更换造口袋
		操作	植入式输液港 PORT 的操作流程
		理论	腹腔热灌注治疗的过程及治疗后观察要点
		实践	1 例造口患者发生粪水性皮炎的护理查房
		实践	实践体会交流、征集意见及建议
		实践	出科考核

（三）肝胆胰疾病专业护生教学路径单

姓名：　　　　　　　　　　入科时间：　　　　　　　　　　出科时间：

培训时间	培训周目标	培训类型	培训路径内容
第1周	1. 掌握各岗位职责及各班工作流程 2. 熟悉肝胆胰科室环境及各项规章制度 3. 了解肝胆胰解剖学 4. 了解日间手术就诊流程与管理	入科介绍	肝胆胰外科病房、胆道镜室、肝功能储备检查室的环境布局，仪器设备和药品放置位置，带教老师和科室人员介绍
		理论	肝脏与胆囊的生理解剖及主要功能
		理论	胰腺与脾脏的生理解剖及主要功能
第2周	1. 掌握肝胆胰患者的护理评估、常见症状及体征的护理 2. 熟悉肝胆胰患者人文关怀与人文护理 3. 了解肝胆胰常见标本采集技术	理论	肝胆胰患者的首次护理评估
		理论	肝胆胰患者常见阳性体征的护理（腹痛、黄疸、高热、呕吐等）
		理论	肝胆胰患者的人文关怀与人文护理、护患沟通技巧
		操作	血培养标本采集技术
		操作	尿培养标本采集技术
		操作	肝硬化腹水患者腹围测量技术
		实践	护生小讲课（带教老师根据《普通外科护理学》教材指定内容）

续表

培训时间	培训周目标	培训类型	培训路径内容
第3周	1. 掌握科室常见疾病症状及体征的护理、消化道出血的应急处理 2. 熟悉肝胆胰外科常用设备及仪器的操作技术	理论	了解肝胆胰外科常见疾病护理常规（急性消化道出血、急性胰腺炎等）
		理论	肝胆胰患者护理病历的书写
		操作	PTCD 引流护理及更换引流袋技术
		操作	体外振动排痰机的使用技术及日常维护
		操作	中心静脉压测量技术及注意事项
		操作	肝功能储备仪操作技术
		应急演练	患者发生上消化道出血的应急演练
		实践	1 例重症胰腺炎患者疑难病例讨论
第4周	1. 掌握肝胆胰外科常见微创手术围手术期护理 2. 熟悉快速康复的定义 3. 了解肝功能储备仪的操作流程 4. 了解胆道镜患者的支持技术及护理要点	理论	肝胆胰外科 TACE、ERCP 的术前、术后健康宣教
		理论	腹腔镜胆囊切除术的护理
		理论	腹腔镜肝部分切除术的护理
		操作	脐部清洁操作技术
		理论	ERAS 快速康复在肝胆胰外科的应用及意义
		操作	肝功能储备仪的故障排查技术
		实践	1 例胆道镜取石患者的护理查房
		实践	实践体会交流、征集意见及建议
		实践	出科考核

（四）感染性疾病专业护生教学路径单

姓名：　　　　　　　　入科时间：　　　　　　　　出科时间：

培训时间	培训周目标	培训类型	培训路径内容
第1周	1. 掌握传染病概念、基本特征、临床特点、预防措施 2. 掌握医务人员标准预防措施 3. 熟悉传染病病区、发热门诊布局及设施 4. 了解《中华人民共和国传染病防治法》及传染病分类的管理 5. 了解感染性疾病门诊的就诊流程	入科介绍	感染性疾病科病房及发热门诊、肠道门诊、感染性疾病科门诊、人工肝室的环境布局，感染性疾病科三区两通道介绍，仪器设备和药品放置位置，带教老师和科室人员介绍
		理论	传染病概述、传染病的流行过程及影响因素及预防
		理论	发热门诊、肠道门诊就诊流程与管理
		理论	《中华人民共和国传染病防治法》等卫生法律法规
		理论	标准预防、防护用品管理规范、呼吸咳嗽礼仪、手卫生、医疗废物管理规范及处置流程
		操作	个人防护用品，如外科口罩、防护口罩、无菌手套、隔离衣、防护服、护目镜、面屏、帽子、鞋套等穿脱

续表

培训时间	培训周目标	培训类型	培训路径内容
第2周	1. 掌握传染病患者的护理评估、常见症状及体征的护理 2. 熟悉人文关怀与人文护理 3. 了解各种专科标本采集技术	理论	传染病患者的护理评估
		理论	传染病患者常见症状及体征的护理
		理论	传染病患者的人文关怀与人文护理
		操作	血培养标本采集技术
		操作	动脉血、血气分析采集技术
		操作	鼻咽拭子标本采集技术
		实践	护生小讲课（带教老师根据《传染病护理学》教材指定内容）
第3周	1. 掌握科室常见疾病症状、体征的护理及传染病暴发、消化道出血的应急处理 2. 熟悉护理文书书写 3. 熟悉无创呼吸机、高流量氧疗仪、俯卧位通气的操作技术 4. 了解科内常用抗菌药物的药理作用及观察要点	理论	流行性感冒、病毒性肝炎、冠状病毒与新型冠状病毒感染护理常规
		理论	抗菌药物的临床应用原则与观察要点
		理论	传染病患者护理病历的书写
		理论	更换胸腔、腹腔引流袋风险清单
		操作	俯卧位通气技术
		操作	无创呼吸机、高流量氧疗仪操作技术
		应急演练	传染病暴发、消化道大出血的应急演练
		实践	1例高热患者疑难病例讨论
第4周	1. 掌握消毒隔离制度 2. 掌握多重耐药菌患者的管理 3. 熟悉肝衰竭患者常见症状及护理措施 4. 了解人工肝技术及血栓防治要点	理论	多重耐药菌感染及管理措施
		理论	肝衰竭患者的护理
		操作	常用物品消毒方法、消毒液配制方法
		理论	消毒隔离制度、呼吸道/接触/空气/昆虫隔离措施
		操作	分级防护穿脱操作流程
		操作	人工肝技术及股静脉置管患者血栓预防措施及健康指导技术
		实践	1例肝衰竭患者的护理查房
		实践	实践体会交流、征集意见及建议
		实践	出科考核

（五）中医肛肠疾病专业护生教学路径单

姓名：　　　　　　　　　　　　入科时间：　　　　　　　　　　　　出科时间：

培训时间	培训周目标	培训类型	培训路径内容
第1周	1. 熟悉中医肛肠科病区布局及设施 2. 掌握结肠、直肠、肛管的解剖及生理特点 3. 掌握中药熏洗、中药坐浴操作 4. 掌握各班职责和工作流程 5. 了解穴位贴敷治疗	入科介绍	中医肛肠科病房、换药室、门诊诊室的环境布局，仪器设备和药品放置位置，带教老师和科室人员介绍
		理论	结肠、直肠、肛管的解剖和生理特点
		操作	中药熏洗、中药坐浴技术（祛毒汤的配制、坐浴方法及作用）
		操作	穴位贴敷技术
		实践	护生小讲课（带教老师根据第4版《中医护理学》教材第5章中医护理指定内容）
第2周	1. 掌握肛肠科患者的护理评估、常见症状及体征的护理 2. 熟悉人文关怀与人文护理 3. 掌握各种专科标本采集技术 4. 掌握灌肠操作、人工辅助操作 5. 了解直肠息肉切除后大出血的应急预案	理论	中医肛肠科常见疾病的护理评估
		理论	中医肛肠科患者常见症状及体征的护理
		理论	中医肛肠科的人文关怀与人文护理
		操作	大便标本采集技术
		操作	各种灌肠技术（保留灌肠、大量不保留灌肠）
		操作	人工辅助通便技术
		应急演练	直肠息肉切除后大出血的应急演练
		实践	护生小讲课（带教老师根据第7版《外科护理学》教材第29章大肠和肛管疾病患者的护理指定内容）
第3周	1. 掌握科室常见疾病症状、体征的护理及痔疮大出血的应急处理 2. 掌握手术患者护理文书书写 3. 了解肛肠术后伤口换药的操作技术 4. 了解科内术后常用的药理作用及观察要点	理论	痔疮、肛瘘、直肠肛管周围脓肿、肛周湿疹、肛裂的护理常规
		理论	中医肛肠科术后护理观察要点
		理论	肛肠科围手术期护理文书书写
		理论	科室常用消炎药、止血药、止痛药的学习
		理论	掌握科室高警示药品
		操作	吴茱萸热熨技术
		操作	肛肠术后伤口换药技术
		应急演练	吴茱萸热熨烫伤的应急演练
		实践	1例坏死性筋膜炎的疑难病例讨论

续表

培训时间	培训周目标	培训类型	培训路径内容
第4周	1. 掌握肠息肉患者常见症状及护理措施 2. 掌握肠易激综合征、肠炎的护理常规 3. 掌握肠息肉切除后的护理文书书写 4. 了解微波治疗和揿针穴位治疗 5. 了解治疗室 7s 管理规范	理论	结直肠息肉的护理常规
		理论	肠易激综合征、肠炎的护理常规
		理论	结肠息肉患者肠息肉切除术后护理记录书写
		理论	治疗室 7s 管理规范
		理论	中医经脉和络脉
		操作	微波治疗技术
		操作	揿针穴位治疗技术
		实践	1 例直肠息肉患者的护理查房
		实践	实践体会交流、征集意见及建议
		应急演练	痔疮大出血的应急预案
		实践	出科考核

五、神经系统疾病专科护生临床护理教学路径指引

（一）神经内科疾病专业护生教学路径单

姓名：　　　　　　　　　　入科时间：　　　　　　　　　　出科时间：

培训时间	培训周目标	培训类型	培训路径内容
第1周	1. 掌握神经系统基本概念、常见病因，主要临床表现及特点 2. 熟悉卒中中心绿色通道布局、神经内科病区分布及神经电生理功能室的设施 3. 了解各班的岗位职责及工作流程 4. 了解院感防控、消防安全的相关要求	入科介绍	神经内科病房、治疗室、睡眠监测室、神经功能检查室的环境布局，仪器设备和药品放置位置，带教老师和科室人员介绍
		理论	神经系统概念，神经系统疾病的常见病因和主要临床表现
		理论	神经系统的结构功能与疾病的关系
		制度	各班岗位职责及工作流程
		操作	肌力的评估、瞳孔的观察、意识的评估

续表

培训时间	培训周目标	培训类型	培训路径内容
第2周	1. 掌握神经系统患者护理评估、常见症状及体征的护理 2. 熟悉常用仪器设备的操作技术 3. 熟悉腰椎穿刺术的医护配合 4. 了解各专科标本采集技术	理论	神经系统疾病患者的护理评估
		理论	神经系统疾病患者常见症状及体征的护理
		理论	脑膜刺激征
		理论	腰椎穿刺术及医护配合
		理论	脑脊液指标意义
		操作	无创颅内压监测分析仪
		操作	空气波压力治疗仪
		操作	血培养、动脉血标本采集技术
		操作	鼻咽拭子、肛拭子标本采集技术
		操作	中段尿标本采集技术
		实践	护生小讲课（带教老师根据《内科护理学》第9章教材指定内容）
第3周	1. 掌握科室常见疾病症状、体征的护理及误吸发作应急处理 2. 熟悉PDA端护理病历的书写 3. 熟悉面神经炎、帕金森康复训练指导技术 4. 了解免疫治疗药物的药理作用及观察要点	理论	面神经炎、癫痫、帕金森病的护理常规
		理论	神经系统疾病患者护理病历的书写规范
		理论	免疫治疗药物的应用原则与观察要点
		理论	意识障碍患者的护理常规
		操作	面神经炎的表情肌康复训练
		操作	帕金森病运动功能、言语功能、精神心理康复训练指导
		应急演练	转运途中发生病情变化的应急演练
		实践	1例吉兰－巴雷综合征患者疑难病例讨论
第4周	1. 掌握脑血管患者常见症状及护理措施 2. 掌握脑血管造影及介入治疗的护理常规 3. 熟悉缺血性脑卒中患者救治流程 4. 熟悉人工气道患者口腔护理、密闭式吸痰操作流程 5. 了解脑血管疾病康复护理知识	理论	脑血管疾病的护理常规
		理论	脑血管造影及介入治疗护理常规
		理论	急性脑血管疾病的识别与救治
		理论	脑血管疾病的预防
		操作	经口气管插管患者的口腔护理
		操作	密闭式吸痰技术
		操作	偏瘫患者的良肢位摆放
		操作	股四头肌训练、踝泵运动
		实践	1例缺血性脑卒中患者的护理查房
		实践	实践体会交流、征集意见及建议
		实践	出科考核

（二）神经内科重症疾病专业护生教学路径单

姓名：　　　　　　　　　　　入科时间：　　　　　　　　　　　出科时间：

培训时间	培训周目标	培训类型	培训路径内容
第1周	1. 掌握神经系统基本概念、常见病因，主要临床表现及特点 2. 熟悉卒中中心绿色通道布局、神经内科病区分布及神经电生理功能室的设施 3. 了解各班的岗位职责及工作流程 4. 了解消防安全的相关要求	入科介绍	神经内科重症病房、隔离病房的环境布局，仪器设备和药品放置位置，带教老师和科室人员介绍
		理论	神经系统概念，神经系统疾病的常见病因和主要临床表现
		理论	神经系统的结构功能与疾病的关系
		制度	各班工作流程及岗位职责
		理论	卒中中心绿色通道布局及救治流程
		操作	肌力的评估、瞳孔的观察、意识的评估
第2周	1. 掌握神经系统患者护理评估、常见症状及体征的护理 2. 熟悉各项专科护理操作 3. 了解 SBAR 交流模式在神经危重症患者中的应用	理论	神经系统疾病患者的护理评估
		理论	神经系统疾病患者常见症状及体征的护理
		理论	SBAR 交流模式在神经危重症患者中的应用
		制度	神经危重症患者 SBAR 交接班流程
		操作	踝泵运动
		实践	护生小讲课（带教老师根据《内科护理学》第 9 章教材指定内容）
第3周	1. 掌握科室常见疾病的护理 2. 熟悉脑疝、癫痫发作应急处理 3. 熟悉 PDA 端护理病历的书写 4. 熟悉无创呼吸机、有创呼吸机操作技术 5. 熟悉动脉血标本采集 6. 了解常见血管活性药物的药理作用及观察要点	理论	脑梗死、吉兰巴雷综合征、癫痫持续状态的护理常规
		理论	脑血管造影及介入患者的常规护理
		理论	危重症患者文书书写规范
		理论	血管活性药物的应用原则与观察要点
		操作	无创呼吸机、有创呼吸机的使用
		操作	动脉血标本采集技术
		应急演练	脑疝、癫痫大发作应急演练
		实践	1 例自身免疫性脑炎患者疑难病例讨论
第4周	1. 掌握危重症患者抢救流程 2. 掌握镇静镇痛患者的管理 3. 熟悉重症肌无力患者常见症状及护理措施 4. 熟悉专科仪器及插管患者的口腔护理 5. 了解糖皮质激素冲击疗法及血浆置换知识要点	理论	神经危重症患者镇静、镇痛的管理
		理论	重症肌无力患者的护理常规及重症肌无力危象的识别与处理
		理论	糖皮质激素及血浆置换在神经系统疾病患者中的应用及护理要点
		制度	神经危重症患者抢救流程
		操作	经口气管插管患者的口腔护理
		操作	无创颅内压监测分析仪
		实践	1 例重症肌无力患者的护理查房
		实践	实践体会交流、征集意见及建议
		实践	出科考核

（三）神经外科专业护生教学路径单

姓名：　　　　　　　　入科时间：　　　　　　　　出科时间：

培训时间	培训周目标	培训类型	培训路径内容
第1周	1. 掌握瞳孔的观察 2. 熟悉科室环境、各项规章制度 3. 熟悉本科岗位职责及各班工作流程 4. 了解本科各种管道的观察、固定及护理	入科介绍	神经外科病房、换药室的环境布局，仪器设备和药品放置位置，带教老师和科室人员介绍
		制度	科室各项规章制度、工作流程及岗位职责
		理论	各种管道（胃肠减压管、空肠营养管、头部引流管、腰大池引流管、尿管、气管插管）的观察、固定及护理
		操作	更换留置导尿管引流袋
		操作	瞳孔的观察
第2周	1. 掌握脑外伤护理、脑膜瘤患者围手术期的护理要点 2. 掌握科室常见仪器的使用 3. 熟悉人文关怀与人文护理 4. 了解人工气道的护理	理论	脑外伤患者围手术期的护理评估及病情观察
		理论	脑膜瘤患者围手术期的护理评估及病情观察
		理论	科室常用仪器的使用（微量泵、营养泵、输液泵、有创呼吸机、电动吸痰器）
		理论	神经外科的人文关怀与人文护理
		操作	气管切开护理
		实践	护生小讲课（带教老师根据《外科护理学》第13章、14章、15章的指定内容）
第3周	1. 掌握本学科出血性脑卒中护理评估及病情观察 2. 掌握GCS的评估、瞳孔的观察 3. 熟悉深呼吸及有效咳嗽指导训练技术 4. 熟悉颅脑损伤患者开颅术后出血高危风险防范与处置 5. 熟悉神经外科重症患者院内转运途中发生病情变化的应急预案 6. 了解专科护理文书书写	理论	神经外科患者护理病历的书写
		理论	出血性脑卒中护理评估及病情观察
		理论	颅脑损伤患者开颅术后出血高危风险清单
		操作	深呼吸及有效咳嗽指导训练技术
		操作	GCS的评估、瞳孔的观察
		应急演练	神经外科重症患者院内转运途中发生病情变化的应急预案
		实践	1例神经外科患者疑难病例讨论
第4周	1. 掌握神经外科颅内动脉瘤临床护理路径、潜在并发症预防及风险管理 2. 掌握神经外科患者营养风险筛查与评估 3. 熟悉轴线翻身、肌力的评估 4. 了解脑卒中危重患者功能锻炼	理论	颅内动脉瘤临床护理路径、潜在并发症预防及风险管理
		理论	神经重症患者肠内营养护理技术
		操作	使用NRS2002为患者进行风险筛查
		操作	轴线翻身、肌力的评估
		操作	脑卒中危重患者的良肢位摆放及功能锻炼
		实践	1例重型颅脑损伤患者的护理查房
		实践	实践体会交流、征集意见及建议
		实践	出科考核

六、泌尿与生殖系统疾病专科护生临床护理教学路径指引

（一）肾内科专业护生教学路径单

姓名：　　　　　　　　　　　入科时间：　　　　　　　　　　　出科时间：

培训时间	培训周目标	培训类型	培训路径内容
第1周	1. 掌握肾内科相关疾病的概念、基本特征、临床特点 2. 掌握红外线治疗仪 3. 熟悉肾内科病区布局及设施、科室规章制度、工作流程及岗位职责	入科介绍	肾内科病房、腹透门诊、腹透操作间的环境布局，仪器设备和药品放置位置，带教老师和科室人员介绍
		理论	肾脏的结构及功能、基本特征、慢性肾脏病的分期
		理论	肾内科各班次的工作流程及岗位职责
		制度	肾内科相关规章制度
		操作	内瘘红外线治疗仪的使用
第2周	1. 掌握肾病综合征患者的护理评估、常见症状及体征的护理 2. 掌握抗凝剂的皮下注射 3. 熟悉人文关怀与人文护理 4. 了解各种尿标本采集技术	理论	肾病综合征患者的护理评估
		理论	肾病综合征患者的护理
		理论	肾内科患者的人文关怀与人文护理
		操作	尿常规、尿培养、24h 尿蛋白定量等标本的留取
		操作	抗凝剂的皮下注射技术
		实践	护生小讲课（肾病综合征）
第3周	1. 掌握泌尿系统感染、肾炎症状及体征的护理 2. 掌握更换各种引流袋技术及中心静脉导管管路滑脱应急处理 3.熟悉护理文书书写及血气、腹透液标本的采集 4. 了解科内常用药物的临床应用原则与观察要点	理论	泌尿系统感染、肾炎护理常规
		理论	激素、促红细胞生成素、免疫抑制剂药物的临床应用原则与观察要点
		理论	肾内科患者护理病历的书写
		操作	更换胸腔、腹腔引流袋及尿管集尿袋
		操作	动脉血、血气分析采集技术，腹透液标本采集
		应急演练	中心静脉导管非计划拔管应急演练
		实践	1 例泌尿系感染患者护理查房
第4周	1. 掌握内瘘术后护理及健康指导 2. 熟悉肾衰竭患者治疗方式及护理措施 3. 熟悉腹膜透析及血液透析的相关操作技术	理论	肾衰竭患者的替代治疗
		理论	肾衰竭患者的护理
		操作	内瘘或 PTA 患者术后健康指导
		操作	腹膜透析换液及外出口换药操作流程
		操作	中心静脉置管的维护及操作
		实践	1 例腹膜透析相关性腹膜炎患者的疑难病例讨论
		实践	实践体会交流、征集意见及建议
		实践	出科考核

（二）泌尿系统疾病专业护生教学路径单

姓名：　　　　　　　　　　　　入科时间：　　　　　　　　　　　　出科时间：

培训时间	培训周目标	培训类型	培训路径内容
第1周	1. 熟悉科室环境、各项规章制度 2. 熟悉本科岗位职责及各班工作流程 3. 了解导尿管的种类及护理	入科介绍	泌尿外科病房、膀胱镜室的环境布局，仪器设备和药品放置位置，带教老师和科室人员介绍
		制度	科室工作流程及岗位职责
		理论	泌尿系统的解剖、生理和病理知识
		理论	导尿管的种类及护理
		操作	导尿术
		操作	更换引流袋
第2周	1. 掌握前列腺增生患者护理评估、常见症状及体征护理 2. 掌握专科标本采集技术 3. 熟悉科室常见仪器使用 4. 熟悉提肛运动指导训练技术 5. 了解专科护理文书书写	理论	前列腺增生患者的护理评估
		理论	前列腺增生患者常见症状及体征的护理
		理论	专科护理文书书写要求及规范
		操作	尿培养标本采集技术
		操作	提肛运动指导训练技术
		实践	科室常用仪器的使用
第3周	1. 掌握经皮肾镜钬激光碎石术护理要点 2. 熟悉术后患者突发病情变化的应急 3. 了解导尿管相关性尿路感染的预防与控制	理论	经皮肾镜钬激光碎石术的护理要点
		理论	经皮肾镜钬激光碎石术术前、术后健康宣教
		理论	导尿管相关性尿路感染的预防与控制
		实践	护生小讲课（带教老师根据第7版《外科护理学》教材第35章泌尿系统结石的护理指定内容）
		实践	组织完成1例肾结石患者床边查房
		操作	呼吸气囊的检测及使用
		应急演练	术后患者突发病情变化应急演练
第4周	1. 熟悉体外冲击波碎石前后注意事项及碎石中的病情观察 2. 了解ERAS快速康复在泌尿外科的应用及意义 3. 了解尿路造口袋的更换流程	理论	体外冲击波碎石前后注意事项及碎石中的病情观察
		理论	ERAS快速康复在泌尿外科的应用及意义
		理论	尿路造口袋的更换流程
		实践	组织完成1例膀胱癌疑难病例讨论
		实践	书写1份完整的泌尿系统疾病护理病历
		实践	实习周记、出科小结的书写
		实践	实践体会交流、征集意见及建议
		实践	出科考核

七、血液与免疫系统疾病专科护生临床护理教学路径指引

（一）血液系统疾病专业护生教学路径单

姓名：　　　　　　　　入科时间：　　　　　　　　出科时间：

培训时间	培训周目标	培训类型	培训路径内容
第1周	1. 掌握血液系统疾病患者的出入院流程、转运及交接规范 2. 熟悉科室环境、各项规章制度 3. 熟悉血液系统疾病的临床表现及护理要点，血液病的分类 4. 了解血液系统的解剖及生理功能	入科介绍	血液内科病房、层流洁净病房、层流洁净病床、单采室、PICC 置管室、血友病门诊的环境布局，仪器设备和药品放置位置，带教老师和科室人员介绍
		制度	科室各项规章制度、工作流程及岗位职责
		制度	层流洁净病床消毒隔离制度
		制度	日间化疗管理制度
		理论	血液系统疾病的临床表现（贫血、出血、感染、淋巴结肿大）及护理要点
		理论	血液系统的解剖及生理功能
		理论	血液病的分类
		操作	血液系统疾病患者的出入院流程、转运及交接规范
第2周	1. 掌握贫血、ITP、TTP、血友病患者的护理要点 2. 掌握高流量呼吸治疗技术、短波紫外线治疗技术、凝血因子注射技术 3. 掌握输血流程，输血不良反应的观察及应急处理，了解成分输血及输血时间 4. 了解血小板保存箱的使用	理论	贫血患者的护理评估及病情观察
		理论	免疫性血小板减少性紫癜 (ITP) 患者的护理评估及病情观察
		理论	血栓性血小板减少性紫癜 (TTP) 患者的护理评估及病情观察
		理论	血友病患者的护理评估及病情观察
		理论	输血不良反应观察及应急处理
		操作	密闭式静脉输血技术及闭环管理
		操作	血小板保存箱的日常使用及保养
		操作	高流量呼吸治疗技术
		操作	短波紫外线治疗技术
		操作	凝血因子注射技术
		应急演练	错型输血引发急性溶血反应
		实践	护生小讲课（带教老师根据《内科护理学》第 6 章血液系统疾病患者的护理指定内容）

续表

培训时间	培训周目标	培训类型	培训路径内容
第3周	1. 掌握化疗（硼替佐米、三氧化二砷等）患者的护理要点 2. 掌握多发性骨髓瘤（MM）、淋巴瘤（NHL）患者的护理要点 3. 掌握 PICC/PORT 维护流程及常见并发症的处理、空气夹层注射法、人影图片定位法、口腔冷疗技术、生物安全柜的使用 4. 熟悉 PICC/PORT 置管前后的健康指导 5. 熟悉科室常见口服药物（维奈克拉、奥布替尼等）的作用与注意事项 6. 了解血管内导管相关血流感染预防与控制措施 7. 完成 1 例护理查房	理论	MM 患者的护理评估及病情观察
		理论	NHL 患者的护理评估及病情观察
		理论	经典化疗方案及化疗药物的不良反应及护理
		理论	专科护理文书书写规范、专科评分法量表
		理论	科内常用口服药物的药理作用及注意要点
		理论	药物外渗的应急处理流程
		理论	PICC/PORT 的维护流程和常见并发症的处理
		理论	血管内导管相关血流感染预防与控制
		操作	PICC/PORT 置管前后的健康指导
		操作	PICC 维护技术规范
		操作	PORT 维护技术规范
		操作	血液科常见化疗药物的安全使用（生物安全柜的使用）
		操作	空气夹层注射法（注射硼替佐米）
		操作	人影图片定位法（注射硼替佐米）
		操作	口腔冷疗技术
		实践	1 例多发性骨髓瘤患者的护理查房
第4周	1. 掌握白血病、HSCT 患者的护理要点 2. 掌握科室无菌层流洁净病床、冰毯机、无创呼吸机的操作流程 3. 了解造血干细胞移植技术 4. 完成一份完整的护理病历	理论	白血病患者的护理评估及病情观察
		理论	造血干细胞移植（HSCT）患者的护理评估及病情观察
		理论	化疗后骨髓抑制期的预防与护理
		操作	无创呼吸机的操作流程
		操作	冰毯机的操作流程
		操作	科室无菌层流洁净病床的操作流程
		实践	1 例白血病患者的疑难危重病例讨论
		实践	书写 1 份完整的护理病历（护理评估、护理诊断、护理问题、护理措施、护理评价）
		实践	出科考核

（二）血液净化专业护生教学路径

姓名：　　　　　　　　　　入科时间：　　　　　　　　　　出科时间：

培训时间	培训周目标	培训类型	培训路径内容
第1周	1. 熟悉科室及医院相关的规章制度及劳动纪律 2. 了解血液透析工作职责及各班次工作程序 3. 了解血液透析室工作环境、各传染病分区 4. 了解透析患者的管理	入科介绍	血液净化中心的环境布局，仪器设备和药品放置位置，带教老师和科室人员介绍
		制度	医院及科室相关规章制度
		理论	各班次工作职责
		理论	透析患者接诊制度
		制度	透析患者管理规章制度
		理论	新入透析患者健康宣教
		理论	透析室陪护及家属探视时间管理
第2周	1. 掌握血液透析管路预冲、上机、下机 2. 熟悉血液透析专科理论：包括概念、原理以及适应证和禁忌证 3. 熟悉信息系统的操作使用 4. 熟悉科室常见药物的药理作用及使用 5. 了解不同类型透析机的日常清洁与消毒	理论	血液净化方式 HD、HDF、HP 概念及原理
		理论	血液透析的适应证及禁忌证
		理论	体外循环管路的安装和拆卸
		理论	急慢性肾衰竭血液透析治疗的适应证及禁忌证
		理论	不同类型透析机的日常清洁与消毒
		操作	科内常用药品肝素、蔗糖铁、左卡尼汀、尿激酶、促红细胞生成素的配制、药理作用及使用
		理论	血液透析信息系统的运作
		理论	透析器的种类、型号、应用、预冲要求
		操作	血液透析患者上机、下机操作要点
		操作	透析器管路预冲
第3周	1. 熟悉什么是干体重 2. 掌握血液透析患者饮食健康宣教 3. 掌握透析急性并发症及临床表现 4. 掌握动静脉内瘘和中心静脉导管的维护 5. 完成1例维持性血液透析患者治疗的护理查房	理论	干体重概念及意义
		理论	维持性血液透析患者的饮食健康宣教
		理论	常见急慢性并发症的种类以及临床表现
		理论	自体动静脉内瘘和中心静脉导管的维护
		实践	完成1例维持性血液透析患者治疗的护理查房
		理论	心肺复苏、简易呼吸气囊的安装和使用
		操作	心肺复苏、简易呼吸气囊的安装和使用
第4周	1. 完成出科考试 2. 实践技能考核 3. 完成疑难病例讨论记录	考试	出科理论考试
		操作	技能操作考试
		实践	1例维持性血液透析患者的护理查房
		实践	实践体会交流、征集意见及建议
		实践	出科考核

（三）风湿免疫疾病专业护生教学路径单

姓名：　　　　　　　　　　　　入科时间：　　　　　　　　　　　　出科时间：

培训时间	培训周目标	培训类型	培训路径内容
第1周	1. 掌握风湿性疾病概述及分类 2. 熟悉风湿免疫科病区布局及设施 3. 熟悉风湿免疫科门诊就诊流程 4. 熟悉科室规章制度、科室各班次、工作流程及岗位职责 5. 熟悉风湿免疫科患者入院流程及功能病房设置 6. 了解泪液分泌试验的意义及操作流程	入科介绍	风湿免疫科病房及门诊的环境布局，仪器设备和药品放置位置，带教老师和科室人员介绍
		理论	风湿免疫科门诊就诊与管理
		理论	科室各项规章制度、各班次工作流程及岗位职责
		理论	风湿免疫科病区接待入院患者流程
		理论	风湿性疾病的概述
		理论	风湿性疾病的范畴和分类
		理论	泪液分泌检测试验的概述、目的及操作流程
		操作	泪液分泌检测试验
		实践	在带教老师指导下完成收治患者并引导患者及陪护熟悉病区环境
第2周	1. 掌握风湿性疾病患者的护理评估、常见症状及体征的护理 2. 掌握专科评估表的评估 3. 熟悉人文关怀与人文护理 4. 熟悉专科标本采集技术 5. 熟悉穴位贴敷、眼部超声雾化技术 6. 了解风湿性疾病的病理特点 7. 了解常见关节炎的特点以及特异性临床表现	理论	风湿性疾病的病理特点
		理论	风湿性疾病中常见关节炎的特点
		理论	常见弥漫性结缔组织病的特异性临床表现
		理论	风湿性疾病患者的护理评估
		理论	风湿性疾病患者常见症状及体征的护理
		理论	风湿性疾病患者的人文关怀与人文护理
		实践	24h 蛋白尿的意义及规范采集
		操作	类风湿关节炎患者疼痛评估（NRS）
		操作	完成 1 份类风湿关节炎评估表（DAS28 评分）
		操作	穴位贴敷治疗
		操作	眼部超声雾化技术
		实践	护生小讲课（带教老师根据第 7 版《内科护理学》教材第 8 章风湿性疾病患者的护理指定内容）
第3周	1. 掌握常见风湿性疾病的临床表现及护理常规 2. 掌握中频理疗仪、中药熏蒸机的规范使用及护理文书书写 3. 熟悉风湿性疾病常见护理诊断 4. 熟悉科室高风险药品种类及风险点 5. 了解风湿性疾病常用药物治疗	理论	类风湿关节炎、系统性红斑狼疮、强直性脊柱炎的临床表现及护理常规
		理论	风湿性疾病常见护理诊断及文书书写
		理论	免疫抑制剂临床应用原则与观察要点
		理论	生物抑制剂临床应用原则与观察要点
		理论	风湿性疾病常用药物
		理论	科室高风险药品种类及风险点
		操作	中频理疗仪的使用
		操作	中药熏蒸机的使用
		应急演练	生物抑制剂过敏反应应急演练
		实践	1 例关节疼痛患者的疑难病例讨论

续表

培训时间	培训周目标	培训类型	培训路径内容
第4周	1. 掌握类风湿关节炎的健康指导 2. 掌握风湿性疾病常见专科护理技术 3. 熟悉系统性红斑狼疮患者的健康宣教 4. 了解红外线理疗技术和揿针穴位治疗 5. 了解风湿免疫科常见检查	理论	类风湿关节炎患者功能锻炼指引
		理论	关节腔穿刺术的医护配合
		理论	甲襞微循环检测的临床意义
		理论	唾液流率采集技术
		理论	系统性红斑狼疮患者日常活动健康教育
		操作	红外线理疗技术
		操作	揿针穴位治疗
		实践	1例系统性红斑狼疮患者的护理查房
		实践	实践体会交流、征集意见及建议
		实践	出科考核

（四）肿瘤疾病专业护生教学路径单

姓名：　　　　　　　　入科时间：　　　　　　　　出科时间：

培训时间	培训周目标	培训类型	培训路径内容
第1周	1. 熟悉科室环境、规章制度、实习任务及科室相关要求 2. 熟悉肿瘤基本知识 3. 熟悉本科岗位职责及工作流程、核心制度 4. 熟悉院感相关知识、针刺伤的应急处置流程 5. 了解化疗职业防护相关内容	入科介绍	肿瘤科病房、置管室、PICC门诊、放疗中心、淋巴水肿专科护理门诊及日间门诊的环境布局，仪器设备和药品放置位置，带教老师和科室人员介绍
		制度	标准预防、手卫生、医疗废物管理规范及处置流程
		理论	科室纪律要求、入院护理、出院护理
		理论	各班工作职责及流程
		理论	肿瘤概念、基本特征、临床特点及预防措施
		理论	化疗职业防护
		应急演练	应急演练（针刺伤预防及应急处理）
第2周	1. 掌握肿瘤患者的护理评估 2. 掌握PICC冲、封管及正压接头消毒方法 3. 熟悉肿瘤化疗患者护理常规及骨髓抑制的护理 4. 了解科内常用抗肿瘤药物的配制及护理要点 5. 了解百级层流洁净床使用	理论	肿瘤患者的护理评估
		理论	肿瘤化疗患者护理常规
		理论	抗肿瘤药物配制与护理要点
		理论	骨髓抑制的护理
		操作	PICC冲、封管及正压接头消毒
		操作	百级层流洁净床使用
		实践	护生小讲课（带教老师根据各病区亚专业常见病种指定内容）

续表

培训时间	培训周目标	培训类型	培训路径内容
第3周	1. 掌握经各类中心静脉导管静脉输液技术 2. 熟悉肿瘤患者恶心、呕吐的观察与护理 3. 熟悉鼻饲技术与导尿术 4. 熟悉护理文书书写 5. 了解化疗药物外渗、溢出的应急处置	理论	肿瘤常见症状：恶心、呕吐的护理
		理论	肿瘤患者护理病历的书写
		操作	中心静脉导管静脉输液技术
		操作	鼻饲技术
		操作	导尿术
		应急演练	化疗药物外渗、溢出的应急预案
		实践	1 例 ** 肿瘤患者的护理查房（带教老师根据各病区亚专业常见病种指定内容）
第4周	1. 掌握肿瘤放疗患者护理常规 2. 熟悉癌性疼痛评估与护理 3. 熟悉灌肠护理技术 4. 了解人文关怀、人文护理与安宁疗护 5. 了解肿瘤免疫靶向治疗护理	理论	成人癌性疼痛护理
		理论	肿瘤放疗患者护理常规
		理论	安宁疗护相关知识
		理论	肿瘤免疫靶向治疗的护理
		操作	疼痛评估
		操作	灌肠技术
		实践	1 例中重度癌痛患者的疑难病例讨论
		实践	实践体会交流、征集意见及建议
		实践	出科考核

八、骨骼肌肉运动系统疾病专科护生临床护理教学路径指引

（一）骨科疾病专业护生教学路径单

姓名：　　　　　　　　　　入科时间：　　　　　　　　　　出科时间：

培训时间	培训周目标	培训类型	培训路径内容
第1周	1. 掌握骨折的相关知识 2. 熟悉骨科特殊器械卫材 3. 熟悉骨科病区环境及骨科病区各班次的岗位职责及工作流程 4. 了解骨折的急救、平车运送法、骨盆骨折的护理要点	入科介绍	骨科病房、换药室、手术室的环境布局，仪器设备和药品放置位置，带教老师和科室人员介绍
		制度	各班次的岗位职责及工作流程
		理论	骨折的定义、成因、分类
		理论	骨折常见并发症、骨折的愈合过程、影响骨折愈合的因素
		理论	骨折的急救
		理论	骨盆骨折患者的护理
		操作	平车运送法（一人搬运、二人搬运、三人搬运、四人搬运）

续表

培训时间	培训周目标	培训类型	培训路径内容
第2周	1. 掌握骨科患者的护理评估、常见症状及体征的护理 2. 掌握非计划拔管的应急处置 3. 掌握深静脉血栓相关知识 4. 熟悉人文关怀与人文护理 5. 了解常用仪器、常用助行工具的使用	理论	骨科患者的护理评估
		理论	骨科围手术期患者常见症状、体征及并发症的护理
		理论	骨科深静脉血栓的预防及处理
		操作	骨科常用助行工具的使用
		理论	骨科患者的人文关怀与人文护理
		实践	护生小讲课（带教老师根据《外科护理学》第 31 章、第 34 章指定内容）
		操作	下肢关节功能康复器 CPM 的使用
		理论	抗凝药物的临床应用原则与观察要点
		应急演练	患者意外拔除引流管的应急处理流程
第3周	1. 掌握骨科常见手术患者的护理常规 2. 熟悉护理文书书写 3. 熟悉骨科常见康复仪器及康复技术 4. 了解牵引患者的护理要点	理论	膝关节置换患者护理病历的书写
		理论	髋关节置换患者的护理常规
		理论	膝关节镜患者的护理常规
		操作	骨牵引 / 皮患者的护理
		操作	气压泵的使用
		操作	TDP 烤灯的操作规范
		操作	中药封包包扎技术
		理论	VSD 持续负压引流的护理
		实践	1 例髋关节置换患者疑难病例讨论
		应急演练	VSD 引流不畅的应急处理及故障排除
第4周	1. 掌握骨科出院患者的出院指导 2. 掌握骨科患者术后疼痛管理方法 3. 熟悉骨科常见外固定支具的佩戴方法 4. 熟悉骨科危急值管理制度 5. 了解科内常用药物的药理作用及观察要点	制度	危急值管理制度
		理论	骨科患者围手术期的疼痛管理
		理论	低分子肝素预防深静脉血栓的病情观察要点
		操作	髋膝关节置换患者的出院指导
		操作	外固定支具的佩戴演示
		实践	1 例髋关节置换患者的护理查房
		实践	实践体会交流、征集意见及建议
		实践	完成周记书写及批阅，完成出科理论考核及操作考核
		实践	出科考核

（二）脊柱外科专业护生教学路径单

姓名：　　　　　　　　　　入科时间：　　　　　　　　　　出科时间：

培训时间	培训周目标	培训类型	培训路径内容
第1周	1. 掌握病区基本情况、专科特色 2. 掌握脊柱外科基础理论知识及常见疾病的护理要点 3. 掌握脊柱外科专科操作技术评估 4. 熟悉脊柱外科病区环境及术后病房、手术室布局及设施 5. 熟悉脊柱外科常用影像学和实验室检查	入科介绍	脊柱外科病区、手术室、术后病房的环境布局，仪器设备和药品放置位置，带教老师和科室人员介绍
		制度	脊柱外科护理人员管理制度、岗位职责制度
		理论	脊柱的解剖知识与生理特点
		理论	脊柱外科疾病分类，掌握脊柱常见疾病的护理要点（腰椎间盘突出、腰椎滑脱、脊柱结核、颈椎病等）
		理论	脊柱外科疾病常见的影像学检查、实验室检查的判读
		操作	间歇性压力泵的使用
		操作	肌力评估技术
第2周	1. 掌握骨质疏松疾病的概述与病因及治疗原则、护理要点 2. 掌握脊柱骨折的分类及临床表现，护理评估，常见症状及体征的护理 3. 掌握脊柱外科专科护理操作技术 4. 熟悉脊柱外科常见的手术方式	理论	骨质疏松疾病的概述与病因、临床表现、治疗原则与护理要点
		理论	脊柱骨折的病因、脊柱骨折的分类、脊柱骨折临床表现与治疗原则、护理要点
		理论	脊柱外科常见手术方式（神经根阻滞术、经皮椎体成形术、经皮椎弓根螺钉内固定术、脊柱内镜下髓核摘除术、腰椎融合术等）
		操作	脊柱外科腰椎间盘突出患者术后早期及出院康复指导
		操作	轴线翻身技术：“一”字形翻身
		操作	腰围及颈托的佩戴
		实践	护生小讲课（带教老师根据《外科护理学》第7版第39章骨折患者的护理－脊柱骨折和脊髓损伤）
第3周	1. 掌握科室常见疾病寰枢椎脱位、颈椎骨折症状及体征的护理 2. 掌握皮牵引及骨牵引的适应证与禁忌证、牵引的操作流程 3. 熟悉骨科营养管理 4. 熟悉护理文书书写 5. 了解脊柱外科应急演练流程 6. 了解科内常用药物的药理作用及观察要点	理论	寰枢椎关节半脱位、颈椎骨折的概述、临床表现及治疗原则
		理论	皮牵引及骨牵引技术的适应证、禁忌证及并发症的处理
		理论	骨科营养管理
		理论	脊柱外科常用药物的药理作用及观察要点
		理论	脊柱外科临床护理诊断（寰枢椎关节半脱位、脊髓型颈椎病、脊柱骨折、胸腰椎骨折、腰椎间盘突出）
		操作	皮牵引护理技术、骨牵引护理技术的操作流程
		操作	掌握红蓝光治疗仪的操作流程
		应急演练	患者牵引弓意外滑脱、颈部术后血肿、术后肌力改变的应急演练
		实践	脊柱外科专科的护理文书书写
		实践	1例脊髓损伤疑难病例讨论

续表

培训时间	培训周目标	培训类型	培训路径内容
第4周	1. 掌握颈脊髓损伤的病情观察及护理方法 2. 掌握围手术期肺康复及体位护理 3. 掌握引流管的护理方法 4. 掌握脊柱外科专科操作流程 5. 熟悉脊柱外科体格检查	理论	脊柱外科颈脊髓损伤的概述、症状、分类
		理论	颈椎前路手术并发症及护理
		理论	脊柱外科常见管道（尿管、切口引流管、负压引流管等）的观察、固定及护理
		操作	操作演示：肺康复的功能锻炼方法
		操作	操作演示：脊柱外科专科神经功能评估操作流程
		操作	脊柱损伤患者搬运操作流程
		实践	1 例胸椎骨折患者护理查房
		实践	实践体会交流、征集意见及建议
		实践	出科考核

（三）烧伤整形创面修复疾病护生教学路径单

姓名：　　　　　　　　入科时间：　　　　　　　　出科时间：

培训时间	培训周目标	培训类型	培训路径内容
第1周	1. 掌握烧伤概念、分类 2. 熟悉烧伤整形创面修复外科门诊就诊流程 3. 熟悉烧伤患者入院流程及烧伤隔离监护病房设置 4. 了解烧伤整形创面修复外科病区班次职责	入科介绍	烧伤整形创面修复外科病房、门诊、换药室的环境布局，仪器设备和药品放置位置，带教老师和科室人员介绍
		理论	烧伤整形创面修复外科病区各班次职责与工作流程
		理论	烧伤整形创面修复外科病区接待入院患者流程
		理论	烧伤整形创面修复外科门诊就诊、创面换药与管理
		理论	烧伤概论：烧伤概念、常见烧伤原因及分类
		理论	烧伤隔离监护病房设置与消毒隔离
		实践	完成烧伤患者入院，指引患者、家属或陪伴熟悉病区环境及知晓入院注意事项
第2周	1. 掌握皮肤的结构及生理功能 2. 熟悉皮肤烧伤患者常见症状及护理 3. 熟悉烧伤面积评估、深度评估及严重程度评估方法	理论	皮肤的组织结构及生理功能
		理论	皮肤烧伤患者常见症状及体征的护理
		理论	烧伤面积评估（中国新九分法、手掌法）
		理论	烧伤深度评估
		理论	烧伤的严重程度分类
		实践	烧伤评估表填写

续表

培训时间	培训周目标	培训类型	培训路径内容
第3周	1. 掌握烧伤非手术创面处理原则 2. 掌握Ⅰ、Ⅱ、Ⅲ度烧伤的特点及护理措施 3. 熟悉烧伤患者的人文关怀与人文护理 4. 了解烧伤患肢摆放技术 5. 了解烧伤的常见治疗方法	理论	烧伤非手术创面处理原则及护理
		理论	Ⅰ度烧伤的特点与护理措施
		理论	浅Ⅱ度、深Ⅱ度烧伤的特点与护理措施
		理论	Ⅲ度烧伤的特点与护理措施
		理论	烧伤包扎疗法的操作与护理
		理论	烧伤患肢摆放技术
		理论	烧伤半暴露、暴露疗法的操作与护理
		理论	湿敷、浸浴、浸泡疗法的护理
		理论	烧伤患者的人文关怀与人文护理
		操作	烧伤远红外线治疗仪的使用
		操作	完成1例Ⅰ度烧伤创面的换药
		实践	护生小讲课（带教老师根据《急危重症护理学》教材第5版，第10章、第5节烧伤指定内容）
第4周	1. 掌握烧伤的临床过程、特点及护理要点 2. 熟悉烧伤的各种手术后护理 3. 熟悉烧伤治疗的各种相关设备 4. 了解烧伤中的营养与感染防护 5. 了解大面积烧伤患者的护理要点	理论	烧伤的临床过程、特点及护理要点
		操作	封闭式负压引流的护理
		理论	植皮术后护理
		理论	大面积烧伤患者的护理要点
		理论	烧伤营养治疗的护理
		理论	烧伤感染的护理
		操作	翻身床操作技术
		操作	悬浮床操作技术
		实践	1例大面积烧伤患者的护理查房
		实践	实践体会交流、征集意见及建议
		实践	出科考核

九、内分泌与代谢系统疾病专科护生临床护理教学路径指引

（一）内分泌与代谢性疾病专业护生教学路径单

姓名：　　　　　　　　　　　入科时间：　　　　　　　　　　　出科时间：

培训时间	培训周目标	培训类型	培训路径内容
第1周	1. 掌握糖尿病常见症状及体征的护理 2. 掌握内分泌与代谢性疾病常见基础护理操作 3. 熟悉科室规章制度、各班职责与工作流程 4. 熟悉病房环境、物品、药品位置 5. 熟悉内分泌与代谢性疾病患者的沟通要点、人文关怀与人文护理	入科介绍	内分泌科病区、检查室、糖尿病护理门诊的环境布局，仪器设备和药品放置位置，带教老师和科室人员介绍
		理论	内分泌科规章制度、各班职责与工作流程
		理论	内分泌科常用的物品、药品及其放置位置
		理论	内分泌与代谢性疾病患者的沟通要点
		理论	内分泌与代谢性疾病患者的人文关怀与人文护理
		理论	糖尿病常见症状及体征的护理
		理论	胰岛素皮下注射风险清单
		操作	胰岛素笔皮下注射技术
		操作	手指末梢血糖监测技术
第2周	1. 掌握糖尿病急、慢性并发症的护理方法 2. 掌握胰岛素泵的使用方法 3. 熟悉糖尿病相关药物的种类、机制及使用方法 4. 熟悉糖尿病管理的“七驾马车” 5. 了解常见专科试验及检查结果的临床意义	理论	低血糖的预防与处置
		理论	糖尿病酮症酸中毒的识别与应急处理
		理论	糖尿病性胃轻瘫的护理
		理论	常见口服降糖药物的种类、机制及使用方法
		理论	常见胰岛素的种类及用法
		理论	糖尿病管理的“七驾马车”（健康教育、饮食、药物、运动、自我监测、并发症的预防、心理）
		理论	胰岛素泵皮下注射风险清单
		理论	口服葡萄糖耐量试验
		操作	降糖药物口服给药术
		操作	胰岛素泵的使用
		实践	护生小讲课（带教老师根据《内科护理学》第7版教材第7章内容安排）
		病例讨论	1例糖尿病酮症酸中毒患者疑难病例讨论

续表

培训时间	培训周目标	培训类型	培训路径内容
第3周	1. 掌握Graves病、原发性骨质疏松症患者的护理要点 2. 掌握甲状腺危象的识别与应急处理方法 3. 掌握脉搏短促患者脉搏的测量方法 4. 掌握双膦酸盐类药物的使用 5. 熟悉 ^{131}I 治疗前后注意事项 6. 熟悉忌碘饮食	理论	Graves病常见症状及体征的护理
		理论	甲状腺危象的识别与应急处理
		理论	患者 ^{131}I 治疗前后的注意事项
		理论	忌碘饮食哪些不能吃
		理论	原发性骨质疏松症常见症状及体征的护理
		理论	阿仑膦酸钠的服用方法及注意事项
		理论	输注唑来膦酸的注意事项及常见不良反应的护理
		操作	脉搏短促患者脉搏的测量技术
		实践	1例Graves病患者的教学查房
第4周	1. 掌握痛风急性发作期的护理方法 2. 掌握痛风患者的健康指导 3. 熟悉痛风患者关节疼痛的局部用药 4. 熟悉内分泌与代谢性疾病患者护理文书书写	理论	痛风急性发作期的护理
		理论	痛风患者的饮食、运动、药物、康复等健康指导
		理论	内分泌与代谢性疾病患者护理病历的书写
		操作	痛风患者局部药物湿敷技术
		实践	实践体会交流、征集意见及建议
		实践	出科考核

（二）甲乳外科专业护生教学路径单

姓名：　　　　　　　　　　　　　入科时间：　　　　　　　　　　　　　出科时间：

培训时间	培训周目标	培训类型	培训路径内容
第1周	1. 掌握甲状腺及乳腺外科手术患者的出入院流程、转运及交接规范 2. 熟悉科室规章制度、工作流程及岗位职责 3. 熟悉甲状腺癌及乳腺癌的病理分型及临床表现 4. 了解甲乳外科常用药物（如葡萄糖酸钙注射液、低分子肝素钙/钠注射液等）的药理作用及使用要点	入科介绍	甲乳外科病房、日间手术室、淋巴水肿护理门诊的环境布局，仪器设备和药品放置位置，带教老师和科室人员介绍
		制度	科室各项规章制度、工作流程及岗位职责
		理论	甲状腺及乳腺的生理解剖及主要功能
		理论	甲状腺癌的病理分型及临床表现
		理论	乳腺癌的病理分型及临床表现
		理论	甲乳外科常用药物的药理作用及使用要点
		操作	甲状腺及乳腺手术患者的出入院流程、转运及交接操作技术

续表

培训时间	培训周目标	培训类型	培训路径内容
第2周	1. 掌握甲状腺癌、乳腺癌患者围手术期的护理要点 2. 掌握 PICC/PORT 维护流程及常见并发症的处理 3. 熟悉 PICC 及 PORT 置管前后的健康指导 4. 熟悉甲乳专科实验室检查结果的临床意义 5. 了解血管内导管相关血流感染预防与控制措施	理论	甲状腺癌患者围手术期的护理评估及病情观察
		理论	乳腺癌患者围手术期的护理评估及病情观察
		理论	甲乳专科实验室检查结果解读
		理论	PICC 及 PORT 的维护流程和常见并发症的处理
		理论	血管内导管相关血流感染预防与控制
		操作	PICC 及 PORT 置管前后的健康指导技术
		操作	PICC 维护技术
		操作	PORT 维护技术
		实践	护生小讲课（带教老师根据《外科护理学》第 16 章颈部疾病、第 17 章乳腺疾病护理指定内容）
第3周	1. 掌握甲状腺术后出血的识别及应急处理 2. 掌握更换负压引流球操作技术 3. 熟悉深呼吸及有效咳嗽指导训练技术 4. 熟悉乳腺癌术后患肢功能锻炼及健康指导 5. 了解专科护理文书书写	理论	专科护理文书书写规范
		理论	甲状腺术后出血的识别、预防及应急处理
		理论	乳腺癌术后患肢功能锻炼及健康指导
		理论	甲状腺术后乳糜漏的观察及护理
		操作	深呼吸及有效咳嗽指导训练技术
		操作	电动吸引器的使用技术
		操作	更换负压引流球操作技术
		应急演练	甲状腺术后出血致呼吸困难的应急演练
		实践	1 例甲状腺癌患者的护理查房
第4周	1. 掌握抗凝剂的皮下注射规范及上肢淋巴水肿臂围的测量方法 2. 熟悉乳腺癌患者的人文关怀与心理护理 3. 熟悉化疗药物的不良反应及处理原则 4. 了解乳房自我检查方法 5. 了解不同入路腔镜甲状腺围手术期的护理要点	理论	乳腺癌患者的人文关怀与心理护理
		理论	乳腺癌术后上肢淋巴水肿的防治要点
		理论	化疗药物的不良反应及护理
		理论	不同入路腔镜甲状腺围手术期的护理要点
		操作	抗凝剂的皮下注射技术
		操作	上肢淋巴水肿臂围测量及随访技术
		操作	乳房自我检查技术
		实践	1 例乳腺癌患者疑难病例讨论
		实践	实践体会交流、征集意见及建议
		实践	出科考核

十、孕产妇专科疾病护生临床护理教学路径指引

（一）妇科疾病专业护生教学路径单

姓名：　　　　　　　　入科时间：　　　　　　　　出科时间：

培训时间	培训周目标	培训类型	培训路径内容
第1周	1. 掌握妇科疾病的分类 2. 熟悉各项规章制度 3. 熟悉本科岗位职责及各班工作流程 4. 了解妇科护理实践的特点 5. 了解科室环境与布局	入科介绍	妇科病房、妇检室、内镜室的环境布局，仪器设备和药品放置位置，带教老师和科室人员介绍
		制度	不良事件上报制度、医疗废物管理规范及处置流程的学习，科室工作流程及岗位职责
		理论	常用物品消毒方法、消毒液配制方法等
		理论	妇科疾病分类及特点
		理论	妇科护理临床实践特点
		操作	鼻咽拭子标本采集技术
第2周	1. 掌握妇科疾病患者的护理评估、常见症状及体征的护理要点 2. 掌握专科护理操作技术 3. 熟悉科室常见仪器的使用 4. 了解人文关怀与人文护理	理论	妇科患者的护理评估
		理论	妇科患者常见症状及体征的护理
		理论	妇科患者的人文关怀与人文护理
		操作	会阴擦洗、阴道灌洗上药
		操作	科室常用仪器的使用（微量泵、心电图机、输液泵、盆底治疗仪、气压治疗仪等）
		实践	护生小讲课（1例子宫肌瘤患者的护理）
第3周	1. 掌握科室常见疾病的护理要点及健康宣教 2. 掌握专科常见应急预案及急救操作 3. 熟悉护理文书书写 4. 了解科内常用药品的作用及观察要点	理论	常见病的临床表现，护理要点（子宫肌瘤、异位妊娠、宫颈癌、卵巢癌、辅助生殖患者等）
		理论	妇科腹部、会阴手术、宫腔镜、取卵患者的术前、术后健康宣教
		理论	体温单、护理记录单、护理病历的书写
		理论	抗菌药物、止血、护胃等常用药物的作用及观察要点
		操作	血培养标本采集
		应急演练	1例阴道大出血致休克患者的应急演练
		实践	1例专科患者疑难病例讨论
第4周	1. 掌握护理程序的实施 2. 熟悉专科护理风险评估 3. 了解辅助生殖技术及护理要点	理论	不孕症与辅助生殖患者的护理
		操作	妇科风险评估
		实践	书写1份完整的护理病历（护理评估、护理诊断/问题、护理措施、护理评价）
		实践	1例宫颈癌患者的护理查房
		实践	实践体会交流、征集意见及建议
		实践	出科考核

（二）产科疾病专业护生教学路径单

姓名：　　　　　　　　　　入科时间：　　　　　　　　　　出科时间：

培训时间	培训周目标	培训类型	培训路径内容
第1周	1. 掌握妊娠的正常生理过程 2. 掌握产前检查相关内容 3. 熟悉产科病区布局及设施 4. 了解孕妇的就诊流程	入科介绍	产科病房、产房、接诊室、接种室的环境布局，仪器设备和药品放置位置，带教老师和科室人员介绍
		理论	妊娠的生理过程：受精和着床、胎儿附属物的形成、妊娠期母体的变化
		理论	产前腹部检查、骨盆内测量、骨盆外测量
		理论	胎心监护结果的判读
		操作	四步触诊、听诊胎心音
		操作	胎心监护操作技术
第2周	1. 掌握围生期患者的护理要点 2. 掌握母乳喂养、会阴擦洗技术 3. 熟悉各种专科设备的使用方法 4. 了解阴道大出血和新生儿误吸识别、预防及应急措施	理论	产科患者的一般常规护理
		理论	剖宫产术前、术后及顺产后的护理
		理论	新生儿误吸识别、预防及应急措施
		操作	会阴擦洗技术、母乳喂养技术
		操作	孕产妇发生阴道大出血应急处置
		操作	子宫按摩手法
		操作	乳房按摩仪、气压治疗仪的使用
		实践	护生小讲课（带教老师根据《妇产科护理学》教材指定内容）
第3周	1. 掌握科室常见妊娠合并症的护理 2. 掌握科室高风险药物的使用及注意事项 3. 熟悉护理文书书写 4. 熟悉输液泵及微量泵的操作技术 5. 了解科内常见应急演练	理论	前置胎盘的护理、胎膜早破的护理、先兆早产、妊娠期高血压、妊娠期糖尿病的护理
		理论	安宝、硫酸镁、硝普钠及缩宫素催产使用风险清单
		理论	1例胎膜早破患者护理病历的书写
		操作	输液泵及微量泵的操作技术
		应急演练	子痫、产后大出血的应急演练
		实践	1例先兆早产患者疑难病例讨论
第4周	1. 掌握正常分娩的护理 2. 熟悉产房专科护理操作技术 3. 熟悉产房急症应急演练 4. 了解产钳助产、产程图	理论	临产的定义、分娩机制、产程的分期、各产程观察及护理、产程图的绘制
		操作	宫颈内口探查术、新生儿窒息复苏、顺产接生流程、产钳助产
		理论	缩宫素滴注引产使用清单、胎心异常的处置清单、孕产妇发生呼吸困难应急处置清单
		实践	1例顺产后患者的护理查房
		实践	实践体会交流、征集意见及建议
		实践	出科考核

十一、儿科疾病专科护生临床护理教学路径指引

（一）新生儿专业护生教学路径单

姓名：　　　　　　　　入科时间：　　　　　　　　出科时间：

培训时间	培训周目标	培训类型	培训路径内容
第1周	1. 掌握新生儿病区护理风险评估及新生儿基础操作 2. 掌握温箱及辐射台的使用 3. 掌握新生儿病区手卫生的规范 4. 熟悉科室环境、新生儿各班职责及各项规章制度	入科介绍	新生儿病区重症区、早产区、足月儿区、治疗室、配奶间、沐浴间、清洗消毒间的环境布局，仪器设备和药品放置位置，带教老师和科室人员介绍
		理论	新生儿安全管理制度、病区医院感染管理、手卫生的规范、医疗废物管理规范及处置流程、新生儿奶瓶奶嘴消毒规范
		理论	新生儿病区护理风险评估
		操作	新生儿配奶流程
		操作	新生儿喂养、鼻饲喂养法、更换尿裤法
		实践	温箱及辐射台的使用
第2周	1. 掌握新生儿分类、足月儿及早产儿的特点及护理、新生儿黄疸 2. 掌握新生儿沐浴、光疗技术、经皮胆红素监测仪的使用、新生儿末梢血糖监测技术 3. 熟悉早产儿及新生儿黄疸风险防范及处置 4. 了解三测单的书写	理论	新生儿分类、足月儿及早产儿的特点及护理
		理论	新生儿黄疸
		理论	早产儿及新生儿黄疸风险防范及处置
		理论	三测单的书写
		理论	双面蓝光光疗操作
		操作	新生儿沐浴（眼部护理、口腔护理、脐部护理、臀部护理）
		操作	光疗技术
		操作	经皮胆红素监测仪的使用
		操作	新生儿末梢血糖监测技术
第3周	1. 掌握科室新生儿坏死性小肠结肠炎护理常规、新生儿肺透明膜病护理常规 2. 掌握股静脉采血 3. 熟悉护理病历书写 4. 熟悉鼻饲管置管，新生儿洗胃、微量泵的使用、输液泵堵塞报警处置 5. 了解动脉血采集	理论	新生儿坏死性小肠结肠炎护理常规
		理论	新生儿肺透明膜病护理常规
		理论	护理病历书写
		操作	鼻饲管置管，新生儿洗胃
		操作	微量泵的使用、输液泵堵塞报警处置清单
		操作	股静脉采血、动脉血采集
		实践	护生小讲课
		实践	1 例早产儿或黄疸患儿的护理查房

续表

培训时间	培训周目标	培训类型	培训路径内容
第4周	1. 掌握新生儿窒息护理常规 2. 掌握经口/鼻吸痰技术 3. 熟悉新生儿窒息复苏术 4. 结业考核	理论	新生儿窒息护理
		操作	经口/鼻吸痰技术
		操作	新生儿窒息复苏术
		实践	实践体会交流、征集意见及建议
		实践	出科考核

（二）儿科专业护生教学路径单

姓名： 入科时间： 出科时间：

培训时间	培训周目标	培训类型	培训路径内容
第1周	1. 掌握儿科常见疾病的护理路径 2. 熟悉常见专科护理操作 3. 熟悉院感相关内容，防止职业暴露 4. 熟悉儿童生长发育的特点 5. 了解本科岗位职责及各班工作流程	入科介绍	儿科病房的环境布局，仪器设备和药品放置位置，带教老师和科室人员介绍
		制度	儿科病区各项规章制度、各班职责、工作流程
		理论	儿童生长发育体格生长常用指标、小儿各年龄段生命体征正常值范围等
		理论	儿科常见疾病肺炎、腹泻的护理路径
		操作	手卫生、生命体征的测量、小儿雾化吸入、留置针穿刺技术、血标本采集
第2周	1. 掌握儿科常见呼吸系统疾病的护理及风险点管理 2. 掌握儿科常见给药方法 3. 熟悉儿科常见专科操作 4. 熟悉科室常见仪器的使用 5. 熟悉基础护理操作及护理文书的书写 6. 了解儿科常见仪器的使用及注意事项	理论	肺炎患儿的护理
		理论	护理文书的书写
		理论	支气管哮喘风险清单
		理论	儿童常见给药方法，儿科药物剂量计算，儿科常见药物的配伍禁忌、添加药液与配药的方法与注意事项
		应急演练	静脉置管、胃管、尿管、各种引流管、气管插管等管路管理及滑脱的预防及应急措施
		实践	儿科专科常用仪器的使用注意事项
		实践	儿童母乳喂养、奶瓶喂养、管饲喂养的方法与注意事项
		实践	头皮静脉输液法、股静脉穿刺法、婴幼儿灌肠法
		操作	小儿肌内注射定位及操作
		操作	小儿吸口鼻痰及人工气道吸痰技术
		操作	小儿吸氧技术
		操作	机械辅助排痰

续表

培训时间	培训周目标	培训类型	培训路径内容
第3周	1. 掌握常见专科疾病护理路径及应急预案 2. 熟悉儿科急危重症预防及特殊用药风险处置 3. 熟悉专科疾病护理个案书写	理论	儿童支气管镜手术的护理路径
		理论	小儿惊厥的风险防范及地西泮注射液注射风险防范
		应急演练	小儿误吸及突发昏迷患儿的应急演练
		操作	小儿心肺复苏技术
		实践	儿科护理个案书写
第4周	1. 掌握哮喘持续状态的治疗及护理要点 2. 了解常见专科疾病的护理诊断与护理措施	理论	哮喘持续状态的治疗及护理
		理论	动脉血气分析报告解读
		实践	小儿常见专科疾病小讲课
		实践	1 例肺炎患儿的个案护理
		实践	实践体会交流、征集意见及建议
		实践	出科考核

（三）PICU 专业护生教学路径单

姓名：　　　　　　　　入科时间：　　　　　　　　出科时间：

培训时间	培训周目标	培训类型	培训路径内容
第1周	1. 掌握本科岗位职责及各班工作流程 2. 熟悉院感相关内容，防止职业暴露 3. 了解科室环境、各项规章制度及岗前培训	入科介绍	PICC 病房、肺功能室、内镜室的环境布局，仪器设备和药品放置位置，带教老师和科室人员介绍
		制度	查对制度、分级制度、交接班制度、探视制度、非 PICU 医务人员进入 PICU 管理制度、治疗室管理制度、危重患者转入转出制度
		制度	PICU 病区各个班次工作流程及职责
		理论	标准预防、防护用品管理规范、呼吸咳嗽礼仪、医疗废物处置流程、多重耐药预防及处理
		操作	生命体征测量、机械辅助排痰仪、小儿雾化吸入
第2周	1. 掌握基础护理操作及护理文书的书写 2. 掌握科室常见仪器的使用方法 3. 熟悉科室常见标本的正确采集 4. 了解儿童肌内注射要点及解剖部位	操作	科室药品配制、留置针冲封管技术
		理论	三测单绘制、护理记录单等所有文书的规范书写
		操作	心电监护仪、微量泵、输血泵、心电图机、小儿雾化机使用
		理论	压缩雾化吸入的相关知识及宣教
		理论	小儿肌内注射要点解析及部位选择
		操作	动脉血、静脉血标本采集

续表

培训时间	培训周目标	培训类型	培训路径内容
第3周	1. 掌握科室基础理论知识及常见病的护理要点 2. 掌握外科术后患者护理相关知识 3. 了解并完成1例护理查房及疑难病例讨论	理论	再生性障碍性贫血患者的护理要点
		理论	支气管哮喘患者的护理要点
		理论	癫痫持续状态患者的护理要点
		理论	糖尿病酮症酸中毒患者的护理要点
		理论	鞘膜积液术后患者的护理要点
		操作	经口/鼻吸痰技术、心肺复苏术
		实践	1例支气管哮喘患者的床边查房
第4周	1. 掌握儿童肺炎护理常规 2. 掌握机械辅助排痰仪技术 3. 熟悉儿童心肺复苏术 4. 完成出科考试	理论	肺炎患者护理常规
		操作	机械辅助排痰
		操作	小儿心肺复苏术
		实践	护生小讲课、实践体会交流、征集意见及建议
		实践	出科考核

（四）儿科门急诊专业护生教学路径单

姓名：　　　　　　　　入科时间：　　　　　　　　出科时间：

培训时间	培训周目标	培训类型	培训路径内容
第1周	1. 掌握院感相关内容，防止职业暴露 2. 熟悉科室环境、各项规章制度 3. 熟悉科室岗位职责及各班工作流程 4. 了解基础护理文书的书写 5. 了解护患沟通技巧 6. 了解护理相关法律法规	入科介绍	儿科门急诊诊室、穿刺间、输液区、抢救室、鼻负压置换治疗区、雾化区、留观室的环境布局，仪器设备和药品放置位置，带教老师和科室人员介绍
		制度	儿科门急诊查对制度、交接班制度、科内安全纪律等
		理论	各班次岗位职责及工作流程
		理论	各交接班登记本、输液卡治疗单、雾化治疗单、鼻负压置换治疗单、抢救记录、口头医嘱记录、留观记录等
		理论	儿科门诊护患沟通技巧、专科疾病健康宣教
		操作	职业暴露针刺伤处理措施及上报流程

续表

培训时间	培训周目标	培训类型	培训路径内容
第2周	1. 掌握科内常见基础仪器设备使用方法 2. 熟悉儿科常见呼吸系统疾病的临床症状及护理要点 3. 熟悉各基础操作宣教内容	理论	急性上呼吸道感染的病因、症状及基础护理
		理论	急性感染性喉炎临床表现及一般治疗
		理论	急性支气管炎临床表现及一般治疗
		理论	支气管哮喘病因、临床表现及一般治疗
		理论	支气管肺炎临床表现及鉴别诊断
		操作	小儿输液药品配制，剂量计算及药液配伍禁忌
		操作	无痛皮试仪使用，皮试液配制方法，皮试观察及查看方法
		操作	小儿头皮静脉穿刺技术
		操作	小儿雾化吸入指导方法、注意事项及健康宣教
		实践	护生小讲课（带教老师根据《儿科护理学》教材指定讲课内容）
		应急演练	发生输液反应紧急处理
第3周	1. 掌握科内基础技能操作 2. 熟悉常见仪器设备及抢救药品器械使用方法 3. 熟悉科室常见疾病的临床症状及护理要点 4. 了解危重患儿抢救流程及配合	理论	新生儿窒息病因及抢救流程
		理论	突发呼吸心搏骤停抢救流程
		理论	突发惊厥病因及临床表现
		理论	急性中毒临床表现、洗胃适应证及禁忌证
		操作	鼻负压置换吸引技术
		操作	小儿静脉留置针穿刺技术、维护及健康宣教
		操作	小儿催吐法及手动抽吸洗胃技术
		操作	儿童心肺复苏术，呼吸气囊及电除颤使用方法
		操作	床边心电图机操作、心电监护仪操作及电动负压吸引器操作
		实践	1例过敏性休克患者疑难病例讨论
第4周	1. 熟悉本科室各种注射方法 2. 熟悉消毒隔离制度 3. 熟悉医护一体查房	理论	破伤风临床表现及治疗护理
		操作	破伤风皮试配制方法、注射方法及健康宣教
		实践	1例抢救护理案例书写
		操作	常用物品消毒方法、消毒液配制方法
		实践	参与医护一体护理查房
		实践	实践体会交流、征集意见及建议
		实践	出科考核

（五）小儿外科专业护生教学路径单

姓名：　　　　　　　　　　　　入科时间：　　　　　　　　　　　　出科时间：

培训时间	培训周目标	培训类型	培训路径内容
第1周	1. 掌握小儿药物治疗特点 2. 熟悉小儿年龄分期及生理解剖和病理特点 3. 熟悉小儿外科液体疗法 4. 熟悉小儿外科病区设置及管理 5. 熟悉小儿外科常用仪器的操作方法	入科介绍	小儿外科病房、换药室、肠道治疗室的环境布局，仪器设备和药品放置位置，带教老师和科室人员介绍
		制度	小儿外科规章制度及各班职责
		理论	小儿年龄分期及生理解剖和病理特点
		理论	小儿药物治疗特点
		理论	小儿外科液体疗法
		理论	小儿外科住院患儿的心理护理
		操作	小儿生命体征测量、静脉留置针的使用和维护
		操作	心电监护仪、微量泵、输液泵、心电图机使用
第2周	1. 掌握小儿外科围手术期护理常规 2. 熟悉小儿外科腹部常见疾病护理要点 3. 熟悉小儿外科腹部疾病常见专科护理操作	理论	小儿外科常用麻醉方式及术前、术后护理常规
		理论	腹股沟疝患儿的护理
		理论	急性阑尾炎及腹膜炎患儿的护理
		理论	消化道异物患儿的护理
		理论	肠套叠患儿的护理
		操作	胃肠减压技术、更换引流袋、扩肛治疗技术
		实践	护生小讲课（带教老师根据《小儿外科护理手册》学习《小儿外科疾病护理路径》）
第3周	1. 熟悉小儿泌尿生殖系统常见疾病的护理要点 2. 熟悉小儿颈、胸常见疾病护理 3. 了解小儿外科泌尿系统专科护理操作	理论	泌尿系统特殊检查及管道护理
		理论	隐睾患儿的护理
		理论	急性附睾炎的护理
		理论	鞘膜积液患儿护理
		理论	甲状舌管囊肿患儿护理
		理论	漏斗胸患儿的护理
		操作	小儿导尿技术
		实践	护生小讲课，带教老师对小儿外科相关清单学习与解读进行授课
第4周	1. 了解小儿骨科常见疾病护理 2. 了解血管瘤患儿的护理 3. 了解新生儿外科护理常规 4. 出科考核	理论	骨科常见技术及护理
		理论	血管瘤患儿的护理
		理论	新生儿外科护理常规
		实践	师生座谈会：交流、征集意见及建议
		实践	出科考核

十二、急危重症专科护生临床护理教学路径指引

（一）急诊医学专业护生教学路径单

姓名：　　　　　　　　　　　入科时间：　　　　　　　　　　出科时间：

<table>
<tr><th>培训时间</th><th>培训周目标</th><th>培训类型</th><th>培训路径内容</th></tr>
<tr><td rowspan="8">第1周</td><td rowspan="8">1. 掌握急诊医学科患者的分诊原则与流程
2. 熟悉急诊医学科环境、各项规章制度
3. 熟悉急诊心电图的临床意义及心电图机的使用方法
4. 了解急诊医学科岗位职责及各班工作流程
5. 了解急诊医学科的概念
6. 了解急诊医学科护患沟通技巧</td><td>入科介绍</td><td>急诊医学科病房、抢救室、洗胃室、清创室、换药室的环境布局，仪器设备和药品放置位置，带教老师和科室人员介绍</td></tr>
<tr><td>理论</td><td>急诊医学科概述</td></tr>
<tr><td>制度</td><td>急诊医学科岗位职责及各班工作流程</td></tr>
<tr><td>制度</td><td>急诊医学科绿色通道管理制度与流程</td></tr>
<tr><td>理论</td><td>急诊医学科预检分诊原则与流程</td></tr>
<tr><td>理论</td><td>急诊医学科护患沟通技巧</td></tr>
<tr><td>理论</td><td>急诊心电图检测的临床意义</td></tr>
<tr><td>操作</td><td>床边心电图机的使用</td></tr>
<tr><td rowspan="11">第2周</td><td rowspan="11">1. 掌握过敏性休克的急救处理与护理要点
2. 熟悉急诊医学科留观患者入科流程、护理评估及病情观察要点
3. 熟悉急诊医学科输液室的工作流程
4. 熟悉毒蛇咬伤患者的现场急救措施
5. 熟悉急性胸痛患者的急救与护理要点
6. 熟悉心肺复苏术、电除颤术的操作及要点
7. 了解急诊医学科常规抢救药品的使用方法</td><td>理论</td><td>急诊医学科输液室的工作流程</td></tr>
<tr><td>理论</td><td>急诊医学科常见抢救药品的使用</td></tr>
<tr><td>理论</td><td>急诊医学科生命支持仪器设备的使用</td></tr>
<tr><td>理论</td><td>急诊医学科留观患者入科处置流程与健康宣教</td></tr>
<tr><td>理论</td><td>急诊医学科留观患者的护理评估及病情观察</td></tr>
<tr><td>理论</td><td>急诊医学科患者的人文关怀与人文护理</td></tr>
<tr><td>理论</td><td>过敏性休克的急救处理与护理</td></tr>
<tr><td>理论</td><td>毒蛇咬伤的现场急救措施</td></tr>
<tr><td>理论</td><td>急性胸痛患者的急救与护理</td></tr>
<tr><td>操作</td><td>心肺复苏术</td></tr>
<tr><td>操作</td><td>电除颤术</td></tr>
</table>

续表

培训时间	培训周目标	培训类型	培训路径内容
第3周	1. 掌握急诊抢救流程及常见重点疾病的护理常规 2. 熟悉急危重症患者的安全转运及交接流程要点 3. 熟悉脑卒中的识别要点、病因及发病机制 4. 熟悉有机磷农药中毒的中毒机制与病情评估 5. 熟悉留置鼻胃管技术 6. 了解洗胃机的使用	理论	急诊医学科重点病种抢救流程及护理常规
		理论	急危重症患者的安全转运及交接流程
		理论	急性脑卒中的识别要点
		理论	急性脑卒中的病因与发病机制
		理论	有机磷农药中毒的中毒机制与病情评估
		理论	留置鼻胃管的操作与护理
		操作	洗胃术
		实践	护生小讲课（带教老师根据《急危重症护理学》第5章心搏骤停与心肺脑复苏指定内容）
第4周	1. 掌握急性创伤的概念 2. 熟悉止血包扎术 3. 了解院前急救的常见病症 4. 了解急诊医学科院前急救流程，车载仪器的使用方法	理论	院前急救常见病症
		理论	急诊院前急救流程与护理常规
		理论	急性创伤的概述及常见分类
		理论	急诊医学科救护车车载仪器的使用
		操作	止血包扎技术
		实践	1例急性心肌梗死的护理查房
		实践	书写1份急性脑卒中的护理病历
		实践	实践体会交流、征集意见及建议
		实践	出科考核

（二）重症医学专业护生教学路径单

姓名：　　　　　　　　入科时间：　　　　　　　　出科时间：

培训时间	培训周目标	培训类型	培训路径内容
第1周	1. 掌握重症医学科常见疾病的分类、病因、发病机制及临床表现 2. 熟悉血气分析的采集与分析 3. 熟悉科室环境、各项规章制度 4. 熟悉各班工作流程及岗位职责 5. 熟悉重症医学科常用仪器设备的使用方法及故障处理	入科介绍	重症医学科病区普通病房、负压病房、支气管镜室、急诊通道等环境布局，仪器设备和药品放置位置，带教老师和科室人员介绍
		制度	科室各项规章制度、工作流程及岗位职责
		理论	重症医学科常用仪器设备的使用及故障处理
		理论	重症医学科常见疾病的分类、病因、发病机制及临床表现
		操作	动脉采血技术
		操作	血气分析仪的使用
		理论	血气分析报告的分析与解读

续表

培训时间	培训周目标	培训类型	培训路径内容
第2周	1. 掌握危重患者的交接班 2. 掌握重症医学科患者的人文关怀与人文护理 3. 熟悉常见管道的护理及感染预防 4. 熟悉气管导管非计划拔管的应急处理 5. 了解各种病原学标本的采集	理论	危重患者 SBAR 交班
		理论	重症医学科患者的人文关怀与人文护理
		理论	重症医学科常见管路的护理，预防导管非计划性脱管和相关性感染护理措施
		应急演练	人工气道非计划性拔管的应急处理
		操作	各种病原学标本的采集
		实践	护生小讲课（带教老师根据《急危重症护理学》教材第 5 版，第 4 篇危重症患者护理 第 11 章危重症患者功能监测与评估 第 3 节 神经系统功能监测与评估）
第3周	1. 掌握气道廓清技术 2. 熟悉重症患者血流动力学的监测与护理 3. 了解连续性血液净化的治疗与护理 4. 了解呼吸机的使用 5. 了解重症医学科常用急救药物的使用	理论	气道廓清技术
		理论	血流动力学的监测与护理
		理论	连续性血液净化的治疗与护理
		理论	呼吸机参数设置与常见报警处理
		理论	重症医学科常用急救药物的使用方法及注意事项
		操作	CRRT 管路预充
		操作	密闭式吸痰
		操作	PICCO 监测
		实践	1 例感染性休克患者的疑难病例讨论
第4周	1. 掌握危重患者的营养管理 2. 掌握危重患者的血栓预防 3. 熟悉重症医学科常用评估量表应用 4. 了解危重患者突发病情变化的抢救配合 5. 了解重症医学科患者的安全转运	理论	深静脉血栓的预防与护理
		理论	危重患者的营养管理
		理论	RASS、CPOT、GCS、NISS 等评估量表的使用
		操作	危重患者的安全转运
		操作	气压泵治疗
		应急演练	患者突发病情变化的应急演练
		实践	实践体会交流、征集意见及建议
		实践	出科考核

（三）急诊内科/超声介入专业护生教学路径单

姓名：　　　　　　　　　　入科时间：　　　　　　　　　　出科时间：

培训时间	培训周目标	培训类型	培训路径内容
第1周	1. 掌握本病区患者出入院流程、转运及交接规范 2. 熟悉病区布局及设施 3. 熟悉病区岗位职责及各班工作流程 4. 了解日间手术患者的就诊流程 5. 了解超声介入手术治疗的临床意义	入科介绍	急诊内科/超声介入病区及门诊的环境布局，仪器设备和药品放置位置，带教老师和科室人员介绍
		制度	病区日常护理工作流程及各班岗位职责
		操作	病区患者出入院流程、转运、交接规范
		理论	超声介入手术治疗的临床意义
		制度	掌握并严格落实查对制度，体现慎独精神
		操作	病区常用仪器清洁、消毒流程与方法
第2周	1. 掌握病区常见疾病的护理评估与护理要点 2. 熟悉护理文书书写规范与要求 3. 了解肠内外营养治疗常见并发症的观察与处理要点 4. 了解肠内营养治疗的专家共识并掌握护理要点	理论	常见呼吸系统疾病护理评估与护理要点
		理论	常见消化系统疾病护理评估与护理要点
		理论	常见循环系统疾病护理评估与护理要点
		理论	肠内外营养治疗常见并发症的观察与处理要点
		操作	肠内营养泵入操作流程与观察要点
		应急演练	患者发生误吸时的应急处理演练
		实践	护生小讲课（肠内营养治疗的专家共识）
第3周	1. 掌握呼吸道标本采集方法与原则 2. 掌握血培养标本采集的方法与原则 3. 掌握气管切开护理操作流程 4. 了解无创呼吸机、高流量氧疗仪的使用流程与日常保养方法	理论	呼吸道标本、血培养采集的目的与注意事项
		理论	无创呼吸机治疗原则与注意事项
		理论	高流量湿化治疗目的与注意事项
		操作	呼吸道标本、血培养标本采集
		操作	气管切开护理与气囊压力监测
		实践	1例脑梗死伴心肺功能衰竭患者疑难病例讨论
第4周	1. 掌握叩背排痰、踝泵运动方法 2. 熟悉深静脉置管的护理及血栓预防要点 3. 熟悉危重患者护理与人文关怀措施的落实	理论	危重症患者的心理问题
		理论	危重症患者的心理护理方法
		理论	PICC/CVC等中长导管置管患者血栓预防措施及注意事项
		操作	叩背排痰技术规范
		操作	踝泵运动技术规范
		操作	中心静脉导管维护技术规范
		实践	1例心力衰竭患者的护理查房，运用一定的心理护理方法，体现人文关怀和职业使命感
		实践	实践体会交流、征集意见及建议
		实践	出科考核

（四）急诊与创伤外科专业护生教学路径单

姓名：　　　　　　　　　　入科时间：　　　　　　　　　　出科时间：

培训时间	培训周目标	培训类型	培训路径内容
第1周	1. 熟悉科室环境、岗位职责、各班工作流程和规章制度 2. 掌握创伤的概念、分类和急救原则，创伤患者常见症状及体征的护理 3. 了解本专科检验标本的留取 4. 了解高流量湿化氧疗技术和心电监护仪的使用	入科介绍	急诊与创伤外科病区及门诊的环境布局，仪器设备和药品放置位置，带教老师和科室人员介绍
		制度	科室各班岗位职责、工作流程和规章制度
		理论	创伤的概念、分类和急救原则
		理论	创伤患者常见症状及体征的护理
		操作	高流量氧气湿化治疗
		操作	心电监护仪的使用
		实践	伤口分泌物、24h尿量等检验标本的留取与宣教
第2周	1. 掌握创伤的分类、病理生理基础、临床表现及伤口评估处理 2. 熟悉红外线微波治疗仪和VSD负压吸引技术 3. 了解创伤评分法	理论	创伤的分类、病理生理基础及临床表现
		理论	创伤伤口的评估、处置和护理
		理论	创伤评分法
		操作	完成1例创伤患者的创伤评估表
		操作	红外线微波治疗仪的使用和故障排除
		操作	VSD负压吸引技术
		实践	完成1例小创面换药
第3周	1. 掌握四肢骨折患者问诊、查体技巧及常见症状及体征识别 2. 熟悉创伤急救四大技术 3. 了解颈托固定、创伤患者搬运方法	理论	四肢骨折患者的问诊、查体及常见症状、体征
		理论	创伤急救四大技术——包扎、止血、固定与搬运
		操作	颈托固定
		操作	四肢骨折患者夹板固定
		操作	创伤患者搬运法
		实践	1例四肢骨折患者的护理查房
第4周	1. 掌握严重创伤患者的评估与护理风险点识别 2. 了解创伤性休克患者限制性液体复苏的护理要点	理论	严重创伤患者的评估与护理风险点识别
		理论	创伤性休克患者限制性液体复苏护理要点
		实践	1例多发伤患者的护理病历书写
		实践	1例多发伤患者的疑难病例讨论
		实践	实践体会交流、征集意见及建议
		实践	出科考核

十三、眼、耳鼻喉、口腔专科护生临床护理教学路径指引

（一）眼科专业护生教学路径单

姓名：　　　　　　　　入科时间：　　　　　　　　出科时间：

培训时间	培训周目标	培训类型	培训路径内容
第1周	1. 熟悉科室环境及管理规范 2. 熟悉眼球的解剖和生理功能 3. 掌握眼药水、眼药膏的操作规范 4. 熟悉眼科岗位职责及各班工作流程	入科介绍	眼科病房、暗室、视功能检查室及换药室等环境布局，仪器设备和药品放置位置，带教老师和科室人员介绍
		制度	病区护理岗位职责及工作流程
		理论	眼球的应用解剖结构和生理功能
		理论	视路及瞳孔反射路
		理论	眼附属器的应用解剖和生理
		理论	眼的血液循环与神经支配
		实践	滴眼药水护理技术操作
		实践	涂眼药膏护理技术操作
第2周	1. 熟悉眼科手术患者的护理评估及常规护理 2. 熟悉晶状体病的治疗和护理要点 3. 了解眼科常规检查法 4. 了解眼科患者术前准备规范及操作	理论	眼科疾病风险点及阳性体征护理
		理论	内眼手术患者手术前、后的护理评估及护理要点
		理论	内眼手术患者手术前、后的护理评估及护理要点
		理论	白内障的分类及治疗的相关知识
		理论	晶状体病患者的护理诊断、护理措施及健康指导
		操作	视觉功能检查
		操作	眼附属器及眼前后段检查
		操作	视力、眼压及裂隙灯显微镜检查法
		实践	护生小讲课（带教老师根据第5版《眼耳鼻咽喉科护理学》第7章白内障患者的护理、青光眼患者的护理、第10章玻璃体和视网膜疾病患者的护理教材指定内容）
第3周	1. 熟悉眼科常用药物应用 2. 掌握科室常见疾病症状、体征的护理及青光眼大发作应急处理 3. 熟悉眼科常用的护理操作技术	理论	青光眼患者术前、术后护理常规
		理论	眼科常见药物的临床应用原则与观察要点
		理论	眼部抗感染药及护理
		理论	眼部抗炎抗过敏类药物及护理
		操作	结膜囊冲洗法
		应急演练	青光眼急性大发作的应急演练
		实践	1例真菌角膜溃疡的疑难病例讨论

续表

培训时间	培训周目标	培训类型	培训路径内容
第4周	1. 掌握视网膜脱离常见症状 2. 熟悉视网膜脱离患者的护理管理 3. 了解眼科护患沟通技巧	理论	视网膜脱离患者的护理
		理论	在临床护理工作中如何与患者做好有效沟通
		操作	泪道冲洗术
		实践	1 例视网膜脱离患者的护理查房
		实践	实践体会交流、征集意见及建议
		实践	出科考核

（二）口腔/皮肤疾病专业护生教学路径单

姓名：　　　　　　　　　　入科时间：　　　　　　　　　　出科时间：

培训时间	培训周目标	培训类型	培训路径内容
第1周	1. 掌握正确的刷牙方法及牙线的使用 2. 掌握口腔/皮肤患者的出入院流程、转运及交接规范 3. 熟悉科室环境、规章制度、工作流程及岗位职责 4. 了解科室人文关怀与人文管理	入科介绍	口腔/皮肤科病房、换药室的环境布局，仪器设备和药品放置位置，带教老师和科室人员介绍
		理论	科室各项规章制度、工作流程及岗位职责
		理论	口腔/皮肤疾病患者的人文关怀与人文护理
		理论	口腔/皮肤疾病患者的出入院流程、转运及交接规范
		理论	口腔颌面部常见疾病概述
		操作	正确的刷牙方法
		操作	牙线的使用方法
第2周	1. 掌握口腔手术患者围手术期健康教育 2. 掌握腮腺良性肿瘤患者围手术期、先天性唇腭裂患者围手术期、间隙感染患者的观察及护理要点 3. 掌握血培养标本、24h 尿蛋白采集技术、常用口腔护理溶液的选择及使用 4. 熟悉二人冲洗法口腔护理技术、口腔颌面部负压引流管的护理	理论	腮腺良性肿瘤患者围手术期的观察及护理要点
		理论	先天性唇腭裂患者围手术期的观察及护理要点
		理论	间隙感染患者的观察及护理要点
		理论	口腔手术患者围手术期健康教育
		理论	常用口腔护理溶液的选择及使用
		操作	口腔颌面部负压引流管的护理
		操作	血培养标本采集
		操作	二人冲洗法口腔护理
		操作	24h 尿蛋白采集技术
		实践	护生小讲课（《眼耳鼻喉口腔科护理学》第 8 章口腔的应用解剖与生理、第 9 章口腔科患者的护理概述、第 10 章口腔科患者的护理教材指定内容）

续表

培训时间	培训周目标	培训类型	培训路径内容
第3周	1. 掌握皮肤科荨麻疹类、带状疱疹患者的护理评估、常见症状及护理 2. 掌握激光治疗仪、中药塌渍治疗的操作流程 3. 熟悉科内常见激素的临床应用原则与观察要点 4. 熟悉专科护理文书书写 5. 了解患者发生过敏反应应急处理	理论	皮肤科荨麻疹类、带状疱疹患者护理评估、常见症状及护理
		理论	常见激素的临床应用原则与观察要点
		理论	口腔、皮肤专科护理文书书写规范
		操作	激光治疗仪操作流程
		操作	中药塌渍治疗
		操作	心电监护仪、心电图机操作流程
		应急演练	过敏反应应急演练
		实践	1例带状疱疹患者疑难病例讨论
第4周	1. 掌握口腔颌面部皮肤组织移植、游离皮瓣及复合组织瓣移植围手术期患者的护理要点 2. 掌握舌癌患者常见症状及护理措施 3. 熟悉中药封包治疗 4. 了解臭氧水疗操作流程	理论	口腔颌面部皮肤组织移植、游离皮瓣及复合组织瓣移植围手术期患者的护理要点
		理论	舌癌患者常见症状及护理措施
		操作	臭氧水疗仪操作流程
		操作	中药封包治疗
		实践	1例舌癌患者的护理查房
		实践	实践体会交流、征集意见及建议
		实践	出科考核

（三）耳鼻咽喉头颈外科专业护生教学路径单

姓名：　　　　　　　　入科时间：　　　　　　　　出科时间：

培训时间	培训周目标	培训类型	培训路径内容
第1周	1. 掌握耳鼻咽喉头颈外科患者的出入院流程、转运及交接规范 2. 熟悉科室环境、规章制度、工作流程及岗位职责 3. 熟悉耳鼻咽喉头颈外科患者的常见症状及体征的护理 4. 了解耳鼻咽喉头颈外科疾病范畴	入科介绍	耳鼻咽喉头颈外科病房、睡眠监测室、内镜室、换药室的环境布局，仪器设备和药品放置位置，带教老师和科室人员介绍
		制度	科室各项规章制度、工作流程及岗位职责
		理论	耳鼻咽喉头颈外科疾病范畴
		理论	耳鼻咽喉头颈外科患者普诊、急诊就诊流程与管理
		理论	耳鼻咽喉头颈外科患者的常见症状及体征的护理
		操作	耳鼻咽喉头颈外科患者的出入院流程、转运及交接规范

续表

培训时间	培训周目标	培训类型	培训路径内容
第2周	1. 掌握耳科疾病患者护理评估的主要内容和评估方法 2. 掌握外耳道滴药法 3. 熟悉耳科疾病患者常见的临床症状及护理 4. 了解慢性化脓性中耳炎患者的围手术期护理	理论	先天性耳前瘘管的临床表现、护理措施
		理论	耳外伤患者的临床表现、护理措施
		理论	分泌性中耳炎患者的临床表现、护理措施
		理论	慢性化脓性中耳炎患者的临床表现、护理措施
		理论	突发性耳聋患者的临床表现、护理措施
		操作	外耳道滴药法
		操作	外耳道冲洗法
第3周	1. 掌握鼻窦炎患者的术后护理措施 2. 掌握剪鼻毛操作要点 3. 熟悉鼻阻力的测定、嗅觉功能检测的操作要点 4. 了解专科护理文书书写 5. 了解鼻科疾病患者的围手术期护理	理论	鼻窦炎患者的临床表现、护理措施
		理论	鼻科疾病患者的围手术期护理
		理论	专科护理文书书写规范
		操作	鼻阻力测定、嗅觉功能检测技术
		操作	剪鼻毛技术
		应急演练	鼻出血患者应急演练
		实践	1 例鼻出血患者的护理查房
		实践	护生小讲课（带教老师根据第 5 版《眼耳鼻咽喉科护理学》第 19 章 鼻科患者护理）
第4周	1. 掌握慢性扁桃体炎患者的术后护理 2. 掌握经气管套管吸痰技术、气管切开伤口换药、内套管清洗消毒法 3. 熟悉气管套管脱管后的应急处理方法 4. 了解喉癌患者的围手术期护理	理论	慢性扁桃体炎患者的临床表现、护理措施
		理论	喉癌患者的临床表现、分期、围手术期护理
		理论	喉癌患者的人文关怀与心理护理
		操作	经气管套管吸痰技术
		操作	气管切开伤口换药、内套管清洗消毒法
		应急演练	气管套管脱管应急演练
		实践	1 例喉癌患者的疑难病例讨论
		实践	实践体会交流、征集意见及建议
		实践	出科考核

十四、老年医学康复专科护生临床护理教学路径指引

（一）老年疾病专业护生教学路径单

姓名：　　　　　　　　　　入科时间：　　　　　　　　　　出科时间：

培训时间	培训周目标	培训类型	培训路径内容
第1周	1. 掌握老年护理概念、基本特征、目标 2. 了解人口老龄化趋势及特点 3. 了解老龄化理论及护理职业道德准则 4. 掌握跌倒评估方法	入科介绍	老年病区病房、康复室的环境布局，仪器设备和药品放置位置，带教老师和科室人员介绍
		理论	中国人口老龄化趋势及特点
		理论	老年护理的道德准则和职业标准
		理论	老年护理概述、目标及原则
		操作	老年患者跌倒评估
第2周	1. 掌握老年病患者的护理要点 2. 熟悉人文关怀与人文护理 3. 掌握综合评估工具使用及生活自理能力评估要点	理论	常用老年综合评估工具
		理论	老年糖尿病、眩晕综合征的护理要点
		理论	老年患者的人文关怀与人文护理
		操作	老年生活自理能力评估
		实践	护生小讲课（带教老师根据《老年护理学》教材第1章老龄化与老年护理学概论，第2节老年护理学概述老年护理的目标与原则指定内容）
第3周	1. 熟悉心衰患者的护理及应急处理 2. 了解科内常用心血管药物的药理作用及观察要点 3. 熟悉护理文书书写要点	理论	老年慢阻肺疾病的护理要点
		理论	心血管药物的临床应用原则与观察要点
		理论	老年患者护理病历的书写
		操作	心衰的风险预防及处置
		实践	1例心衰患者疑难病例讨论
第4周	1. 熟悉老年患者综合评估 2. 掌握特殊检查健康宣教 3. 熟悉高血压、糖尿病患者常见症状及护理措施	理论	老年高血压、冠心病的护理要点
		理论	适老化环境的安排原则
		操作	掌握特殊检查健康宣教：冠脉造影、胃镜、肠镜等
		实践	1例高血压患者的护理查房
		实践	实践体会交流、征集意见及建议
		实践	出科考核

（二）全科医学科护生教学路径单

姓名：　　　　　　　　　　入科时间：　　　　　　　　　　出科时间：

培训时间	培训周目标	培训类型	培训路径内容
第1周	1. 掌握约束带的使用及患者的起床三部曲 2. 熟悉科室常见仪器的使用 3. 了解普通病区收治疑似传染病的应急处理流程	入科介绍	全科医学病房的环境布局，仪器设备和药品放置位置，带教老师和科室人员介绍
		理论	内科疾病一般护理常规
		理论	护理文书的书写
		理论	约束带的使用
		操作	疼痛的护理与评估
		操作	常见输液故障及排除方法
		操作	起床三部曲
		操作	微量泵的使用
		操作	输液泵的使用
		操作	普通病区收治疑似传染病患者应急处置流程
第2周	1. 掌握沟通技巧和入院评估方法 2. 掌握鼻咽拭子标本采集技术 3. 熟悉血培养和动脉血采集技术 4. 了解护理文书的书写	理论	护患沟通技巧
		理论	护理文书的书写规范
		理论	患者的入院评估（各种评估量表：跌倒、压疮、自理能力、血栓、营养）
		操作	血培养标本采集
		操作	动脉血采集技术
		操作	鼻咽拭子标本采集技术
		实践	护生小讲课（带教老师根据《内科护理学》第2章呼吸系统疾病中常见症状及体征的护理内容）
第3周	1. 掌握慢阻肺患者的常规体征及护理 2. 掌握呼吸操的流程 3. 掌握呼吸球囊的使用和自检 4. 熟悉无创呼吸机的使用	理论	慢阻肺患者的护理
		理论	无创呼吸机的使用
		操作	叩背排痰法
		操作	机械排痰仪的使用
		操作	有效咳嗽
		操作	呼吸操
		应急演练	发生胸腔闭式引流管脱管的应急预案
		实践	1例护理查房或疑难病例讨论（根据科室情况定）
第4周	1. 掌握糖尿病的症状及护理 2. 掌握低血糖的症状及处理方法 3. 掌握胰岛素皮下注射的方式及部位选择 4. 熟悉胰岛素泵的使用和餐前大剂量的操作	理论	老年2型糖尿病的临床特征
		理论	糖尿病患者的营养饮食
		理论	低血糖的处理
		操作	皮下胰岛素的注射
		操作	胰岛素泵的使用
		实践	书写1份完整的护理病历（护理评估、护理诊断/问题、护理措施、护理评价）
		实践	实践体会交流、征集意见及建议
		实践	出科考核

（三）康复护理专业护生教学路径单

姓名：　　　　　　　　　　入科时间：　　　　　　　　　　出科时间：

培训时间	培训周目标	培训类型	培训路径内容
第1周	1. 掌握康复的概念、常用康复护理技术、并发症的预防措施 2. 熟悉康复科病区、康复治疗区布局及设施 3. 了解常用康复治疗设备及用途 4. 了解康复科病区工作流程	入科介绍	康复科病房、康复治疗区、康复专科门诊、康复护理门诊的环境布局，仪器设备和药品放置位置，带教老师和科室人员介绍
		理论	康复科患者的特点、治疗方法、压力性损伤、跌倒、肩关节半脱位、足下垂等并发症的预防
		理论	脑卒中及脊髓损伤患者良肢位摆放的目的及注意事项
		理论	清洁间歇导尿的操作技术及注意事项
		制度	分级护理标准和要求、高警示药物的储存与管理、中药煎剂的管理要求、偏瘫、截瘫患者的安全管理、医疗废物分类及处置流程
		操作	良肢位摆放、清洁间歇导尿
第2周	1. 掌握康复科常见病的护理评估、常见症状及体征的护理 2. 熟悉人文关怀与人文护理 3. 了解常用专科辅助器具	理论	康复科患者的护理评估
		理论	康复科患者常见症状及体征的护理
		理论	康复科患者的人文关怀与人文护理
		操作	轮椅、助行器的选择与使用
		操作	肩带的使用
		操作	留置导尿和间歇导尿患者尿常规、尿培养标本的采集
		实践	护生小讲课（带教老师根据《康复护理学》第5章常用康复护理技术、第7章常见肌肉、骨骼疾病患者康复护理教材指定内容）
第3周	1. 掌握科室常见疾病症状、体征的护理及突发病情变化的应急处理 2. 熟悉护理文书书写 3. 了解膀胱扫描仪、膀胱压力容量测定仪的操作技术 4. 了解康复治疗技术及常用仪器设备	理论	脑卒中、脊髓损伤、骨折、周围神经损伤、颈、腰椎病的康复护理常规
		理论	神经源性膀胱、神经源性直肠的管理
		理论	康复科患者护理病历的书写
		操作	体位转移技术
		操作	缩唇呼吸、腹式呼吸训练、排痰技术
		操作	膀胱残余尿测定、膀胱压力容量测定
		应急演练	晕针、管道滑脱的应急演练
		实践	1例脊髓损伤患者疑难病例讨论
第4周	1. 掌握跌倒的预防措施 2. 掌握人工气道的护理 3. 熟悉胃肠内营养患者的护理 4. 了解科内常用抗凝药物的药理作用及出血倾向的观察	理论	抗凝药物的临床应用与出血倾向的观察
		理论	跌倒风险评估及防范措施
		操作	人工气道的护理、吸痰
		操作	偏瘫、截瘫患者的主被动运动
		操作	胃肠内营养支持技术
		实践	1例脑卒中患者的护理查房
		实践	实践体会交流、征集意见及建议
		实践	出科考核

（四）医养结合专业护生教学路径单

姓名：　　　　　　　　　　入科时间：　　　　　　　　　　出科时间：

培训时间	培训周目标	培训类型	培训路径内容
第1周	1. 掌握患者病情观察的方法及内容 2. 熟悉医养结合相关系统的学习 3. 掌握轴线翻身法 4. 了解疼痛的评估方法及护理措施	入科介绍	医养结合病房、康复室的环境布局，仪器设备和药品放置位置，带教老师和科室人员介绍
		理论	医养系统的相关学习
		理论	医养入住老人的首次评估
		理论	疼痛的评估与护理
		理论	病情观察的方法
		理论	病情观察的内容
		操作	肠内营养泵的使用
		操作	轴线翻身法
第2周	1. 掌握沟通技巧和护理文书的书写要求 2. 掌握管道的固定方式及约束带的使用方法 3. 掌握患者的搬运法	理论	沟通技巧
		理论	护理文书的书写
		理论	胃管的固定方法流程
		理论	约束带的使用方法
		操作	患者搬运法
		实践	护生小讲课（带教老师根据《老年护理学》中第3章老年综合评估的意义相关内容）
第3周	1. 掌握失能患者的气道护理及皮肤护理 2. 掌握辅助排痰的方法和使用 3. 熟悉更换气管内套管的方法 4. 熟悉三部曲	理论	气管切开的护理
		理论	失禁性皮炎的护理
		操作	叩背排痰技术
		操作	有效咳嗽
		操作	经气管吸痰技术
		操作	更换气管内套管
		操作	起床三部曲
		应急演练	患者发生走失的应急预案
		实践	组织完成1次老人健康教育讲堂
第4周	1. 掌握临终护理的相关知识 2. 掌握低血糖的体征及处理方法 3. 掌握胰岛素笔的注射方法 4. 了解死亡的标准及过程	理论	临终关怀的概念和意义
		理论	临终患者的生理评估与护理
		理论	临终患者的心理评估与护理
		理论	死亡的标准及过程分期
		理论	尸体的护理
		理论	低血糖的处理
		操作	胰岛素笔皮下注射
		实践	完成1例高龄新收入院患者护理评估
		实践	实践体会交流、征集意见及建议
		实践	出科考核

十五、手术室及特殊专科护生临床护理教学路径指引

（一）手术室专业护生教学路径单

姓名：　　　　　　　　　　　　入科时间：　　　　　　　　　　　出科时间：

培训时间	培训周目标	培训类型	培训路径内容
第1周	1. 熟悉手术室岗位职责及各班工作流程 2. 了解手术室核心制度 3. 了解手术室的现状和发展 4. 了解洁净手术室的管理 5. 了解手术室的职业安全与防护	入科介绍	手术室分区、通道的环境布局，人员进出手术室规范、手术室着装要求，仪器设备和药品放置位置，带教老师和科室人员介绍
		理论	国内外手术室领域护理工作发展概况
		理论	洁净手术室的基本概念及净化技术
		理论	洁净手术室的维护
		理论	洁净手术室的环境管理、物品管理
		理论	手术室各班工作职责及工作流程
		制度	手术安全核查、物品清点、标本管理、转运交接、术中用药、感染预防与控制等核心制度
		理论	手术室激光、射线、气体、化学物质的安全使用与防护
		理论	手术室发生锐器损伤的预防和处理流程
第2周	1. 熟悉手术室围手术期的护理 2. 熟悉手术室基本护理操作 3. 了解手术室护理文书书写规范 4. 了解科室常见仪器设备	理论	手术室围手术期（术前、术中、术后）的护理
		操作	手术室基本护理操作
		理论	手术室专科护理文书书写规范
		操作	常见手术仪器设备的使用与保养
		实践	无菌物品的管理
第3周	1. 熟悉巡回护士配合流程 2. 熟悉术中突发意外抢救流程 3. 了解思政在手术室护理教学中的应用 4. 了解手术室护理风险防范	理论	巡回护士的手术配合流程
		理论	观察手术患者生命体征
		理论	术中出现大出血、心搏骤停等突发情况处理流程
		理论	术中低体温发生的预防措施
		理论	术中获得性压力性损伤的预防措施
		理论	思政案例：面对疫情，医务人员舍身完成急诊手术
		实践	1例术中大出血疑难病例讨论
		实践	小讲课（带教老师根据最新版《手术室护理实践指南》指定内容）

续表

培训时间	培训周目标	培训类型	培训路径内容
第4周	1. 掌握手术室无菌技术 2. 熟悉体位安置技术 3. 熟悉剖宫产、阑尾切除手术用物的准备及手术配合技能	理论	洗手护士的手术配合流程
		操作	体位安置的原则、方法及常见体位并发症的预防
		操作	手术室无菌技术
		操作	剖宫产、阑尾切除手术配合技能
		实践	实践体会交流、征集意见及建议
		实践	出科考核

（二）麻醉与围手术期医学科护生教学路径单

姓名：　　　　　　　　　　入科时间：　　　　　　　　　　出科时间：

培训时间	培训周目标	培训类型	培训路径内容
第1周	1. 熟悉科室的环境、各项规章制度 2. 熟悉本科岗位职责及各班工作流程	入科介绍	麻醉科手术室分区及基本环境布局、人员进出管理规范、着装要求，仪器设备和药品放置位置，带教老师和科室人员介绍
		理论	麻醉学的发展史
		理论	麻醉护理规章制度
		理论	PACU 的历史、任务、建制
		理论	PACU 的监护及治疗设备配置
		制度	PACU 患者转入及转出标准
第2周	1. 掌握麻醉复苏室常见的护理技术 2. 熟悉麻醉复苏室各班次的岗位职责 3. 了解复苏室的职业安全及防护措施	理论	麻醉护理各班职责、岗位说明书
		制度	手术安全核查制度
		制度	手术患者交接班制度
		理论	无菌操作技术
		理论	医疗废物分类、职业暴露与不良事件上报流程
		操作	复苏室静脉留置针的操作
		操作	心电监测技术
		操作	中心供氧技术
		实践	护生小讲课（带教老师根据最新版《麻醉护理学》第6章监测技术与护理、第12章麻醉恢复室患者的护理指定内容）

续表

培训时间	培训周目标	培训类型	培训路径内容
第3周	1. 掌握麻醉复苏室常见仪器设备的使用方法 2. 了解PACU患者突发意外的应对措施	理论	信息化管理
		理论	如何做好患者的安全转运
		理论	各类护理文书单的书写规范
		操作	注射泵的操作
		操作	血气分析仪的操作
		操作	动脉采血技术
		操作	简易呼吸气囊的使用操作
		操作	经鼻、口腔吸痰技术
		操作	注射泵的操作
		应急演练	1例PACU患者引流管意外脱落的应急预案
		实践	1例复苏室患者回病房的安全转运及交接
第4周	1. 掌握麻醉并发症的处理方法 2. 完成理论与操作考试，并完成学习评价	理论	开放气道的急救技术
		理论	麻醉相关并发症的预防及处理方法
		理论	麻醉给药技术
		实践	PACU患者出现病情变化后的处理
		实践	实习周记、出科小结的书写，座谈会
		实践	出科考核

（三）消毒供应中心护生教学路径单

姓名：　　　　　　　　入科时间：　　　　　　　　出科时间：

培训时间	培训周目标	培训类型	培训路径内容
第1周	1. 熟悉科室环境、各项规章制度；知晓跟班岗位职责及工作流程 2. 学习院感相关内容，防止职业暴露	入科介绍	消毒供应中心建筑布局、工作流程、管理制度和劳动纪律；带教计划、科室风险点及防范
		实践	现场介绍科室建筑布局、大型设备、跟班上岗具体位置和责任老师介绍
		制度	跟班岗位职责
		制度	消毒供应中心各区个人防护着装要求
		理论	消毒供应中心院感防控、危险因素、预防、即刻处理
		实践	护生小讲课（带教老师根据《WS310.2–2016医院消毒供应中心第2部分：清洗消毒及灭菌技术操作规范》第5条诊疗器械和物品的处理流程指定内容）

续表

培训时间	培训周目标	培训类型	培训路径内容
第2周	1. 掌握基础器械种类、规格识别 2. 掌握器械清洗质量日常检查方法及标准	实践	基础器械种类识别
		实践	基础器械规格识别
		实践	手术器械实物与清单核对
		操作	检查与保养操作技术
		实践	清洗消毒机运行结束操作及质检确认
		实践	护生小讲课（消毒供应中心相关知识或操作）
第3周	1. 掌握包装技术 2. 了解不同灭菌方式 3. 熟悉灭菌参数	操作	包装操作技术
		理论	压力蒸汽灭菌器操作流程
		理论	环氧乙烷灭菌器操作流程
		理论	过氧化氢低温等离子灭菌器操作流程
		实践	观摩灭菌设备现场操作及运行参数观察
		实践	包装操作考核
第4周	1. 掌握无菌物品管理 2. 熟悉灭菌质量监测	理论	无菌物品效期管理
		理论	湿包定义及处置要求
		应急演练	职业暴露应急处置
		实践	师生访谈、双向评估、反馈意见整改持续改进
		实践	出科考核

（四）介入疾病专业护生教学路径单

姓名：　　　　　　　　　　入科时间：　　　　　　　　　　出科时间：

培训时间	培训周目标	培训类型	培训路径内容
第1周	1. 掌握介入放射科疾病的分类及临床特点 2. 熟悉介入放射科环境 3. 熟悉科室各项规章制度、各岗位职责及各班工作流程 4. 了解科室常用药物的药理作用	入科介绍	介入科病房、胆道镜室、肝功能储备检查室环境布局，仪器设备和药品放置位置，带教老师和科室人员介绍
		理论	各系统肿瘤、消化道出血、咯血、主动脉夹层、下肢深静脉血栓、下肢动脉闭塞的临床特点
		理论	各班职责及工作流程
		制度	木科室危重患者交接班制度
		制度	粒子防护病房管理制度
		操作	铅衣、铅脖、铅裙的正确穿戴
		理论	科室常用药物的药理作用

续表

培训时间	培训周目标	培训类型	培训路径内容
第2周	1.掌握介入患者的护理评估、常见症状及体征的护理措施 2. 熟悉人文关怀与人文护理 3. 了解各种标本采集技术	理论	介入患者的护理评估
		理论	介入患者介入综合征的护理
		理论	介入患者的人文关怀、护患沟通技巧
		操作	血培养标本的采集
		操作	中段尿的留取
		操作	动脉血标本的采集
		操作	鼻咽拭子标本的采集
		实践	护生小讲课（科室常见疾病知识点）
第3周	1. 掌握科室常见疾病症状及体征的护理、消化道出血的应急处理 2. 掌握下肢深静脉血栓的护理及发生肺栓塞的应急处理 3. 熟悉护理文书书写 4. 熟悉科室常见管道的观察要点及护理 5. 了解科室常用抗凝药物使用的注意事项	理论	了解介入放射科常见疾病护理常规（急性消化道出血、肝性脑病、肝癌、主动脉夹层、腹主动脉瘤等）
		应急演练	消化道大出血的应急演练
		理论	下肢深静脉血栓的护理
		应急演练	急性肺栓塞的应急演练
		理论	患者护理病历 PIO 书写格式
		理论	科室常见管道（PTCD 管、腹腔引流管、胸腔引流管、胃管、尿管、胃造瘘管、动静脉溶栓导管）的妥善固定及观察要点
		操作	更换引流袋
		理论	科室常用抗凝药物（肝素、尿激酶、达肝素、低分子肝素）使用的注意事项
		实践	1 例肝癌合并下肢深静脉血栓患者的疑难病例讨论
第4周	1. 掌握介入放射科常见手术围手术期护理 2. 熟悉科室专科操作 3. 了解 TIPS 术后的饮食指导，粒子植入术后的集中管理及防护 4. 了解快速康复的应用定义	理论	掌握介入放射科 TACE、粒子植入、消融、TIPS 的术前、术后健康宣教
		理论	TIPS 术后的饮食指导
		理论	粒子植入术后的集中管理及防护
		操作	拆压迫器及足背动脉的触及
		理论	ERAS 快速康复在介入放射科的应用及意义
		实践	1 例 TIPS 术后患者的护理查房
		实践	实践体会交流、征集意见及建议
		实践	出科考核

第二章　新护士临床护理教学路径指引

一、护理部新护士临床护理教学路径指引

护理部新护士教学路径单

姓名：　　　　　　　　　　　　　　　　　　　　　　　　　　入科时间：

培训时间	培训目标	培训类型	培训路径内容
第1周	岗前培训 1. 医院护理品牌、规章制度 2. 掌握护患沟通 3. 掌握医院特色护理项目 4. 掌握职业防护事项 5. 熟悉护士职业规划 6. 熟悉“六心”护理 7. 了解护理安全与法律法规、护理质量与安全	入院介绍	医院介绍、“仁心”护理品牌
		制度	医院各项规章制度
		理论	护患沟通
		理论	护理路径、风险清单、护理操作大练兵
		理论	职业暴露的预防及处理流程
		理论	护士职业规划
		理论	“六心”护理
		理论	护理安全与法律法规
		理论	护理质量与安全
		考核	护理助手线上考核
第1个月	1. 掌握护理分级护理、不良事件管理 2. 掌握核查与交接管理 3. 掌握护理诊断 4. 掌握生命体征测量及手卫生 5. 熟悉VTE管理、气道的管理 6. 熟悉无菌技术管理 7. 了解仪器设备的管理 8. 了解标本采集与危急值管理	理论	护理分级护理
		理论	护理不良事件管理核查与交接管理
		理论	护理诊断
		操作	生命体征测量技术
		操作	手卫生
		理论	VTE管理、气道的管理
		理论	无菌技术管理
		理论	仪器设备的管理
		理论	标本采集与危急值管理

续表

培训时间	培训目标	培训类型	培训路径内容
第2个月	1. 掌握跌倒管理 2. 掌握误吸的管理 3. 掌握心搏骤停的管理 4. 掌握急救操作 5. 熟悉压力性损伤的管理	理论	跌倒的预防、识别、应急处理和转运
		理论	误吸的预防、识别和应急处理
		操作	心肺复苏、除颤技术
		操作	吸痰、中心吸氧、海姆立克技术
		理论	压力性损伤的预防、识别和应急处理
		理论	心搏骤停的预防、识别和应急处理
		应急演练	心搏骤停应急演练
第3个月	1. 熟悉急诊护理的管理 2. 熟悉危重护理的管理 3. 了解肿瘤护理的管理 4. 了解健康教育的管理	理论	急诊胸痛、卒中患者的护理流程
		理论	危重患者病情观察、CVC 等护理的管理
		理论	肿瘤患者 PICC、疼痛、化疗药品的管理
		理论	健康教育的管理
		实践	座谈交流、征集意见及建议
		考核	结业考核

二、呼吸系统疾病专科新护士临床护理教学路径指引

（一）呼吸系统疾病专业新护士教学路径单

姓名：　　　　　　　　　　　　　　　　入科时间：

培训时间	培训周目标	培训类型	培训路径内容
第1周	1. 掌握常见呼吸系统疾病的分类、病因、发病机制及临床表现 2. 掌握氧气吸入及物理排痰的方法 3. 掌握正确的隔离措施及病房收治呼吸道传染病患者的处置流程 4. 熟悉呼吸内科病区、肺功能室、气管镜室布局及仪器位置 5. 熟悉各班岗位职责及工作流程	入科介绍	呼吸内科病房、肺功能室、内镜室的环境布局，仪器设备和药品放置位置，带教老师和科室人员介绍
		制度	科室工作流程及岗位职责
		制度	呼吸道 / 接触 / 空气隔离措施
		制度	病房收治呼吸道传染病患者的处置流程
		理论	常见呼吸系统疾病的分类、病因、发病机制及临床表现
		操作	医务人员正确佩戴医用防护口罩
		操作	面罩氧气吸入法
		操作	叩背法及侧卧位排痰法
		操作	储氧面罩氧气吸入法

续表

培训时间	培训周目标	培训类型	培训路径内容
第2周	1. 掌握呼吸系统疾病常见症状及体征的护理 2. 掌握呼吸系统疾病患者的出入院护理 3. 掌握各种标本采集技术 4. 熟悉气道廓清的方法 5. 熟悉呼吸系统疾病患者的出入院护理及随访工作	理论	呼吸系统疾病患者出入院护理
		理论	呼吸系统疾病患者的护理评估、常见症状及体征的护理
		理论	促进有效排痰的方法
		理论	呼吸系统疾病患者出院访视制度
		操作	血培养标本采集
		操作	动脉血气采集技术
		操作	鼻、咽、肛拭子采集技术
		实践	新护士小讲课（带教老师根据《内科护理学》教材第2章呼吸系统疾病患者的护理指定内容）
第3周	1. 掌握肺部感染的护理及健康教育 2. 掌握感染性休克患者血流动力学的监测与护理 3. 掌握一般物理降温和特殊物理降温的方法 4. 了解重症肺炎及感染性休克的护理 5. 了解重症肺炎的诊断标准	理论	肺部感染的护理
		理论	重症肺炎的诊断标准
		理论	中心静脉压及有创动脉血压的监测
		操作	一般物理降温
		操作	冰毯机的使用
		操作	有创动脉血压穿刺术
		操作	中心静脉压的测量
		应急演练	感染性休克的应急演练
第4周	1. 掌握支气管哮喘的护理 2. 掌握吸入剂的正确使用方法 3. 掌握采用PIO格式书写风险评估与风险预防 4. 熟悉支气管痉挛的应急预案 5. 了解肺功能报告的解读	理论	支气管哮喘的护理
		操作	常用吸入剂的正确使用方法
		理论	肺功能报告的解读
		理论	呼吸内科患者病历书写要求
		应急演练	支气管痉挛的应急演练
第5周	1. 掌握慢性阻塞性肺疾病的护理 2. 掌握呼吸功能锻炼的方法 3. 掌握无创呼吸机、文丘里面罩的使用 4. 熟悉慢性阻塞性肺疾病患者的健康随访 5. 了解血气报告分析解读	理论	慢性阻塞性肺疾病的护理
		操作	无创呼吸机的使用
		理论	血气报告分析解读
		理论	慢性阻塞性肺病患者出院健康随访
		操作	呼吸功能锻炼的方法
		操作	文丘里面罩吸氧的使用方法

续表

培训时间	培训周目标	培训类型	培训路径内容
第6周	1. 掌握肺栓塞的护理 2. 熟悉病区物品与药品管理 3. 熟悉呼吸科皮肤损伤换药技术 4. 了解抗凝药物的使用与用药指导	理论	肺栓塞患者的护理
		理论	压力性损伤患者的护理
		理论	病区物品及药品管理
		理论	常用抗凝药物的使用方法
		理论	抗凝药物的用药指导
		操作	留置气泡技术注射法
		应急演练	肺栓塞患者应急演练
第7周	1. 掌握肺癌的护理 2. 掌握常用化疗药物的配伍及使用方法 3. 掌握 VTE 的管理 4. 熟悉中心静脉导管的维护	理论	肺癌患者的护理
		操作	化疗药物的配制
		理论	VTE 的行为指引
		理论	呼吸内科常用化疗药物的不良反应及处理
		操作	中心静脉导管维护
		应急演练	化疗药物外渗的应急演练
第8周	1. 掌握支气管扩张的护理 2. 掌握大咯血的急救与应急处理 3. 掌握体位引流的护理 4. 熟悉支气管动脉栓塞术的护理 5. 熟悉大咯血的急救与护理	理论	支气管扩张的护理常规
		操作	体位引流
		理论	支气管动脉栓塞术的护理
		操作	单腔双囊管的护理配合
		实践	1 例支气管扩张伴咯血的护理查房
		理论	常用止血药的使用方法及观察
		应急演练	大咯血的应急演练
第9周	1. 掌握胸膜疾病的护理及健康教育 2. 掌握更换胸腔、腹腔引流袋的方法 3. 熟悉胸腔闭式引流管脱管的应急处理	理论	胸膜疾病的护理
		理论	胸腔闭式引流术的配合及健康宣教
		理论	胸腔镜术后护理
		操作	密闭式胸腔引流瓶的更换
		操作	更换胸腔、腹腔引流袋
		应急演练	胸腔闭式引流管脱管的应急演练
第10周	1. 掌握科室常见危重患者的病情观察、评估及抢救配合 2. 熟悉急救室、急救车布局 3. 熟悉气管插管的配合 4. 熟悉高流量湿化氧疗仪的使用	理论	呼吸衰竭患者的护理
		理论	急救室、急救车的管理制度
		操作	高流量湿化氧疗仪的使用
		操作	气管插管的护理配合
		应急演练	仪器设备故障的应急演练
		实践	1 例 ARDS 患者的护理查房

续表

培训时间	培训周目标	培训类型	培训路径内容
第11周	1. 掌握呼吸机常见报警原因及处理 2. 掌握气囊压力的测定 3. 熟悉多重耐药菌种类、隔离方式、防护措施、终末消毒等 4. 熟悉呼吸机相关肺炎的预防	理论	多重耐药菌感染患者的管理及护理
		理论	气囊压力监测技术
		理论	呼吸机相关性肺炎的预防
		操作	有创 / 无创呼吸机常见报警原因及处理
		操作	气管切开护理
第12周	1. 掌握呼吸睡眠监测的操作方法 2. 熟悉经皮肺介入的手术配合 3. 熟悉肺血管的介入配合 4. 了解肺血管介入的护理	理论	肺血管介入的护理
		理论	经皮肺穿刺活检的护理
		操作	呼吸睡眠监测
		实践	实践体会交流、征集意见及建议
		实践	结业考核

（二）呼吸重症专业新护士教学路径单

姓名：　　　　　　　　　　　　　　　　入科时间：

培训时间	培训周目标	培训类型	培训路径内容
第1周	1. 掌握呼吸系统症状的评估、观察与护理（咳嗽、咳痰、呼吸困难、咯血、胸痛） 2. 掌握呼吸重症概念、分类、发病机制、治疗措施 3. 掌握胸部体格检查手法 4. 熟悉呼吸重症病区、重症监护室布局及设施 5. 熟悉各班岗位职责及工作流程 6. 熟悉科室各项规章制度、医院感染预防与控制制度 7. 了解呼吸系统疾病药理学知识	入科介绍	呼吸重症病房及呼吸重症科门诊环境布局，仪器设备和药品放置位置，带教老师和科室人员介绍
		制度	科室工作流程及岗位职责
		理论	呼吸重症概述、呼吸重症的发病机制、影响因素及治疗
		理论	呼吸系统症状如咳嗽、咳痰、呼吸困难、咯血、胸痛的评估、观察与护理
		理论	呼吸科常用抗感染药物、镇咳祛痰药物、平喘药物、呼吸兴奋剂、抗凝抗血小板聚集及溶栓药物、糖皮质激素药物的种类、作用、适应证、不良反应
		制度	科室规章制度、医院感染预防与控制制度
		操作	胸部体格检查手法，通过“视、触、叩、听”识别正常和异常体征

续表

培训时间	培训周目标	培训类型	培训路径内容
第2周	1. 掌握呼吸重症患者的护理评估 2. 掌握专科操作 3. 熟悉体位引流术、高流量氧疗仪的应用 4. 了解呼吸衰竭、急性呼吸窘迫综合征（ARDS）的护理 5. 了解呼吸重症患者出入院流程	理论	呼吸重症患者出入院护理
		理论	呼吸重症患者的护理评估、常见症状及体征的护理
		理论	呼吸衰竭、重症肺炎、急性呼吸窘迫综合征（ARDS）的护理
		理论	呼吸重症患者出院访视制度
		操作	动脉血、血气分析采集技术
		操作	体位引流技术
		操作	高流量氧疗仪的临床应用
		实践	新护士小讲课（带教老师根据《急危重症护理学》第4章危重症患者护理指定内容）
第3周	1. 掌握常见感染性呼吸系统疾病的相关知识及护理 2. 掌握大咯血的护理及应急处理 3. 掌握胸腔、腹腔引流袋的更换 4. 掌握呼吸机的使用 5. 熟悉俯卧位通气及呼吸机操作技术 6. 熟悉专科常见药物配伍禁忌	理论	常见感染性呼吸系统疾病如急性呼吸道感染、肺炎、肺脓肿、肺结核、支气管扩张症的相关知识及护理
		理论	大咯血的护理及应急处理
		操作	更换胸腔、腹腔引流袋
		操作	俯卧位通气技术
		操作	有创及无创呼吸机的操作技术
		实践	1例呼吸道感染患者的护理查房
		理论	专科常见药物配伍禁忌及注意事项
		应急演练	大咯血的应急演练
第4周	1. 掌握常见通气障碍性肺疾病相关知识及护理 2. 掌握肺康复训练宣教 3. 熟悉急救车布局 4. 熟悉深静脉置管的护理 5. 了解危重症患者医疗操作中的护理操作配合（纤维支气管镜、胸腔镜、气道介入、血管介入、胸腔穿刺、胸腔闭式引流等） 6. 了解支气管镜的消毒及维护	理论	慢性阻塞性肺疾病的护理
		理论	重症哮喘的护理
		理论	深静脉置管的护理
		制度	急救车及急救药品的管理制度
		操作	肺康复训练健康指导
		操作	纤维支气管镜的护理配合
		操作	支气管镜的消毒及维护

续表

培训时间	培训周目标	培训类型	培训路径内容
第5周	1. 掌握原发性支气管肺癌相关知识及护理 2. 掌握采用 PIO 格式书写呼吸重症患者护理文书 3. 熟悉呼吸重症患者各项护埋风险评估与风险预防 4. 了解中心静脉导管维护	理论	呼吸重症患者各项护理风险评估与风险预防
		理论	原发性支气管肺癌相关知识及护理
		理论	呼吸重症患者护理病历的书写
		应急演练	气管插管非计划性拔管的应急演练
		操作	PICC、CVC 管路的维护
第6周	1. 掌握压力性损伤患者的护理 2. 熟悉专科监测技术 3. 熟悉病区物品与药品管理 4. 了解呼吸重症患者的健康教育管理模式与个案护理	理论	专科监测技术（呼吸力学、血流动力学、呼吸功能）
		理论	压力性损伤患者的护理
		理论	病区物品与药品管理
		理论	呼吸重症健康教育的临床实践与实施
		理论	呼吸重症患者的管理模式与个案护理
		操作	压力性损伤换药技术
第7周	1. 掌握呼吸重症患者大小便标本、痰培养标本留取方法 2. 掌握专科吸痰技术及医护配合建立人工气道 3. 掌握有创呼吸机报警处理及维护 4. 熟悉常见肺循环疾病相关知识及护理 5. 了解专科实验室检查项目指标意义及危急值管理	理论	慢性肺源性心脏病、肺血栓栓塞症的护理
		理论	呼吸重症专科实验室检查结果解读、危急值管理制度
		理论	呼吸重症常见危急值阳性体征及处理措施
		操作	呼吸重症患者大小便标本的留取
		操作	密闭式吸痰技术
		操作	建立人工气道时医护配合
		理论	有创呼吸机报警处理及仪器维护
		操作	辅助排痰机的使用
第8周	1. 掌握呼吸专科各种管路的评估、观察与护理 2. 掌握呼吸机相关性肺炎的预防措施 3. 熟悉呼吸专科介入术后护理 4. 熟悉动脉血气相关参数分析 5. 了解镇静镇痛患者的约束管理	理论	呼吸专科各种管路（胃管、尿管、中心静脉置管、气管插管、胸引管等的评估、观察与护理）
		理论	呼吸机相关性肺炎的预防
		实践	1 例呼吸机相关性肺炎患者的疑难病例讨论
		理论	呼吸科介入术后患者的护理
		操作	床旁血气分析的使用
		操作	镇静镇痛患者约束技术

续表

培训时间	培训周目标	培训类型	培训路径内容
第9周	1. 掌握机械通气及人工气道、气管插管患者口腔护理 2. 掌握呼吸机故障应急处理 3. 熟悉疑难危重患者 SBAR 交班 4. 熟悉疑难危重患者护理风险和营养支持 5. 熟悉 CRRT 的基本原理及应用 6. 了解呼吸重症救治与护理新进展	理论	CRRT 的基本原理及应用
		理论	危重症患者救治与护理新进展
		理论	疑难危重患者 SBAR 交班及护理风险讨论
		理论	危重患者营养支持技术
		操作	机械通气及人工气道
		操作	气管插管患者口腔护理
		应急演练	呼吸机故障应急演练
第10周	1. 掌握呼吸重症专科相关急救操作及抢救配合 2. 掌握 CRRT 的相关知识（上机与下机、CRRT 过程中电解质的监测、抗凝剂的选择、报警及故障处理） 3. 熟悉血管活性药物的应用及注意事项 4. 了解危重患者镇静镇痛策略	理论	呼吸急危重症患者抢救及团队配合
		理论	患者的镇静镇痛策略
		理论	血管活性药物的应用及注意事项
		操作	CRRT 上机与下机操作
		应急演练	CRRT 过程中发生低血压或心律失常的应急演练
		实践	1 例重症肺炎行 CRRT 患者的护理查房
第11周	1. 掌握空气消毒机、床单位消毒机使用方法 2. 熟悉多重耐药菌种类、隔离方式、防护措施、终末消毒等 3. 熟悉终末消毒流程、消毒液配制方法	理论	多重耐药菌菌感染的诊治与预防
		理论	多重耐药菌感染患者的管理及护理
		理论	呼吸重症病房日常消毒隔离、终末消毒
		操作	常用物品消毒方法、消毒液配制方法
		实践	教学工作坊
		操作	空气消毒机、床单位消毒机使用
第12周	1. 熟悉 ECMO 技术及并发症的护理 2. 了解专科疾病新共识、新进展	理论	专科疾病新共识、新进展
		理论	ECMO 治疗技术及并发症的护理
		实践	实践体会交流、征集意见及建议
		实践	结业考核

三、循环系统疾病专科新护士临床护理教学路径指引

（一）心血管疾病专业新护士教学路径单

姓名：　　　　　　　　　　　　　　　　　　　　入科时间：

培训时间	培训周目标	培训类型	培训路径内容
第1周	1. 掌握本科常见及急救药物的使用 2. 熟悉科室环境、各项规章制度及本科岗位职责 3. 熟悉循环系统概论、常见疾病的病理生理 4. 了解本科室相关疾病的护理常规 5. 了解医患有效沟通技巧	入科介绍	心血管内科病区、DSA室的环境布局，仪器设备和药品放置位置，带教老师和科室人员介绍
		理论	循环系统概论、心内科常见疾病的病理生理
		制度	急救车的管理制度
		理论	专科常见药物（如肾上腺素、胺碘酮、硝酸甘油、阿托品、硝普钠、多巴胺、去甲肾上腺素、毛花苷C、氯化钾、25%硫酸镁等）的适应证及不良反应
		理论	心血管内科常见疾病护理要点（冠心病、高血压、心律失常、心力衰竭、感染性心内膜炎、心包炎、风心病、先心病、病毒性心肌炎等）
第2周	1. 掌握护理文书的书写 2. 掌握本科疾病健康宣教流程 3. 掌握正常心电图的临床判读 4. 掌握本科常见仪器的使用及故障处理，并能用以指导实践工作 5. 熟悉呼吸球囊的使用及检测技术	理论	新入院/出院患者流程及专科护理文书书写规范
		理论	正常心电图的临床判读
		理论	无创呼吸机、心电图机、除颤仪的使用及故障的处理方法
		操作	呼吸球囊的使用及检测技术
		理论	专科常见疾病如高血压、冠心病、心律失常健康宣教流程
		实践	小讲课（正常心电图的解读及判断）
第3周	1. 掌握急性心肌梗死患者的术前及术后护理要点、风险点 2. 掌握急性心肌梗死患者的心电图判读 3. 掌握徒手心肺复苏操作技能及临时起搏器应用 4. 掌握血培养及小便标本采集方法 5. 掌握快速检测的采集技术 6. 熟悉急性心肌梗死患者的常用急救药物的适应证和并发症	理论	急性心肌梗死患者的症状及体征识别、并发症
		理论	急性心肌梗死患者术前及术后的护理常规
		理论	急性心肌梗死患者的典型心电图表现
		理论	急性心肌梗死患者的用药安全
		操作	徒手心肺复苏培训、临时起搏器的操作
		实践	1例急性心肌梗死患者的护理查房
		应急演练	急性心肌梗死患者发生猝死的应急演练
		操作	床边快速检测“心梗三项”、BNP技术
		操作	血培养标本采集、24h小便标本采集

续表

培训时间	培训周目标	培训类型	培训路径内容
第4周	1. 掌握高血压患者的护理常规、风险点 2. 掌握低血糖的预防与处理 3. 熟悉高血压患者的处理原则和用药安全 4. 熟悉心电图机的使用	理论	高血压患者的护理常规及风险点
		理论	高血压患者的常用药物配伍、使用方法及注意事项
		理论	低血糖的预防与处理
		操作	18 导联心电图操作流程
		应急演练	1 例高血压急症患者护理的应急演练
第5周	1. 掌握电击除颤及电复律技术 2. 掌握永久性起搏器植入术后患者的护理常规 3. 掌握先心封堵患者术前、术后的护理常规 4. 熟悉恶性心律失常的心电图表现及处理流程 5. 熟悉不同类型恶性心律失常患者的护理风险评估与风险预防 6. 了解心内科导管室常规手术及环境要求	理论	恶性心律失常的类型、心电图表现及处理流程
		理论	常见心律失常类型解读及风险评估及预防
		操作	非同步电除颤、同步电复律
		理论	永久性起搏器植入术后患者的护理常规
		理论	先心封堵患者术前、术后的护理常规
		理论	导管室常规手术简介及环境要求
		应急演练	心律失常患者的应急处理
第6周	1. 掌握急性心力衰竭患者的护理 2. 掌握无创呼吸机的适应证及临床应用 3. 掌握静脉压监测技术 4. 掌握压疮患者的护理 5. 熟悉病区物品与药品管理 6. 熟悉射频消融术前、术后护理	理论	急性心力衰竭概念及护理常规、用药安全
		理论	病区物品与药品管理
		理论	压力性损伤分期
		理论	压力性损伤患者的护理
		理论	无创呼吸机的适应证及常用模式解读
		理论	射频消融术前宣教及术后护理
		操作	中心静脉压监测
第7周	1. 掌握心肌炎患者的护理 2. 掌握心搏骤停识别及处理 3. 熟悉主动脉夹层的识别及护理 4. 了解心血管内科常用抗凝药物的药理作用及观察要点	理论	心肌炎患者的护理常规
		理论	抗凝药物的临床应用原则与观察要点
		理论	主动脉夹层的识别及护理
		操作	心搏骤停的识别及应急处理
第8周	1. 掌握心源性休克患者的护理 2. 掌握深静脉血栓的预防措施 3. 掌握踝泵运动在术肢制动患者中的应用 4. 熟悉中心静脉置管的维护	理论	心源性休克的概念
		理论	心源性休克患者护理常规
		实践	1 例急性心衰合并心源性休克患者的护理查房
		操作	中心静脉置管的维护
		理论	深静脉血栓的预防措施
		操作	踝泵运动及四肢被动运动方法

续表

培训时间	培训周目标	培训类型	培训路径内容
第9周	1. 掌握心包填塞患者的护理及紧急处理流程 2. 熟悉胸腔、心包穿刺引流患者的护理 3. 熟悉胸腔、心包引流袋的更换、引流管脱出的应急处理	理论	心包填塞患者的症状及体征、护理常规、紧急处理流程
		理论	胸腔、心包穿刺引流置管术的护理
		理论	高危管路（胸腔、心包引流管）的护理
		操作	胸腔、心包引流袋的更换
		应急演练	高危管路（胸腔、心包引流管）滑脱的应急预案
第10周	1. 掌握危重患者的病情观察、评估及抢救配合 2. 熟悉科室各类药物的适应证及配伍禁忌 3. 熟悉掌握各类急救技术及应急配合能力	理论	心脏破裂、猝死、室颤、高度传导阻滞等的发现、识别及抢救处理
		理论	经微量泵使用血管活性药物的使用技巧
		理论	心血管内科常用药物的适应证及配伍禁忌
		操作	团队配合在室颤患者抢救中的应用
		实践	急救药品及器械在心内科患者中的应用
第11周	1. 掌握常见突发事件应急处理流程 2. 掌握 PCI 术后应急处理 3. 掌握四肢血压的测量 4. 熟悉高风险药物的使用	理论	常见高风险药物的使用及注意事项
		应急演练	常见突发事件应急处理流程（突发病情变化、猝死、肺水肿、药物外渗、空气栓塞）
		操作	成人四肢血压的测量
		应急演练	经桡动脉 PCI 术后前臂出血及血肿的处理
第12周	1. 掌握危重患者的病情观察、评估及抢救配合措施 2. 了解心血管相关前沿知识	理论	心脏破裂、猝死、室颤、高度传导阻滞等的发现、识别及抢救处理
		理论	专科疾病新共识、新进展
		实践	文献汇报及写作讲解
		实践	结业考核

（二）心内重症疾病专业新护士教学路径单

姓名：　　　　　　　　　　　　　　　　入科时间：

培训时间	培训周目标	培训类型	培训路径内容
第1周	1. 熟悉科室环境、各项规章制度及本科岗位职责 2. 掌握心内科重症监护室准入条件、探视流程 3. 熟悉循环系统概论、常见疾病的发生、发展与转归	入科介绍	心血管重症病房、DSA 室环境布局，仪器设备和药品放置位置，带教老师和科室人员介绍
		制度	心内科重症监护室准入条件、探视流程
		理论	循环系统概论、心内科常见疾病的病理生理

续表

培训时间	培训周目标	培训类型	培训路径内容
第2周	1. 掌握护理文书的书写 2. 掌握正常心电图的临床判读 3. 掌握本科常见仪器的使用及故障处理，并能用以指导实践工作 4. 熟悉呼吸球囊的使用及检测技术	理论	新入院 / 出院患者流程及文书书写规范
		理论	正常心电图的临床判读
		理论	无创呼吸机、有创呼吸机、心电图机、除颤仪的使用及故障的处理方法
		操作	呼吸球囊的使用及检测技术
		实践	新护士小讲课（正常心电图的临床解读）
第3周	1. 掌握急性心肌梗死患者的术前及术后护理要点、风险点 2. 掌握急性心肌梗死患者的心电图判读 3. 掌握徒手心肺复苏操作技能及临时起搏器应用 4. 掌握血培养及血气分析标本的采集技术 5. 熟悉急性心肌梗死患者的常用急救药物的适应证和并发症	理论	急性心肌梗死患者的症状及体征识别、并发症
		理论	急性心肌梗死患者术前及术后的护理常规
		理论	急性心肌梗死患者的典型心电图表现
		理论	急性心肌梗死患者的用药安全
		操作	徒手心肺复苏培训、临时起搏器的操作
		理论	1 例急性心肌梗死患者的护理查房
		应急演练	急性心肌梗死患者发生猝死的应急演练
		操作	血气分析标本采集
		操作	血培养标本采集
第4周	1. 掌握高血压急症的护理要点、风险点 2. 熟悉高血压急症的处理原则和用药安全 3. 了解外出陪检流程	理论	高血压急症概念
		理论	高血压急症的护理常规及风险点
		理论	高血压急症的常用药物配伍、使用方法及注意事项
		应急演练	重症患者外出陪检流程
第5周	1. 掌握电除颤及电复律技术 2. 掌握永久性起搏器植入术后患者的护理常规 3. 掌握射频消融术后及先心封堵术后患者的护理常规 4. 熟悉恶性心律失常的心电图表现及处理流程 5. 熟悉不同类型恶性心律失常患者的护理风险评估与风险预防 6. 了解心内科导管室常规手术	理论	恶性心律失常的类型、心电图表现及处理流程
		理论	常见心律失常类型解读及风险评估及预防
		操作	非同步电除颤、同步电复律
		理论	永久性起搏器植入术后患者的护理常规
		理论	射频消融术后及先心封堵术后患者的护理常规
		理论	导管室常规手术简介及环境要求
		应急演练	电风暴患者的应急处理

续表

培训时间	培训周目标	培训类型	培训路径内容
第6周	1. 掌握急性心力衰竭患者的护理 2. 掌握无创呼吸机、有创呼吸机、高流量氧疗仪的适应证及临床应用 3. 掌握开放式及密闭式吸痰技术及中心静脉压监测技术 4. 熟悉病区物品与药品管理 5. 熟悉重症患者的气道管理及呼吸机相关性肺炎的预防 6. 熟悉医院感染与控制的原则 7. 熟悉压力性损伤患者的护理	理论	急性心力衰竭概念及护理常规、用药安全
		理论	病区物品与药品管理
		理论	压力性损伤分期
		理论	压力性损伤患者的护理
		理论	无创呼吸机、有创呼吸机、高流量氧疗仪的适应证及常用模式解读
		理论	重症患者的气道管理、呼吸机相关性肺炎的预防
		理论	医院感染的发生状况、危险因素及控制的基本原则和措施
		操作	开放式及密闭式吸痰技术
		操作	中心静脉压监测
第7周	1. 掌握暴发性心肌炎患者的护理 2. 掌握患者突发病情变化的抢救配合 3. 熟悉急救车管理制度	理论	暴发性心肌炎的护理常规
		应急演练	ECMO 在暴发性心肌炎患者的使用中护理人员的抢救配合
		制度	急救车的管理制度
第8周	1. 掌握心源性休克患者的护理 2. 掌握主动脉球囊反搏仪在急性心肌梗死合并心源性休克患者中的应用 3. 掌握深静脉血栓的预防措施 4. 熟悉中心静脉置管的维护 5. 熟悉踝泵运动在术肢制动患者中的应用 6. 熟悉有创动脉血压监测技术	理论	心源性休克的概念及护理要点
		理论	主动脉球囊反搏仪的使用方法及注意事项
		理论	1 例急性心肌梗死合并心源性休克患者的护理查房
		操作	主动脉球囊反搏仪的操作技术
		操作	有创动脉血压监测的操作技术
		操作	中心静脉置管的维护
		理论	深静脉血栓的预防措施
		操作	踝泵运动
第9周	1. 掌握急性心包填塞患者的护理及紧急处理流程 2. 熟悉心包穿刺引流患者的护理 3. 熟悉心包引流袋的更换、引流管脱出的应急处理	理论	急性心包填塞患者的症状及体征、护理常规、紧急处理流程
		理论	心包穿刺引流置管术的护理
		理论	高危管路（心包引流管、有创动脉血压监测管路等）的护理
		操作	心包引流袋的更换
		应急演练	高危管路滑脱的应急预案

续表

培训时间	培训周目标	培训类型	培训路径内容
第10周	1. 掌握危重患者的病情观察、评估及抢救配合 2. 熟悉科室各类抢救药物的适应证及配伍禁忌 3. 熟悉掌握各类急救技术及应急配合能力	理论	心脏破裂、猝死、室颤、高度传导阻滞等的发现、识别及抢救处理
		理论	经微量泵大剂量输入血管活性药物的使用技巧
		理论	心内科重症监护室抢救药物的适应证及配伍禁忌
		操作	团队配合在室颤患者抢救中的应用
		实践	新护士讲课（急救药品及器械在心内科重症患者中的应用）
第11周	1. 掌握常见突发事件应急处理流程 2. 熟悉护理风险管理及意外情况的处理 3. 高风险药物的临床应用指导	理论	常见高风险药物（多巴胺、胺碘酮、去甲肾上腺素等）的使用及注意事项
		理论	心内科常见疾病护理风险点及临床应急处理措施
		应急演练	常见突发事件应急处理流程（突发病情变化、猝死、肺水肿、药物外渗、空气栓塞）
第12周	1. 掌握重症患者镇痛镇静评估 2. 了解心血管相关前沿知识	理论	重症患者镇静镇痛评分
		理论	专科护理新进展、新指南
		实践	文献汇报及写作讲解
		实践	结业考核

（三）胸心外科疾病专业新护士教学路径单

姓名：　　　　　　　　　　　　　　　　入科时间：

培训时间	培训周目标	培训类型	培训路径内容
第1周	1. 掌握呼吸系统、循环系统和消化系统的解剖与病理生理 2. 掌握异常心电图的识别 3. 熟悉科室电子化系统的使用 4. 了解胸心外科病房及无陪病房的环境布局，仪器设备和药品放置位置和科室人员情况 5. 了解科室工作流程、岗位职责、规章制度、疾病谱及诊疗范围	入科介绍	胸心外科病房及无陪病房的环境布局，仪器设备和药品放置位置，带教老师和科室人员介绍
		制度	科室工作流程、岗位职责和规章制度
		制度	科室疾病谱及诊疗范围
		理论	呼吸系统、循环系统和消化系统的解剖与病理生理
		操作	异常心电图的识别
		操作	科室信息化系统的使用

续表

培训时间	培训周目标	培训类型	培训路径内容
第2周	1. 掌握胸心外科常见疾病的分类和常见症状、体征的护理 2. 熟悉呼吸系统相关仪器的使用	理论	肺癌的分类和常见症状、体征的护理
		理论	食管癌的分类和常见症状、体征的护理
		理论	心脏瓣膜病的分类和常见症状、体征的护理
		操作	排痰仪和高流量氧气湿化治疗仪的使用
		操作	呼吸功能训练、背部体疗和呼吸训练器的使用
		操作	NRS2002 营养风险筛查
第3周	1. 掌握留置胃管及更换胸腔闭式引流瓶技术 2. 掌握胸腔引流管滑脱的应急处理流程 3. 熟悉胸心外科常见疾病的分类和常见症状、体征的护理	理论	胸部损伤的分类和常见症状、体征的护理
		理论	纵隔肿瘤常见症状、体征的护理
		理论	先天性心脏病的分类和常见症状、体征的护理
		理论	冠心病常见症状、体征的护理
		操作	胃管置入技术
		操作	更换胸腔闭式引流瓶
		应急演练	胸腔闭式引流管脱管的应急处理流程
第4周	1. 掌握急救设备的使用 2. 掌握心搏骤停的应急处理流程 3. 熟悉胸心外科常见疾病的分类和常见症状、体征的护理	理论	漏斗胸的分类和常见症状、体征的护理
		理论	心脏瓣膜病的分类和常见症状、体征的护理
		理论	主动脉夹层的分类和常见症状、体征的护理
		操作	除颤仪的维护和使用
		操作	简易呼吸球囊的自检与使用
		应急演练	心脏病患者心搏骤停的应急预案与流程
第5周	1. 掌握呼吸机安装使用及其故障的应急处理流程 2. 掌握动脉血气分析技术、呼吸回路的安装和呼吸机的使用 3. 熟悉肺部疾病患者常见药品和使用注意事项 4. 熟悉肺癌围手术期的护理和临床护理路径 5. 了解出入院患者护理文书的书写要求	理论	肺癌围手术期的护理和临床护理路径单
		理论	肺部疾病患者常见药品的使用和注意事项
		操作	出入院患者的护理文书书写
		操作	动脉血气分析技术
		操作	呼吸回路的安装和呼吸机的使用
		应急演练	呼吸机故障的应急预案与流程

续表

培训时间	培训周目标	培训类型	培训路径内容
第6周	1. 掌握胃肠营养泵的使用 2. 熟悉食管疾病患者常见药品和使用注意事项 3. 熟悉食管癌围手术期的护理和临床护理路径 4. 了解护理风险评估单的书写要求 5. 了解血气分析结果的解读	理论	食管癌围手术期的护理和临床护理路径单
		理论	食管疾病患者常见药品的使用和注意事项
		操作	胸心外科护理风险评估单的护理文书书写
		操作	胃肠营养的护理和肠内营养泵的使用
		操作	动脉血气分析仪的使用和动脉血气结果的解读
		实践	1例肺癌手术患者的护理查房
第7周	1. 掌握临时起搏器、中心静脉压监测技术 2. 熟悉心脏病患者常见药品和使用注意事项 3. 熟悉常见疾病的临床护理路径 4. 了解护理诊断的书写要求	理论	心脏瓣膜病围手术期的护理和临床护理路径单
		理论	心脏病患者常见药品的使用和注意事项
		操作	胸心外科护理诊断的文书书写
		操作	临时起搏器的应用
		操作	中心静脉压监测技术
		应急演练	气管插管脱管的应急预案与流程
第8周	1. 掌握胸心外科各类引流管的护理 2. 熟悉主动脉夹层围手术期的临床护理路径 3. 了解急救类物品和药品的管理要求 4. 了解危急值的书写要求	理论	主动脉夹层围手术期的护理和临床护理路径单
		理论	急救车和急救药品的管理
		操作	胸心外科各类危急值的护理文书书写
		操作	中心静脉导管的维护和使用
		操作	胸心外科各类引流管（心包引流管、纵隔引流管、胸管、空肠造瘘管等）的护理
		实践	1例食管癌手术患者的护理查房
第9周	1. 掌握四肢血压的测量和经口气管插管吸痰和口腔护理 2. 掌握肺栓塞患者的应急预案与流程 3. 熟悉肺癌、肋骨骨折、食管癌和心脏瓣膜病的风险预防及处置	理论	肺癌疾病风险清单
		理论	肋骨骨折疾病风险预防及识别处置
		理论	食管癌疾病风险清单
		理论	心脏瓣膜病风险预防及处置
		理论	血压的来源与四肢血压的测量
		操作	经口气管插管患者吸痰技术
		操作	经口气管插管患者的口腔护理
		应急演练	肺栓塞患者的应急预案与流程

续表

培训时间	培训周目标	培训类型	培训路径内容
第10周	1. 掌握胸心外科手术后患者的交接流程 2. 掌握发生输血反应的应急预案与流程 3. 熟悉胸心外科常见药品使用 4. 了解体外循环的知识 5. 了解 6min 步行试验、快速补液试验的评价指标和被动抬腿试验	理论	胸心外科常见药品风险清单（去甲肾上腺素、肾上腺素、多巴胺、多巴酚丁胺、硝普钠等）
		理论	体外循环技术的知识
		操作	6min 步行试验
		操作	快速补液试验的评价指标和被动抬腿试验
		操作	胸心外科手术后患者的交接流程
		应急演练	发生输血反应的应急预案与流程
		实践	1 例冠心病手术患者的病例讨论
第11周	1. 掌握转运呼吸机的使用和故障排除 2. 熟悉术后谵妄患者的应急预案与流程 3. 熟悉胸心外科常见操作 4. 了解 ERAS 在胸心外科围手术期的应用和危重患者的转运流程	理论	胃肠减压术
		理论	更换胸腔闭式引流瓶操作风险清单
		理论	动脉血气采集
		理论	ERAS 在胸心外科围手术期的应用
		操作	胸心外科危重患者的转运流程
		操作	转运呼吸机的使用和故障排除
		应急演练	术后谵妄患者的应急预案与流程
		实践	1 例气胸患者的护理病例书写
第12周	1. 掌握微量泵和输液泵的使用和故障排除方法 2. 了解专科疾病新共识、新进展、新业务和新技术	理论	专科疾病新共识、新进展
		理论	专科新业务、新技术
		操作	微量泵和输液泵的应用和故障排除
		操作	无创呼吸机的应用和故障排除
		实践	实践体会交流、征集意见及建议
		实践	结业考核

（四）血管外科疾病专业新护士教学路径单

姓名：　　　　　　　　　　　　　　　　　　　　　　入科时间：

培训时间	培训周目标	培训类型	培训路径内容
第1周	1. 掌握血管外科疾病的分类、临床表现 2. 掌握转运途中病情变化应急处理 3. 熟悉科室环境、各项规章制度 4. 熟悉本科岗位职责及各班工作流程 5. 熟悉危险操作的防范，杜绝不良事件 6. 了解各种专科肢体测量技术	入科介绍	血管外科病房、器械室、换药室的环境布局，仪器设备和药品放置位置，带教老师和科室人员介绍
		制度	科室工作流程及岗位职责
		制度	科室纪律制度及本科室危重患者的交接班制度
		制度	科室介入手术患者转运流程与交接制度
		理论	危险药嘱及危险操作的防范
		操作	四肢肢体肿胀围度的测量技术
		应急演练	转运途中病情变化应急演练
第2周	1. 掌握血管疾病患者的护理评估及外周静脉疾病的护理 2. 掌握专科护理文书的书写 3. 掌握各种标本采集技术 4. 熟悉专科常见药物（如低分子肝素、硝普钠）配伍禁忌 5. 熟悉血管病患者的人文关怀与心理护理 6. 熟悉梯度压力袜的分级及穿脱技术、间歇充气加压装置的使用技术	理论	新入院、出院患者流程及专科护理文书的书写规范
		理论	血管疾病患者的人文关怀与心理护理
		理论	掌握科室常用药品的配伍禁忌及使用注意事项
		理论	下肢静脉曲张患者的围手术期护理
		理论	雷诺综合征患者的围手术期护理
		操作	各级别梯度压力袜的穿脱技术
		操作	间歇充气加压装置的使用技术
		操作	常见标本采集方法（新型冠状病毒核酸、甲乙型流感、呼吸道6联、呼吸道13联）
第3周	1. 掌握颈动脉狭窄、体瘤术后常见并发症的识别、预防及紧急处置 2. 熟悉更换负压引流球技术 3. 熟悉颈动脉术后功能锻炼及健康指导 4. 了解造影患者水化治疗的方案及注意事项 5. 了解四肢血压监测技术、颈部引流管更换技术	理论	颈动脉狭窄术后窒息、卒中的识别、预防及紧急处置
		理论	颈动脉体瘤患者的围手术期护理
		理论	造影患者水化治疗的方案及注意事项
		操作	四肢血压监测技术
		操作	颈部引流管更换
		操作	颈动脉术后功能锻炼及健康指导
		实践	1例颈动脉狭窄患者的疑难病例讨论
		应急演练	颈动脉开放手术后突发窒息、卒中应急预案

续表

培训时间	培训周目标	培训类型	培训路径内容
第4周	1. 掌握腹主动脉瘤患者的护理 2. 掌握血管损伤患者的护理 3. 熟悉止血压迫器的观察及注意事项 4. 熟悉高流量吸氧技术及动脉血的采集 5. 熟悉突发急性下肢动脉栓塞应急预案	理论	腹主动脉瘤患者的护理要点及宣教内容
		理论	血管损伤患者的护理
		理论	止血压迫器的观察及注意事项
		操作	患肢制动肢体功能锻炼指导
		操作	高流量呼吸湿化治疗仪的使用
		操作	动脉血气的采集
		实践	1 例腹主动脉瘤的疑难病例讨论
		应急演练	突发急性下肢动脉栓塞应急预案
第5周	1. 掌握主动脉夹层患者的护理及主动脉夹层濒于破裂或突发破裂应急预案 2. 掌握主动脉壁间血肿患者的护理 3. 熟悉科室常见血管活性、止痛药物的临床应用原则与观察要点 4. 了解皮肤备皮技术、深呼吸及有效咳嗽指导训练技术	理论	主动脉夹层患者的护理
		理论	主动脉壁间血肿患者的护理
		理论	常用血管活性药物的使用及注意事项
		理论	静息痛患者止痛药物的选择及使用
		操作	复合手术部位皮肤备皮技术
		操作	熟悉深呼吸及有效咳嗽指导训练技术
		实践	1 例支架双开主动脉夹层患者的疑难病例讨论
		应急演练	主动脉夹层濒于破裂或突发破裂应急预案
第6周	1. 掌握内脏血管疾病的围手术期护理 2. 熟悉血管内导管相关血流感染预防与控制 3. 了解营养的评估方法及护理	理论	肠系膜上动脉夹层的护理
		理论	肾动脉狭窄综合征患者的护理
		理论	血管外科肠外营养的种类及输注方式
		理论	血管内导管相关血流感染预防与控制
		操作	营养的评估方法
		实践	1 例肠系膜上动脉夹层的护理查房
第7周	1. 掌握下腔静脉滤器植入患者的围手术期护理要点 2. 掌握静脉血栓溶栓患者的护理 3. 熟悉深静脉血栓抗凝药物的种类及使用方法 4. 了解溶栓导管及皮下引流管的护理	理论	下腔静脉滤器置入术患者的护理
		理论	导管接触性溶栓术患者的护理
		理论	置管溶栓患者凝血功能监测
		理论	科室常见溶栓药物的临床应用原则与观察要点
		操作	抗凝剂的皮下注射规范
		操作	溶栓导管固定及监测技术
		实践	1 例下腔静脉滤器植入后患者的护理查房
		应急演练	溶栓导管脱管应急演练

续表

培训时间	培训周目标	培训类型	培训路径内容
第8周	1. 掌握急性动脉栓塞急诊取栓术的围手术期护理 2. 掌握机械吸栓术及动脉溶栓术后的护理要点 3. 熟悉动脉置管的固定技术及非计划性拔管的应急	理论	急性动脉栓塞患者的围手术期护理
		理论	机械吸栓术后观察要点与护理要点
		理论	动脉溶栓后出血的预防及护理要点
		操作	动脉置管的固定技术
		操作	经股动脉入路备皮技术
		实践	1 例急性动脉栓塞的护理查房
		应急演练	引流管非计划拔管的应急演练
第9周	1. 掌握急性肺栓塞患者的护理及抢救 2. 掌握危重患者的 SBAR 交班模式 3. 熟悉急救药品的使用及注意事项 4. 了解无创呼吸机的使用技术、股动脉压迫技术	理论	急性肺栓塞患者的护理
		理论	患者突发病情变化，团队配合抢救
		理论	疑难危重患者 SBAR 交班及护理风险讨论
		理论	急救药品的使用及注意事项
		操作	无创呼吸机的使用技术
		操作	股动脉压迫技术
		实践	1 例急性肺栓塞的疑难病例讨论
		应急演练	急性肺栓塞的应急演练
第10周	1. 掌握下肢动脉硬化闭塞患者的护理 2. 掌握截肢术后、VSD 引流管的护理 3. 熟悉伯格运动的方法 4. 熟悉坏疽肢体伤口换药方法 5. 了解 ABI 机的使用	理论	下肢动脉硬化闭塞症的护理
		理论	截肢术后患者的护理及观察要点
		理论	伤口换药原则及方法步骤
		操作	VSD 引流管的护理
		操作	伯格运动的方法
		操作	ABI 检查仪的监测技术
		实践	1 例下肢动脉硬化闭塞症的护理查房
		操作	坏疽肢体伤口换药方法
第11周	1. 掌握周围动脉瘤的护理 2. 掌握疼痛的评估方法及护理 3. 掌握常用物品消毒及消毒液配制方法 4. 熟悉多重耐药菌感染患者的管理及护理 5. 了解有创血压监测技术、硬化剂注射术的护理及术中配合	理论	周围动脉瘤手术患者的护理
		理论	多重耐药菌感染患者的管理及护理
		理论	常用物品消毒方法、消毒液配制方法
		操作	疼痛的评估方法及临床应用
		操作	有创血压监测技术
		操作	硬化剂注射术的护理及术中配合
		实践	1 例动脉瘤患者的护理查房

续表

培训时间	培训周目标	培训类型	培训路径内容
第12周	1. 掌握静脉治疗新行标要求 2. 熟悉专科疾病新共识、新进展 3. 了解专科介入手术及出院电话回访的要点	理论	血管外科专科疾病新共识、新进展
		理论	静脉治疗新行标解读
		理论	VTE 随诊随访与健康管理指南解读
		实践	参与专科患教活动
		实践	参与介入手术及住院患者出院后的专科电话回访
		实践	实践体会交流、征集意见及建议
		实践	结业考核

四、消化系统疾病专科新护士临床护理教学路径指引

（一）消化系统疾病专业新护士教学路径单

姓名：　　　　　　　　　　　　　　　　　　　　入科时间：

培训时间	培训周目标	培训类型	培训路径内容
第1周	1.掌握消化系统疾病的概述、病因、病种 2. 熟悉科室环境、各项规章制度 3. 熟悉本科岗位职责及各班工作流程 4. 了解内镜中心医疗废物的分类及处理方法、内镜清洗消毒规范	入科介绍	消化内科病区、门诊及内镜中心、生物制剂输注室的环境布局，仪器设备和药品放置位置，带教老师和科室人员介绍
		制度	消化内科病区、内镜中心、门诊的岗位职责、工作流程及科室规章制度
		理论	内镜中心医疗废物的分类及处理方法、内镜清洗消毒规范解读
		理论	内镜的基本构造
		理论	消化系统的概述、疾病的病因和常见病种
		理论	消化系统疾病患者常见症状及体征的护理
		理论	科内常用药物的药理作用及使用要点
		理论	消化系统常见疾病护理诊断
		操作	胃肠镜患者体位摆放技术
		操作	胃肠减压技术

续表

培训时间	培训周目标	培训类型	培训路径内容
第2周	1. 掌握本科室出入院患者的办理流程 2. 掌握专科护理文书 PIO 格式书写要求 3. 掌握科室常用仪器的使用及故障排除 4. 熟悉科室床位预约管理制度和出院访视制度	理论	消化内科出入院患者的办理流程
		理论	生物制剂日间治疗出入院的办理流程
		理论	消化内科三测单、护理记录单、各项量表的评估及护理病历的书写
		制度	消化内科床位预约管理制度
		制度	消化内科患者出院访视制度
		操作	肠内营养泵的操作技术及故障排除
		实践	新护士小讲课（带教老师根据《内科护理学》第 4 章消化系统疾病护理指定内容）
第3周	1. 掌握胃食管反流患者护理要点 2. 掌握科室胃肠镜检查的健康宣教 3. 熟悉 ^{13}C、^{14}C 尿素呼吸试验的操作方法 4. 了解幽门螺旋杆菌四联疗法的用药护理	理论	胃食管反流患者的护理
		理论	急慢性胃炎患者的护理
		理论	胃镜检查前后注意事项及健康宣教
		理论	肠镜检查前后注意事项及泻药用法的宣教
		理论	幽门螺旋杆菌四联疗法的临床应用原则与不良反应观察
		理论	^{13}C、^{14}C 检查临床护理路径
		操作	^{13}C、^{14}C 尿素呼吸试验操作技术
		实践	1 例上消化道大出血患者的护理查房
		应急演练	上消化道大出血的应急演练
第4周	1. 掌握本科常见疾病的护理要点 2. 掌握科室专科量表及特殊标本留取方法、注意事项 3. 熟悉病区高危药品的管理流程 4. 了解内镜室仪器的使用 5. 了解科室诊断性消化内镜的护理配合	理论	消化性溃疡患者的护理
		理论	胃癌患者的护理
		理论	科室高危药品管理流程
		理论	汉密顿焦虑量表的解读
		理论	留取 24h 尿及尿培养注意事项
		理论	醛固酮采血方法及相关知识
		理论	胃镜、肠镜检查临床护理路径
		操作	胃镜检查的护理配合技术
		操作	肠镜检查的护理配合技术

续表

培训时间	培训周目标	培训类型	培训路径内容
第5周	1. 掌握肠结核和结核性腹膜炎患者的护理 2. 掌握输血相关知识 3. 掌握输血不良反应的应急处理流程 4. 了解不良事件的上报流程	理论	肠结核和结核性腹膜炎患者的护理
		理论	常用抗结核药的用药护理及注意事项
		制度	输血相关制度
		理论	输血法律法规
		理论	血液的储存及输血不良反应相关知识
		理论	移动护理用血操作流程
		应急演练	患者发生输血不良反应的应急演练
		操作	静脉输血技术
第6周	1. 掌握炎症性肠病患者大小便标本留取方法 2. 掌握肠内营养种类 3. 熟悉生物制剂的种类及使用注意事项 4. 了解肠内营养输注技术及鼻肠管盲插置管技术	理论	溃疡性结肠炎、克罗恩病患者的护理
		理论	肠内营养的种类
		应急演练	患者突发休克的应急演练
		操作	粪便血红蛋白 / 钙卫蛋白采样流程
		操作	各类生物制剂的配制及输注注意事项
		操作	肠内营养输注技术
		操作	鼻肠管盲插置管技术
		实践	1 例溃疡性结肠炎患者的护理查房
第7周	1. 熟悉肝硬化患者的护理 2. 掌握各项护理风险评估与预防 3. 了解专科实验室检查项目指标意义及危急值管理 4. 了解科室诊断性消化内镜的护理配合	理论	肝硬化患者的护理
		理论	各项护理风险评估及防范措施
		制度	危急值管理制度
		理论	科室常见危急值阳性体征及处理措施
		实践	危急值处理及 PIO 护理记录的书写
		理论	更换胸腔、腹腔引流袋操作流程
		理论	肠造口护理相关知识
		操作	更换胸腔、腹腔引流袋操作技术
		操作	肠造口护理技术
		操作	无痛消化内镜诊疗的护理配合技术
		操作	超声内镜检查的护理配合技术

续表

培训时间	培训周目标	培训类型	培训路径内容
第8周	1. 掌握肝性脑病患者病情观察 2. 掌握非计划性拔管的处理应急流程及处理办法 3. 了解肝性脑病患者约束技术 4. 了解科室诊断性消化内镜的护理配合	理论	肝性脑病患者的护理
		制度	急救室、急救车的管理制度
		理论	尿管非计划性拔管风险清单的解读
		应急演练	尿管非计划性拔管的应急演练
		操作	动脉血气分析采集技术
		操作	肝性脑病患者约束技术
		操作	胶囊内镜检查的护理配合技术
		操作	经内镜逆行胰胆管造影术（ERCP）的护理配合技术
		实践	1 例肝性脑病患者的疑难病例讨论
第9周	1. 掌握科室疑难危重患者交班及护理风险 2. 掌握各中心静脉导管的维护、操作及注意事项 3. 熟悉腹内压的测量方法	理论	疑难危重患者 SBAR 交班及护理风险讨论
		理论	血管内导管相关血流感染的预防与控制
		理论	动静脉置管封管注意事项
		理论	输液港、CVC、PICC 使用注意事项
		理论	输液港连接操作警示清单
		操作	输液港、CVC、PICC 维护操作技术
		操作	腹内压的测量技术
第10周	1. 掌握上消化道出血患者的护理 2. 掌握血管活性药物的使用及注意事项 3. 熟悉食管胃底静脉曲张破裂出血内镜诊治相关知识 4. 了解三腔二囊管的置管方法和注意事项	理论	上消化道出血患者的护理
		理论	常见血管活性药物的使用及注意事项
		理论	食管胃底静脉曲张破裂出血内镜诊治相关知识
		理论	三腔二囊管止血法
		操作	血管活性药物微量泵更换操作技术
		操作	三腔二囊管置管技术
		应急演练	消化道大出血的应急演练
第11周	1. 掌握急性胰腺炎患者的护理 2. 掌握科室各种引流管的护理 3. 熟悉科室专科操作流程	理论	急性胰腺炎患者的护理
		理论	胃肠减压管、尿管、腹腔引流管、T 管、PTCD 管的观察、固定及护理
		理论	胃肠减压管非计划性拔管风险防范
		应急演练	胃肠减压管非计划性拔管应急演练
		操作	负压引流器的更换技术
		操作	胰岛素泵的操作技术及注意事项
		操作	测血糖操作技术
		操作	大量不保留灌肠术
		实践	1 例急性重症胰腺炎患者的护理查房

续表

培训时间	培训周目标	培训类型	培训路径内容
第12周	1. 熟悉消化系统专科疾病微创治疗的护理配合 2. 了解消化系统专科疾病微创治疗的护理新共识、新进展	理论	消化系统专科疾病微创治疗的护理新共识、新进展
		操作	消化道异物取出术的护理配合技术
		操作	双气囊小肠镜下治疗的护理配合技术
		操作	超声引导下细针抽吸活检术的护理配合技术
		操作	超声引导下胰腺假性囊肿引流术的护理配合技术
		操作	内镜下黏膜切除术（EMR）的护理配合技术
		操作	内镜黏膜下剥离术（ESD）的护理配合技术
		实践	实践体会交流、征集意见及建议
		实践	结业考核

（二）胃肠疾病专业新护士教学路径单

姓名：　　　　　　　　　　　　　　　　　　入科时间：

培训时间	培训周目标	培训类型	培训路径内容
第1周	1. 掌握胃肠外科高风险操作及用药 2. 掌握胃肠道手术患者的转运及交接规范 3. 熟悉胃肠外科科室环境、各项规章制度及规范 4. 了解胃肠外科岗位职责及工作流程 5. 了解胃肠外科体腔热灌注治疗室的消毒隔离制度	入科介绍	胃肠外科病区、体腔热灌注治疗室、造口门诊的环境布局，仪器设备和药品放置位置，带教老师和科室人员介绍
		制度	胃肠外科岗位职责和工作流程
		制度	胃肠外科交接班制度、人力资源制度及纪律要求
		制度	胃肠外科体腔热灌注治疗室消毒隔离管理规范及处置流程
		理论	胃肠外科护理专科指标
		理论	胃肠外科高风险操作、药物管理清单、应急预案、常见护理诊断
		操作	胃肠外科手术患者的转运及交接规范
第2周	1. 掌握胃肠外科护理文书的书写及各种管道的护理 2. 熟悉人文关怀与人文护理 3. 熟悉胃肠外科常见仪器的使用并知晓其故障的处理 4. 了解胃肠外科出入院流程	理论	胃肠外科患者出、入院流程，胃肠外科常见阳性体征及护理文书书写
		理论	胃肠外科患者的护理评估、常见症状及体征的护理
		理论	胃肠外科肿瘤患者的人文关怀与人文护理
		理论	各种管道的观察、固定及护理
		操作	肠内营养泵的使用及故障的处理方法

续表

培训时间	培训周目标	培训类型	培训路径内容
第3周	1. 掌握科室危急值的管理及追踪 2. 熟悉专科常见标本采集技术 3. 了解胃肠镜检查的注意事项	理论	胃肠外科实验室检查结果解读、危急值管理制度
		理论	高钾血症危急值阳性体征及处理措施、追踪
		理论	胃肠镜检查术前肠道准备的指导
		理论	胃肠镜检查术后症状、体征的观察及饮食指导
		操作	大便标本采集
		操作	动脉血、血气分析采集技术
第4周	1. 掌握口服清洁肠道的药物方法 2. 熟悉各种灌肠的操作技术及注意事项 3. 了解胃肠外科术后常用药的药理作用及观察要点	理论	口服缓泻药聚乙二醇电解质散的用法及注意事项
		理论	抑制胃酸分泌药的使用：如雷利替丁
		理论	促进肠蠕动药的使用：如新斯的明
		理论	中枢性强效镇痛药的使用：如曲马朵
		理论	止血药的使用：如生长抑素
		操作	大量不保留灌肠
		操作	保留灌肠
		操作	经造口灌肠
第5周	1. 掌握腹股沟疝围手术期的观察和护理要点 2. 熟悉腹股沟疝术后饮食护理 3. 了解更换负压引流球方法	理论	腹股沟疝患者围手术期的护理评估及病情观察
		理论	腹股沟疝术后腹内压增高的识别、预防及紧急处置
		理论	腹股沟疝患者术后的饮食及生活指导
		操作	留置导尿
		操作	更换负压引流球
第6周	1. 掌握阑尾炎的分类及临床症状 2. 掌握急性阑尾炎围手术期的观察和护理要点 3. 熟悉急性阑尾炎术后并发症 4. 了解更换腹腔引流袋的方法	理论	阑尾炎的分类及临床症状
		理论	急性阑尾炎围手术期的护理评估及病情观察
		理论	急性阑尾炎患者术后并发症的观察与处理
		操作	更换腹腔引流袋
第7周	1. 掌握胃肠道术后常见并发症的识别、预防及紧急处置 2. 掌握 PORT 及中长线导管维护技术及健康指导 3. 熟悉胃肠外科护理新业务、新技术 4. 了解 PORT 置管技术	理论	胃术后出血的识别、预防及紧急处置
		理论	胃术后电解质紊乱的观察及护理
		理论	大肠癌术后吻合口瘘识别、预防及紧急处置
		理论	大肠癌术后造口的观察及护理
		理论	中长线导管置管术
		操作	植入式静脉输液港（PORT）操作步骤
		理论	PORT 及中长线导管置管前后的健康指导
		操作	PORT 维护操作技术
		操作	中长线导管维护操作技术
		实践	新护士小讲课（带教老师根据《外科护理学》第 6 版第 25 章至第 31 章教材指定内容）

续表

培训时间	培训周目标	培训类型	培训路径内容
第8周	1. 掌握专科操作，造口袋的分类与选择 2. 熟悉专科仪器设备的使用 3. 了解术后功能锻炼和伤口的管理	理论	造口及周围皮肤常见并发症的观察与护理
		实践	1例发生粪水性皮炎肠造口患者的护理查房
		实践	肠造口患者健康教育的临床实践与实施
		操作	更换造口袋的操作及造口袋的分类与选择
		操作	呼吸功能治疗仪行呼吸功能锻炼操作
		操作	激光治疗仪的操作技术
		应急演练	患者发生消化道出血的应急演练
第9周	1. 掌握压力性损伤患者的护理 2. 掌握危重患者约束技术 3. 熟悉胃肠道术后营养支持 4. 熟悉危重患者术后并发症的观察及处理 5. 了解疑难危重患者护理风险和营养支持	理论	压力性损伤患者的护理
		理论	营养支持技术及动态评分标准
		理论	经鼻肠管营养输注治疗规范
		实践	1例消化道穿孔术后合并肺部感染患者的疑难病例讨论
		操作	胃术后躁动患者的约束技术
第10周	1. 掌握团队配合抢救患者突发的病情变化 2. 熟悉急救药品的使用及注意事项 3. 了解疑难危重患者SBAR交班及护理风险评估	理论	急救药品的使用及注意事项
		理论	疑难危重患者SBAR交班及护理风险评估
		操作	团队配合抢救胃肠外科疾病急危重症患者
		实践	1例留置胃管患者出现呕吐的护理查房
		应急演练	突然发生病情变化的应急演练
第11周	1. 掌握化疗药物外渗的预防及紧急处置 2. 掌握化疗药物及靶向药物的配制 3. 熟悉化疗药物不良反应的预防及护理 4. 了解胃肠道肿瘤新辅助化疗相关知识	理论	常用化疗药的应用规范及配伍禁忌
		理论	化疗后外周神经毒性反应的预防及护理
		理论	化疗患者胃肠道反应的预防及护理
		理论	胃癌新辅助化疗相关知识
		理论	结直肠癌新辅助化疗相关知识
		操作	化疗药物及靶向药物的配制
		应急演练	化疗药物外渗的应急演练
第12周	1. 掌握专科疾病新共识、新进展 2. 掌握床单位消毒机使用方法 3. 熟悉胃癌患者术后腹腔热灌注的支持技术及护理要点 4. 了解胃肠外科互联网+伤口、造口上门服务的行动	理论	ERAS快速康复在胃肠外科的应用
		理论	腹腔热灌注治疗的过程及治疗后观察要点
		操作	床单位消毒机的使用和日常保养
		实践	参与为出院患者行造口延伸服务
		实践	实践体会交流、征集意见及建议
		实践	结业考核

（三）肝胆胰疾病专业新护士教学路径单

姓名：　　　　　　　　　　　　　　　　　　　　　　　入科时间：

培训时间	培训周目标	培训类型	培训路径内容
第1周	1. 掌握各岗位职责及各班工作流程 2. 熟悉肝胆胰科室环境及各项规章制度 3. 熟悉肝胆胰外科常用药物的药理作用及使用要点 4. 了解肝胆胰解剖学 5. 了解日间手术就诊流程与管理	入科介绍	肝胆胰外科病房、胆道镜室、肝功能储备检查室的环境布局，仪器设备和药品放置位置，带教老师和科室人员介绍
		制度	学习肝胆胰外科责班、值班、责早班、早责班、消毒班、主班职责及工作流程
		理论	肝脏、胆囊、胰腺、脾脏生理解剖及主要功能
		理论	肝胆胰外科常见药物（止血药、抗凝剂等）的药理作用及配伍禁忌
		制度	肝胆胰外科交接班制度、肝胆胰外科危急值管理制度（常见危急值反馈书写规范）、科室纪律要求
		制度	肝胆胰外科日间手术就诊流程与管理制度
第2周	1. 掌握护理文书的书写及各种管道的护理 2. 熟悉科室常见仪器的使用并知晓其故障的处理	理论	熟悉肝胆胰外科新入院患者、出院患者流程，护理病历的书写（肝胆胰外科常见阳性体征护理文书书写模板）等
		理论	肝胆胰外科患者的人文关怀与人文护理
		理论	肝胆胰外科患者的护理评估、常见症状及体征的护理
		理论	熟悉并掌握肝胆胰外科各种管道（留置胃管、尿管、鼻胆管、腹腔引流管等）的观察、固定及护理
		操作	体外振动排痰机的使用技术及日常维护
		操作	肝腹水患者腹围测量技术
		操作	使用压力传感器连接心电监护模块测量中心静脉压的操作技术
第3周	1. 掌握专科技能：肝功能储备仪器的使用 2. 熟悉专科护理操作	理论	肝功能储备仪使用时患者准备、导线连接、基本参数设置、日常保养等
		理论	肝功能储备仪的故障排查
		操作	PTCD 引流护理及更换引流袋技术
		操作	微波治疗的使用技术及注意事项
		应急演练	患者在做肝功能储备检查过程中发生低氧血症的应急演练
第4周	1. 掌握深静脉置管的护理及血栓预防要点 2. 熟悉肝胆胰外科常见疾病临床护理常规 3. 了解肝胆胰外科常见疾病的护理要点、风险点	理论	消化道出血、肝脾破裂出血、急性胰腺炎的护理常规
		理论	如何预防胰十二指肠术后患者非计划性脱管
		理论	深静脉血栓预防措施及日常健康指导
		操作	肝部分切除术后患者踝泵运动指导技术

续表

培训时间	培训周目标	培训类型	培训路径内容
第5周	1. 掌握采用PIO格式书写肝胆胰外科患者护理文书要求 2. 熟悉肝胆胰外科高风险患者各项护理风险评估与风险预防 3. 了解中心静脉导管维护	理论	肝胆胰外科患者病历的书写要求，阳性体征专科护理诊断模板
		理论	肝胆胰外科肝昏迷患者护理风险评估与风险预防
		理论	胆管术后患者发生胆漏的识别与护理
		操作	中心静脉导管维护技术
		理论	血管导管相关感染预防与控制
第6周	1. 掌握压力性损伤患者的护理 2. 熟悉病区物品与药品管理 3. 了解皮肤损伤换药技术	理论	压力性损伤患者的护理
		理论	减压工具的正确使用
		理论	病区物品与药品管理
		操作	压力性损伤换药技术
第7周	1. 掌握各标本采集方法 2. 了解肝胆胰外科常见实验室检查项目指标意义及危急值管理	制度	肝胆胰外科实验室检查结果解读及影像学检查，危急值管理制度
		理论	肝胆胰外科常见危急值阳性体征及处理措施
		操作	胰腺术后患者留取腹腔穿刺引流液的操作技术
		操作	经皮肝穿刺引流术后留取胆汁培养操作技术
		操作	血培养标本采集及送检技术
		操作	尿培养标本采集及送检技术
第8周	1. 掌握危重患者的病情观察及患者约束技术 2. 熟悉科室常见危重患者阳性体征及护理措施	理论	危重患者的病情观察及护理
		理论	肝胆胰外科常见危重患者的护理（消化道出血、感染性休克、肝昏迷）
		实践	1例重症胰腺炎患者的疑难病例讨论
		操作	患者约束操作技术
		操作	中心静脉压（CVP）的测量技术
第9周	1. 掌握疑难危重患者护理风险和营养支持 2. 熟悉危重患者术后并发症的观察及处理	理论	胰腺癌晚期患者的疼痛护理
		理论	营养支持技术及动态评分标准
		理论	经鼻肠管营养输注治疗规范
		理论	肝脏部分切除术后患者肺部感染的预防及处理
		理论	预防术后深静脉血栓形成及处理
		应急演练	1例突发消化道大出血患者的救治应急演练
第10周	1. 掌握急救室、急救车布局 2. 熟悉急救药品的使用及注意事项 3. 了解疑难危重患者SBAR交班及护理风险评估	制度	急救室、急救车的管理制度
		理论	急救药品的药理相关知识
		操作	肝胆胰疾病急危重症患者抢救团队配合技术
		应急演练	肝部分切除术后患者突发房颤应急演练
		理论	疑难危重患者SBAR交班及护理风险讨论

续表

培训时间	培训周目标	培训类型	培训路径内容
第11周	1. 掌握肝胆胰外科化疗及靶向药物外渗的预防及紧急处理 2. 掌握化疗及靶向药物的配制 3. 熟悉化疗及靶向药物不良反应的预防及护理 4. 了解肝胆胰外科常见化疗及靶向药药理知识	理论	肝胆胰外科常用化疗药的应用规范及配伍禁忌
		理论	肝胆胰外科肝肿瘤介入术后患者胃肠道反应的预防及护理
		理论	肝胆胰外科肝肿瘤介入术后患者肝区疼痛的预防及护理
		操作	化疗及靶向药物的配制技术
		理论	丽伐珠单抗、PD-1 药理知识
		应急演练	发生氟尿嘧啶外渗的应急演练
第12周	1. 掌握肝胆胰外科常见微创手术围手术期护理，专科疾病新共识、新进展 2. 熟悉中心静脉导管维护技术 3. 了解胆道镜技术及并发症的预防	理论	ERAS 快速康复在肝胆胰外科的应用
		理论	掌握肝胆胰外科 TACE、ERCP 的术前、术后健康宣教
		理论	腹腔镜肝部分切除术及胆囊切除术的护理
		理论	胆道镜技术及并发症的护理
		操作	中心静脉导管维护技术
		实践	实践体会交流、征集意见及建议
		实践	结业考核

（四）感染性疾病专业新护士教学路径单

姓名：　　　　　　　　　　　　　　　　　　入科时间：

培训时间	培训周目标	培训类型	培训路径内容
第1周	1. 掌握传染病概念、分类、流行过程、预防措施 2. 掌握标准预防措施 3. 熟悉科室各项规章制度、消毒隔离制度 4. 熟悉各班岗位职责及工作流程 5. 了解常用消毒方法	入科介绍	感染性疾病科病房及发热门诊、肠道门诊、感染性疾病科门诊、人工肝室的环境布局，感染性疾病科三区两通道介绍，仪器设备和药品放置位置，带教老师和科室人员介绍
		制度	科室工作流程及岗位职责
		理论	传染病概述、传染病的流行过程及影响因素及预防
		理论	发热门诊、肠道门诊就诊流程与管理
		制度	《中华人民共和国传染病防治法》等卫生法律法规
		制度	科室规章制度、消毒隔离制度、呼吸道 / 接触 / 空气隔离措施
		制度	分级防护的标准和要求、标准预防、防护用品管理规范、呼吸咳嗽礼仪、手卫生、医疗废物管理规范及处置流程
		操作	个人防护用品如外科口罩、防护口罩、外科手套、一次性隔离衣、防护服、护目镜、面屏、帽子、鞋套等穿脱

续表

培训时间	培训周目标	培训类型	培训路径内容
第2周	1. 掌握传染病患者的护理评估及流感、禽流感、新型冠状病毒感染及细菌性肠道性疾病的护理 2. 掌握各种标本采集技术 3. 熟悉人文关怀与人文护理 4. 了解传染病患者出入院流程及访视制度	理论	传染病患者出入院护理
		理论	传染病患者的人文关怀与人文护理
		理论	传染病患者的护理评估、常见症状及体征的护理
		理论	呼吸道传染病流感、禽流感与新型冠状病毒感染的护理
		理论	传染病患者出院准备、出院满意度信息收集及指导
		理论	消化道传染病病毒性肝炎、伤寒、感染性腹泻护理
		操作	血培养标本采集技术
		操作	动脉血、血气分析采集技术
		操作	鼻、咽、肛拭子采集技术
		操作	高流量氧疗仪操作技术
		实践	护生小讲课（带教老师根据《传染病护理学》指定内容）
第3周	1. 掌握细菌性呼吸道传染病的护理 2. 掌握传染病暴发的护理应急处理 3. 熟悉专科常见药物配伍禁忌 4. 熟悉俯卧位通气及呼吸机操作技术 5. 了解科内常用抗菌药物的药理作用及使用要点	理论	细菌性呼吸道传染病百日咳、白喉、猩红热的护理
		理论	抗菌药物的临床应用原则与观察要点
		操作	俯卧位通气技术
		操作	有创及无创呼吸机的操作技术
		实际	1 例肝衰竭患者的护理查房
		理论	专科常见药物配伍禁忌及注意事项
		应急演练	传染病暴发的应急演练
第4周	1. 掌握肝衰竭、布鲁氏菌病、流行性乙型脑炎、肾综合征出血热、发热伴血小板减少综合征、传染性单核细胞增多症的护理 2. 熟悉深静脉置管的护理及血栓预防要点 3. 了解危重症患者医疗操作中的护理操作配合	理论	肝衰竭患者的护理
		理论	布鲁氏菌病、流行性乙型脑炎、肾综合征出血热的护理
		理论	发热伴血小板减少综合征、传染性单核细胞增多症的护理
		操作	人工肝置管患者血栓预防措施及健康指导技术
		操作	ECMO 在危重症新冠肺炎患者操作中的护理配合技术

续表

培训时间	培训周目标	培训类型	培训路径内容
第5周	1. 掌握常见出疹性疾病、菌血症、败血症、脓毒血症的护理 2. 掌握采用PIO格式书写传染病患者护理文书要求 3. 熟悉传染病患者各项护理风险评估与风险预防 4. 熟悉职业暴露的应急演练 5. 了解中心静脉导管维护	理论	传染病患者各项护理风险评估与风险预防
		理论	常见出疹性疾病麻疹、水痘、手足口、带状疱疹的护理
		理论	菌血症、败血症、脓毒血症的护理
		理论	传染病患者护理病历的书写
		应急演练	职业暴露的应急演练
		操作	中心静脉导管维护技术
第6周	1. 掌握压力性损伤患者的护理 2. 熟悉病区物品与药品管理 3. 熟悉感染性皮肤损伤换药技术 4. 了解慢性肝病患者的管理模式与个案护理	理论	医院感染预防与控制
		理论	压力性损伤患者的护理
		理论	病区物品与药品管理
		理论	传染病健康教育的临床实践与实施
		理论	慢性肝病患者的管理模式与个案护理
		操作	压力性损伤换药技术
第7周	1. 掌握传染病患者大小便标本、痰培养标本留取方法 2. 熟悉鼠疫、炭疽、结核病的护理 3. 了解专科实验室检查项目指标意义及危急值管理	理论	鼠疫、炭疽、结核病的护理
		制度	传染病专科实验室检查结果解读、危急值管理制度
		理论	传染病常见危急值阳性体征及处理措施
		操作	传染病患者大小便标本的留取、痰培养标本留取技术
		操作	密闭式吸痰技术
第8周	1. 掌握肝昏迷患者约束技术 2. 熟悉科室常见危重患者阳性体征及护理措施 3. 掌握更换胸腔、腹腔引流袋方法 4. 熟悉狂犬病、疟疾、黑热病的护理	理论	狂犬病、疟疾、黑热病的护理
		理论	肝性脑病、消化道出血、感染性休克、流行性出血热危重患者的护理
		理论	1例间日疟患者的疑难病例讨论
		操作	密闭式胸腔引流瓶更换技术
		操作	更换胸腔、腹腔引流袋技术
		操作	肝昏迷患者约束技术
第9周	1. 掌握疑难危重患者SBAR交班方法 2.熟悉机械通气及人工气道、气管插管患者口腔护理 3. 了解疑难危重患者护理风险和营养支持 4. 了解猴痘的护理	理论	新发传染病猴痘的护理
		理论	危重症传染病救治与护理新进展
		理论	疑难危重患者SBAR交班及护理风险讨论
		理论	危重患者营养支持技术
		操作	机械通气及人工气道护理
		操作	气管插管患者口腔护理技术
		应急演练	消化道大出血应急演练

续表

培训时间	培训周目标	培训类型	培训路径内容
第10周	1. 掌握科室常见危重患者的病情观察、评估及抢救配合 2. 熟悉急救室、急救车布局 3. 了解血液净化技术 4. 了解埃博拉出血热、中东呼吸综合征的护理	理论	新发传染病埃博拉出血热、中东呼吸综合征的护理
		理论	急救室、急救车的管理制度
		操作	感染性疾病急危重症患者抢救团队配合技术
		操作	血液净化技术
		实践	1 例脓毒血症患者的护理查房
第11周	1. 掌握空气消毒机、床单位消毒机使用方法 2. 熟悉终末消毒流程 3. 熟悉多重耐药菌种类、隔离方式、防护措施、终末消毒等 4. 了解传染病患者的尸体料理方法	理论	多重耐药菌感染患者的诊治与预防
		理论	多重耐药菌感染患者的管理及护理
		理论	传染病病房日常消毒隔离、终末消毒
		操作	常用物品消毒方法、消毒液配制方法
		实践	教学工作坊
		操作	传染病患者的尸体料理操作流程
		操作	空气消毒机、床单位消毒机使用技术
第12周	1. 掌握踝泵运动和四肢被动运动方法 2. 熟悉中心静脉导管维护技术 3. 了解人工肝技术及并发症的预防	理论	专科疾病新共识、新进展
		理论	人工肝技术及并发症的护理
		操作	中心静脉导管维护技术
		实践	实践体会交流、征集意见及建议
		实践	结业考核

（五）中医肛肠疾病专业新护士教学路径单

姓名：　　　　　　　　　　　　　　　　　　　　入科时间：

培训时间	培训周目标	培训类型	培训路径内容
第1周	1. 掌握结肠、直肠、肛管的解剖和常见疾病的基本特征 2. 掌握中药熏洗、中药坐浴操作 3. 熟悉中医肛肠科病区、肛肠科门诊布局及设施 4. 熟悉各班岗位职责及工作流程 5. 了解中医肛肠疾病门诊的就诊流程	入科介绍	中医肛肠科病房、换药室、门诊诊室的环境布局，仪器设备和药品放置位置，带教老师和科室人员介绍
		理论	中医肛肠科门诊就诊流程与管理
		理论	结肠、直肠、肛管的解剖和生理特点
		制度	学习各班职责及工作流程
		操作	中药熏洗、中药坐浴技术（祛毒汤的配制、坐浴方法及作用）

续表

培训时间	培训周目标	培训类型	培训路径内容
第2周	1.掌握肛周脓肿的护理评估、常见症状及体征的护理及术后观察要点 2. 掌握各种专科标本采集技术 3. 掌握各种灌肠操作 4. 熟悉人文关怀与人文护理	理论	肛周脓肿患者的护理评估
		理论	肛周脓肿患者常见症状及体征的护理
		理论	肛周脓肿患者术后观察要点
		理论	肛周脓肿患者围手术期的护理及文书书写规范
		理论	肛肠科患者的人文关怀与人文护理
		操作	大便标本采集技术
		操作	保留灌肠、大量不保留灌肠技术
		实践	新护士小讲课（带教老师根据第7版《外科护理学》第29章大肠和肛管疾病患者的护理指定内容）
第3周	1. 掌握痔疮的护理评估、常见症状及体征的护理 2. 掌握痔疮手术护理文书的书写 3. 掌握吴茱萸热熨操作及烫伤后应急处理 4. 了解科内术后常用药的药理作用及观察要点	理论	痔疮患者的护理常规
		理论	痔疮患者常见症状及体征的护理
		理论	痔疮术后护理观察要点
		理论	痔疮患者围手术期的护理及文书书写规范
		理论	科室常用药的学习
		操作	吴茱萸热熨技术
		应急演练	吴茱萸热熨烫伤的应急演练
		实践	1例坏死性筋膜炎的疑难病例讨论
第4周	1.掌握直肠息肉的护理评估、常见症状及体征的护理 2. 掌握肠息肉切除后护理 3. 掌握微波治疗、人工辅助通便操作 4. 熟悉肠息肉切除后的护理文书书写 5. 熟悉痔疮大出血的应急处理	理论	结直肠息肉患者的护理常规
		理论	结直肠息肉患者常见症状及体征的护理
		理论	结直肠息肉切除后护理观察要点
		理论	结直肠息肉切除术患者围手术期的护理及文书书写规范
		操作	微波治疗技术
		操作	人工辅助通便技术
		实践	1例直肠息肉患者的护理查房
		应急演练	痔疮大出血的应急演练
第5周	1. 掌握肛瘘的护理常规、常见症状及体征的护理 2. 掌握肛瘘手术的护理文书的书写 3. 了解经络腧穴的基本知识 4. 了解不同药物的配伍禁忌及药物的不良反应	理论	肛瘘患者的护理常规
		理论	肛瘘患者常见症状及体征的护理
		理论	肛瘘术后护理观察要点
		理论	肛瘘术后护理记录的书写
		理论	掌握不同药物的配伍禁忌及药物的不良反应
		理论	中医经脉和络脉
		理论	腧穴基本知识
		操作	揿针穴位治疗技术

续表

培训时间	培训周目标	培训类型	培训路径内容
第6周	1. 掌握肛裂的护理评估、常见症状及体征的护理 2. 掌握肛裂术后护理文书的书写 3. 掌握科室高警示药品 4. 掌握肠息肉切除后大出血应急处置 5. 熟悉磁贴技术	理论	肛裂患者的护理评估
		理论	肛裂患者常见症状及体征的护理
		理论	肛裂患者术后观察要点
		理论	肛裂患者围手术期的护理及文书书写规范
		理论	掌握科室高警示药品
		操作	磁贴技术
		应急演练	肠息肉切除后大出血的应急演练
第7周	1.掌握肛周湿疹的护理评估、常见症状及体征的护理 2.掌握肛周湿疹手术护理文书 3. 掌握肛肠术后小便观察及尿管护理 4. 熟悉伤口换药操作	理论	肛周湿疹患者的护理常规
		理论	肛周湿疹患者常见症状及体征的护理
		理论	肛周湿疹术后护理观察要点
		理论	肛周湿疹患者围手术期的护理及文书书写规范
		理论	奥曲肽止血药的使用
		理论	留置导尿患者的管道护理
		操作	肛肠术后伤口换药技术
		操作	导尿操作技术
		应急演练	发生低血糖的应急演练
第8周	1. 掌握肠炎的护理评估、常见症状及体征的护理 2. 掌握灌肠后的护理文书书写及三测单的绘制 3. 了解耳穴压豆、耳尖放血、耳部按摩操作	理论	肠炎患者的护理常规
		理论	肠炎患者常见症状及体征的护理
		理论	肠炎患者灌肠后护理观察要点
		理论	肠炎患者灌肠后记录的书写及三测单的绘制
		实践	小讲课（耳穴穴位）
		操作	耳穴压豆、耳尖放血、耳部按摩技术
		实践	1 例肠炎患者的护理查房
		应急演练	暴力性医疗纠纷的应急演练
第9周	1. 掌握急救仪器的使用及故障处理 2. 掌握穴位贴敷治疗 3. 熟悉危重患者中医急救技术 4. 了解中医起居、饮食、情志、用药护理	理论	中医发展简史及中医学基本特点
		理论	阴阳学说、五行学说
		理论	中医起居护理、饮食护理、情志护理、用药护理
		理论	中医急救技术
		操作	高热的中医护理技术
		操作	穴位贴敷治疗技术

续表

培训时间	培训周目标	培训类型	培训路径内容
第10周	1. 掌握排泄及肛周皮肤护理 2. 掌握铜砭刮痧操作 3. 熟悉肠镜室的仪器、感染、管理制度 4. 了解藏象学说	理论	肠镜室肠镜仪器消毒
		制度	肠镜室感染监测制度
		制度	肠镜室管理制度
		理论	藏象学说
		操作	铜砭刮痧技术
		操作	配合进行肠镜检查技术
		操作	排泄及肛周皮肤护理技术
第11周	1. 掌握拔罐技术 2. 了解肛肠疾病新共识、新进展 3. 了解中医科专科护理发展 4. 了解四诊法 5. 了解辨证施护	理论	肛肠疾病新共识、新进展
		理论	中医科专科护理发展
		理论	四诊：望诊、闻诊、问诊、切诊
		理论	辨证施护
		操作	拔罐技术
第12周	1. 掌握治疗室操作 2. 熟悉治疗室的管理规范 3. 了解中医饮食、用药、情志护理 4. 了解中药、方剂基础知识	理论	治疗室 7s 管理规范
		理论	中药基础知识
		理论	方剂基础知识
		理论	中医饮食、用药、情志护理
		操作	治疗室配合医生换药、拆线、治疗技术
		实践	实践体会交流、征集意见及建议
		实践	结业考核

五、神经系统疾病专科新护士临床护理教学路径指引

（一）神经内科疾病专业新护士教学路径单

姓名：　　　　　　　　　　　　　　　　　　　　　　入科时间：

培训时间	培训周目标	培训类型	培训路径内容
第1周	1. 掌握神经系统基本概念、常见病因，主要临床表现及特点 2. 掌握院感防控、消防安全的相关要求 3. 熟悉卒中中心绿色通道布局、神经内科门诊、病区分布及神经电生理功能室的设施 4. 了解各班的岗位职责及工作流程	入科介绍	神经内科病房、治疗室、睡眠监测室、神经功能检查室的环境布局，仪器设备和药品放置位置，带教老师和科室人员介绍
		制度	各班工作流程及岗位职责
		理论	神经系统概念，神经系统疾病的常见病因和主要临床表现
		理论	神经系统的结构功能与疾病的关系
		操作	肌力的评估、瞳孔的观察、意识的评估
第2周	1. 掌握神经系统患者护理评估、常见症状及体征的护理 2. 掌握神经系统疾病患者出入院护理流程 3. 熟悉常用仪器设备的操作技术 4. 掌握 SBAR 交接班流程 5. 了解各专科标本采集技术	理论	神经系统疾病患者出入院护理
		理论	神经系统疾病患者病史采集、身体评估、实验室及其他检查、影像学检查等护理评估
		理论	神经系统常见症状及体征的护理
		理论	SBAR 交接班流程
		操作	无创颅内压监测分析仪
		操作	空气波压力治疗仪
		操作	动脉血标本采集技术
		实践	小讲课（带教老师根据《内科护理学》第 9 章指定内容）
第3周	1. 掌握神经系统常用诊疗技术及护理 2. 掌握脑疝发生的护理应急处理 3. 熟悉 PDA 端护理病历的书写 4. 熟悉常用仪器设备的操作技术 5. 了解阿司匹林、氯吡格雷药理作用及使用要点 6. 了解中心静脉导管维护 7. 了解神经系统患者人文关怀及人文护理	理论	腰椎穿刺术、脑血管造影、脑血管介入治疗及护理
		理论	阿司匹林、氯吡格雷的药理作用及使用要点
		理论	腰椎穿刺术的医护配合
		理论	神经系统疾病患者人文关怀及人文护理
		制度	神经系统患者文书书写规范
		应急演练	脑疝的应急演练
		操作	中心静脉导管维护
		操作	高流量氧疗仪
		实践	1 例面神经麻痹患者的护理查房

续表

培训时间	培训周目标	培训类型	培训路径内容
第4周	1. 掌握长期卧床患者压力性损伤、下肢深静脉血栓护理规范 2. 熟悉病区物品与药品管理 3. 熟悉卧床患者体位摆放及体位更换技术 4. 了解踝泵运动、股四头肌运动操作流程 5. 了解脑卒中患者的管理模式与个案护理	理论	卧床患者压力性损伤、下肢深静脉血栓的护理规范
		理论	病区物品与药品管理规范
		制度	药品管理制度及科室高风险药品管理规范
		理论	脑卒中患者的管理模式与个案护理
		操作	偏瘫患者体位转移
		操作	踝泵运动、股四头肌运动
		理论	下肢深静脉血栓患者的护理
第5周	1. 掌握出血性脑卒中患者的护理 2. 熟悉神经系统患者脱水治疗技术方法、流程及关键环节 3. 了解脑血管疾病患者康复护理评估与指导 4. 了解科室常用降血压药物的药理作用及使用要点	理论	脑出血、蛛网膜下腔出血患者的护理
		理论	常用脱水药物、脱水治疗流程及护理监测
		理论	常用降血压药物的药理作用及使用要点
		理论	平衡、认知、感觉功能康复护理评估
		操作	步行训练及助行器的使用
		操作	坐位平衡训练
第6周	1. 掌握缺血性脑卒中患者的护理 2. 熟悉科内常用溶栓类药物的药理作用及使用要点 3. 了解脑血管疾病患者康复护理评估与指导 4. 了解偏瘫患者良肢位摆放的操作流程	理论	短暂性脑缺血发作、脑梗死的护理
		理论	溶栓类药物应用原则、观察要点及护理
		理论	运动、言语、吞咽、日常生活活动能力康复护理评估
		理论	脑栓塞患者软瘫期、痉挛期、恢复期、后遗症期康复护理措施
		操作	偏瘫患者良肢位摆放
第7周	1. 掌握中枢神经系统感染疾病的护理 2. 熟悉意识障碍患者各项护理风险评估与风险预防 3. 熟悉保护性约束技术操作流程 4. 了解神经系统患者镇静镇痛管理 5. 了解专科实验室检查项目指标意义	理论	意识障碍患者护理风险评估与风险预防
		理论	常见中枢神经系统感染如病毒性脑膜炎、结核性脑膜炎、化脓性脑膜炎患者的护理
		理论	脑脊液指标意义
		理论	约束分级评估
		理论	镇静、镇痛评估及护理
		操作	躁动患者保护性约束

续表

培训时间	培训周目标	培训类型	培训路径内容
第8周	1. 掌握发作性疾病患者的护理 2. 掌握呼吸衰竭患者的风险评估与风险预防 3. 熟悉癫痫持续状态患者的紧急处理 4. 熟悉呼吸机相关性肺炎的预防 5. 熟悉密闭式吸痰操作流程及插管患者气道护理 6. 了解抗癫痫药物的药理作用及使用要点	理论	发作性疾病患者的护理（癫痫、偏头痛）
		理论	呼吸衰竭临床表现与护理常规
		理论	癫痫持续状态患者的紧急处理
		理论	抗癫痫药物的药理作用及使用要点
		理论	脑电图在癫痫持续状态中的应用及护理
		理论	呼吸机相关性肺炎的预防措施
		理论	经口气管插管患者的气道护理
		操作	密闭式吸痰技术
		实践	1 例癫痫持续状态患者的疑难病例讨论
第9周	1. 掌握周围神经疾病患者的护理 2. 掌握自主神经功能障碍患者的风险评估与风险预防 3. 熟悉免疫球蛋白药理作用及使用的观察要点 4. 掌握面神经麻痹表情肌康复操 5. 熟悉转运途中发生病情变化的应急演练 6. 了解神经系统危重症患者营养支持管理	理论	周围神经疾病(三叉神经痛、特发性面神经麻痹、吉兰-巴雷综合征）的护理
		理论	免疫球蛋白冲击治疗的护理
		理论	危重症患者营养支持技术
		理论	自主神经功能障碍患者的风险评估与风险预防
		操作	表情肌康复训练操
		操作	中频脉冲电治疗
		应急演练	转运途中发生病情变化的应急演练
第10周	1. 掌握科室常见危重患者的病情观察、评估、抢救配合 2. 掌握患者突发病情变化的应急演练 3. 熟悉急救车布局、急救药品种类及使用方法 4. 了解血浆置换技术 5. 了解急性酒精中毒、代谢性脑病患者的护理	理论	急性酒精中毒、代谢性脑病患者的护理
		理论	血浆置换技术
		理论	重症肌无力危象的抢救流程及医护配合
		制度	急救药品、器械管理制度
		操作	血液净化技术
		应急演练	突发病情变化的应急演练
		实践	1 例帕金森患者的护理查房
第11周	1. 掌握认知功能障碍患者的评估及护理 2. 熟悉科室认知障碍患者安全管理 3. 熟悉阿尔茨海默病康复护理措施 4. 了解认知功能康复护理评估	理论	认知功能障碍（阿尔茨海默病、血管性痴呆）患者的护理
		理论	简易精神状态量表、蒙特利尔认知评估量表
		理论	认知功能障碍患者的安全护理措施
		理论	认知功能障碍康复护理评估
		操作	阿尔茨海默病记忆功能训练
		实践	参观神经内科记忆专科门诊

续表

培训时间	培训周目标	培训类型	培训路径内容
第12周	1. 掌握终末消毒流程 2. 熟悉神经系统患者出院后延伸服务项目及流程等 3. 熟悉多重耐药菌种类、隔离方式、防护措施等 4. 了解空气消毒机、床单位消毒机、紫外线灯使用方法 5. 了解特殊感染患者收治及管理流程	理论	延伸服务（留置胃管、留置尿管的置管与更换）的执行流程
		理论	多重耐药菌种类、隔离方式、防护措施、终末消毒
		理论	特殊感染患者收治及管理流程
		操作	空气消毒机、床单位消毒机、紫外线灯
		实践	实践体会交流、征集意见及建议
		实践	结业考核

（二）神经内科重症疾病专业新护士教学路径单

姓名：　　　　　　　　　　　　　　　　入科时间：

培训时间	培训周目标	培训类型	培训路径内容
第1周	1. 掌握神经系统基本概念、常见病因，主要临床表现及特点 2. 掌握消防安全的相关要求 3. 熟悉卒中中心绿色通道布局、神经内科门诊、病区分布及神经电生理功能室的设施 4. 了解各班的岗位职责及工作流程	入科介绍	神经内科重症病房、隔离病房的环境布局，仪器设备和药品放置位置，带教老师和科室人员介绍，卒中中心绿色通道布局及救治流程
		制度	各班岗位职责及工作流程
		理论	神经系统概念，神经系统疾病的常见病因和主要临床表现
		理论	神经系统的结构功能与疾病的关系
		操作	肌力的评估、瞳孔的观察、意识的评估
第2周	1. 掌握神经系统患者护理评估、常见症状及体征的护理 2. 掌握神经系统疾病患者出入院护理流程 3. 掌握SBAR交接班流程 4. 熟悉病区专科仪器设备的操作技术 5. 了解各专科标本采集技术	理论	神经系统疾病患者出入院护理
		理论	神经系统疾病患者病史采集、身体评估、实验室及其他检查、影像学检查等护理评估
		理论	神经系统常见症状及体征的护理
		制度	神经危重症患者SBAR交接班流程
		操作	无创颅内压监测分析仪
		操作	空气波压力治疗仪
		操作	动脉血标本采集技术
		实践	小讲课（带教老师根据《内科护理学》第9章指定内容）

续表

培训时间	培训周目标	培训类型	培训路径内容
第3周	1. 掌握神经系统常用诊疗技术及护理 2. 掌握脑疝发生的护理应急处理 3. 熟悉 PDA 端护理病历的书写 4. 熟悉科室常见仪器的使用 5. 了解神经系统患者人文关怀及人文护理 6. 了解拜阿司匹林、氯吡格雷的药理作用及使用要点	理论	腰椎穿刺术、脑血管造影、脑血管介入治疗、脑室穿刺和穿刺引流术及护理
		理论	拜阿司匹林、氯吡格雷的药理作用及使用要点
		制度	神经系统患者文书书写规范
		理论	神经系统疾病患者人文关怀及人文护理
		应急演练	脑疝的应急演练
		操作	高流量氧疗仪
		操作	脑室引流管的护理
		实践	1 例急性酒精中毒患者的护理查房
第4周	1. 掌握人工气道置入、撤离技术的医护配合 2. 熟悉病区生命支持类设备管理 3. 熟悉有创（无创）呼吸机、俯卧位通气的操作技术 4. 熟悉密闭式吸痰操作流程 5. 了解动脉血气项目指标意义	理论	人工气道撤离技术的医护配合
		制度	神经内科重症监护病房仪器设备管理规范
		理论	有创 / 无创呼吸机模式应用、参数设置、报警处理
		理论	呼吸机管路的管理
		理论	人工气道的护理
		理论	动脉血气分析的判读
		理论	俯卧位通气患者的医护配合及护理要点
		操作	密闭式吸痰技术
		操作	气管插管术的医护配合
第5周	1. 掌握脑血管疾病患者的护理 2. 熟悉神经系统患者脱水治疗技术方法、流程及关键环节 3. 熟悉科内常用溶栓类药物的药理作用及使用要点 4. 了解脑血管疾病患者早期康复护理评估与指导 5. 了解亚低温治疗的脑保护策略 6. 了解冰毯机的使用及偏瘫患者良肢位摆放操作流程	理论	脑梗死、脑出血、蛛网膜下腔出血患者的护理
		理论	常用脱水药物、脱水治疗流程及护理监测
		理论	脑血管造影及介入治疗围手术期护理
		理论	溶栓类药物应用原则、观察要点及护理
		理论	脑血管疾病早期康复护理措施
		理论	《亚低温脑保护中国专家共识》新进展
		操作	阿替普酶的配制与静脉输注
		操作	冰毯机
		操作	偏瘫患者良肢位摆放

续表

培训时间	培训周目标	培训类型	培训路径内容
第6周	1. 掌握中枢系统感染疾病的护理 2. 熟悉意识障碍患者各项护理风险评估与风险预防 3. 熟悉保护性约束技术操作流程 4. 了解神经系统患者镇静镇痛管理 5. 了解专科实验室检查项目指标意义 6. 了解昏迷患者促醒技术	理论	常见中枢神经系统感染如自身免疫性脑炎、新型隐球菌性脑膜炎、病毒性脑膜炎、结核性脑膜炎、化脓性脑膜炎患者的护理
		理论	意识障碍患者护理风险评估与风险预防
		理论	镇静、镇痛评估及护理
		理论	腰椎穿刺术的医护配合
		理论	重症昏迷患者促醒技术
		理论	脑脊液指标意义
		操作	躁动患者保护性约束
第7周	1. 掌握吉兰－巴雷综合征的护理 2. 掌握自主神经功能障碍患者的风险评估与风险预防 3. 熟悉免疫球蛋白药理作用及使用的观察要点 4. 熟悉患者转运途中突发病情变化应急处理流程 5. 了解神经系统危重症患者营养支持管理	理论	吉兰－巴雷综合征的护理
		理论	免疫球蛋白冲击治疗的护理
		理论	危重症患者营养支持技术
		理论	吉兰－巴雷综合征呼吸肌麻痹的抢救流程
		理论	自主神经功能障碍患者的风险评估与风险预防
		操作	鼻空肠管的置入与护理
		操作	中频脉冲电治疗
		应急演练	转运途中突发病情变化应急演练
第8周	1. 掌握重症肌无力的护理 2. 熟悉科室常见危重患者抢救及配合 3. 掌握股静脉透析管的维护 4. 掌握突发病情变化的应急处理流程 5. 了解血浆置换的操作流程	理论	重症肌无力患者的护理
		理论	重症肌无力危象的抢救流程及医护配合
		理论	血浆置换技术
		理论	1例重症肌无力患者疑难病例讨论
		操作	股静脉透析管的维护
		应急演练	突发病情变化的应急演练
第9周	1. 掌握危重症患者各种管路的置入指征、评估及维护要点 2. 掌握癫痫持续状态患者护理及急救 3. 熟悉病区常见危急值临床意义及处理方案 4. 熟悉经口气管插管意外脱管的应急处理流程 5. 熟悉PICC维护流程 6. 了解抗癫痫药物的药理作用及使用要点 7. 了解动脉血压监测操作流程	理论	动脉穿刺置管的护理
		理论	胸腔闭式引流管的护理
		理论	常见危急值临床意义及处理方案
		理论	癫痫持续状态患者的护理及急救
		理论	脑电图在癫痫持续状态中的应用及护理
		理论	抗癫痫药物的药理作用及使用要点
		操作	PICC维护
		操作	动脉血压监测
		应急演练	经口气管插管意外脱管的应急演练

续表

培训时间	培训周目标	培训类型	培训路径内容
第10周	1. 掌握神经危重症康复护理指导措施 2. 熟悉急性脊髓炎的护理 3. 了解神经危重症康复新进展 4. 了解神经危重症患者呼吸训练的操作流程	理论	运动功能障碍、认知功能障碍、感觉功能障碍康复护理指导
		理论	神经重症康复新进展
		理论	急性脊髓炎的护理
		操作	抗阻呼吸训练技术
		操作	呼吸肌训练技术
		实践	1 例自身免疫性脑炎患者的护理查房
第11周	1. 掌握神经系统疾病并发症的护理 2. 熟悉中心静脉压监测技术 3. 熟悉支气管镜吸引术的医护配合 4. 了解代谢性脑病护理	理论	低蛋白血症、失用综合征、腹内压增高、中心静脉导管相关性血流感染的护理
		理论	代谢性脑病护理
		理论	支气管镜吸引术的医护配合
		操作	中心静脉压监测
		实践	教学工作坊
第12周	1. 掌握终末消毒流程 2. 熟悉神经系统患者出院后延伸服务项目及流程等 3. 熟悉多重耐药菌种类、隔离方式、防护措施、终末消毒等 4. 了解空气消毒机、床单位消毒机、紫外线灯使用方法 5. 了解特殊感染患者收治及管理流程	理论	留置胃管、留置尿管的置管与更换延伸护理服务的执行流程
		理论	消毒液的配制
		理论	多重耐药菌种类、隔离方式、防护措施、终末消毒
		理论	特殊感染患者收治及管理流程
		操作	空气消毒机、床单位消毒机、紫外线灯
		实践	实践体会交流、征集意见及建议
		实践	结业考核

（三）神经外科专业新护士教学路径单

姓名：　　　　　　　　　　　　　　　　入科时间：

培训时间	培训周目标	培训类型	培训路径内容
第1周	1. 掌握瞳孔的观察 2. 熟悉科室环境、各项规章制度 3. 熟悉本科岗位职责及各班工作流程 4. 了解本科各种管道的观察、固定及护理	入科介绍	神经外科病房、换药室的环境布局，仪器设备和药品放置位置，带教老师和科室人员介绍
		制度	科室各项规章制度、工作流程及岗位职责
		理论	胃肠减压管、空肠营养管、头部引流管、腰大池引流管、尿管、气管插管的观察、固定及护理
		操作	掌握瞳孔的观察
		操作	导尿术

续表

培训时间	培训周目标	培训类型	培训路径内容
第2周	1. 掌握脑外伤护理、脑膜瘤患者围手术期的护理要点 2. 掌握科室常见仪器的使用 3. 熟悉恶性肿瘤人文关怀与心理护理 4. 熟悉专科护理文书的书写规范 5. 了解人工气道的护理 6. 了解患者出入院流程	理论	患者出入院流程及围手术期护理文书
		理论	恶性肿瘤患者的人文关怀与心理护理
		理论	脑外伤患者围手术期的护理评估及病情观察
		理论	脑膜瘤患者围手术期的护理评估及病情观察
		理论	微量泵、营养泵、输液泵、有创呼吸机、电动吸痰器的使用与维护
		操作	气管切开护理
		实践	护生小讲课（带教老师根据《外科护理学》第13章、14章、15章的指定内容）
第3周	1. 掌握脑外伤术后常见并发症的识别、预防及紧急处置 2. 掌握GCS的评估、瞳孔的观察 3. 熟悉人工气道（气管插/套管）的口腔护理 4. 熟悉颅脑损伤患者开颅术后出血高危风险防范措施 5. 了解神经外科重症患者院内转运途中发生病情变化的应急预案 6. 了解中心静脉导管维护	理论	脑外伤术后出血的识别、预防及紧急处置
		理论	颅脑损伤患者开颅术后出血高危风险防范措施
		理论	GCS的评估、瞳孔的观察
		操作	人工气道的口腔护理
		操作	PICC的维护与使用
		操作	有效咳嗽指导训练技术
		实践	1例神经外科脑外伤患者疑难病例讨论
		应急演练	神经外科重症患者院内转运途中发生病情变化的应急预案
第4周	1. 掌握专科疾病知识颅内占位的围手术期护理 2. 掌握鞍区肿瘤垂体腺瘤经鼻蝶窦入路切除患者临床护理路径 3. 熟悉呼吸、神经系统的解剖与生理 4. 熟悉深呼吸及有效咳嗽指导训练技术 5. 了解控制尿量药物用药规范	理论	呼吸、神经系统的解剖与生理
		理论	颅内占位的围手术期的病情观察及护理要点
		理论	垂体腺瘤经鼻蝶窦入路切除患者临床护理路径
		理论	鞍区肿瘤患者临床护理路径
		操作	醋酸去氨加压素（弥凝片）的用药指导
		操作	每小时尿量及24h出入量的记录
		操作	深呼吸及有效咳嗽指导训练技术

续表

培训时间	培训周目标	培训类型	培训路径内容
第5周	1. 掌握神经外科常见疾病如出血性脑卒中的护理评估及病情观察 2. 掌握本科常用药物（甘露醇、巴曲亭、尼莫同等）并知晓药理作用及配伍禁忌注意事项 3. 掌握经气管插/套管吸痰技术 4. 熟悉脑积水防范及应急处置 5. 了解昏迷患者的应急预案与流程	理论	出血性脑卒中护理评估及病情观察
		理论	脑积水防范及应急处置
		理论	神经外科常用药物与护理及常见药物配伍禁忌及注意事项
		操作	胸部排痰训练
		操作	经气管插/套管吸痰技术
		实践	1例出血性脑卒中患者的疑难病例讨论
		应急演练	患者发生昏迷的应急预案与流程
第6周	1. 掌握动静脉置管脱管的应急预案与流程 2. 掌握疼痛的评估方法及护理 3. 掌握三叉神经痛的护理及健康指导 4. 熟悉防范发生用药错误警示风险 5. 了解三叉神经痛微血管减压手术的围手术期护理	理论	三叉神经痛手术治疗的护理及健康指导
		理论	三叉神经痛微血管减压手术的围手术期护理
		理论	防范用药错误
		操作	疼痛的评估方法及临床应用
		应急演练	动静脉置管脱管的应急预案与流程
第7周	1. 掌握神经外科常见疾病如颅内动脉瘤患者的护理评估及病情观察 2. 掌握支架辅助动脉瘤栓塞抗血小板药物服用风险清单 3. 掌握股动脉穿刺点出血风险防范 4. 熟悉口服双抗药的用药规范及注意事项 5. 了解脑疝的应急演练	理论	颅内动脉瘤患者的护理评估及病情观察
		理论	掌握支架辅助动脉瘤栓塞抗血小板药物服用风险清单
		理论	股动脉穿刺点出血风险清单
		理论	口服双抗药的用药规范及注意事项
		操作	口服双抗药的用药指导
		应急演练	脑疝的应急演练
第8周	1. 掌握脊髓疾病的护理常规 2. 熟悉椎管占位疾病的护理计划及观察要点 3. 熟悉脊柱脊髓术后体位管理 4. 了解引流管非计划拔管的应急演练	理论	椎管占位的围手术期的护理及观察要点
		理论	脊髓损伤的围手术期护理及观察要点
		操作	轴线翻身
		操作	良肢位摆放
		操作	肌力的评估
		应急演练	引流管非计划拔管的应急演练

续表

培训时间	培训周目标	培训类型	培训路径内容
第9周	1. 掌握患者的健康宣教，包括：良肢位摆放、功能锻炼、营养管理 2. 掌握吞咽障碍的评估及误吸的预防 3. 熟悉 NRS2002 为患者进行风险筛查 4. 了解俯卧位通气	理论	吞咽障碍的评估及误吸的预防
		理论	偏瘫患者良肢位摆放及功能锻炼
		理论	危重患者的营养支持
		操作	使用 NRS2002 为患者进行风险筛查
		操作	肠内营养输注(肠内营养泵的使用)
		操作	俯卧位通气
第10周	1. 掌握患者突发病情变化的抢救团队配合 2. 熟悉急救药品的使用及注意事项 3. 了解疑难危重患者 SBAR 交班及护理风险评估	理论	急救药品的使用及注意事项
		理论	疑难危重患者 SBAR 交班及护理风险评估
		操作	患者突发病情变化的抢救团队配合
		实践	1 例颅内动脉瘤患者的护理查房
		应急演练	患者发生猝死的应急预案与流程
第11周	1. 掌握科内各种类型呼吸机的使用 2. 熟悉神经外科呼吸机故障处理 3. 了解盲插鼻肠管及专科仪器设备应用	理论	呼吸机临床应用
		理论	呼吸机参数报警的原因分析及处理
		操作	肠内营养输液泵的使用
		操作	呼吸回路安装
		操作	呼吸机故障排除
		实践	参观学习肠内营养小组盲插鼻肠管
第12周	1. 掌握专科疾病新共识、新进展 2. 熟悉专科患教 3. 熟悉神经外科“神采飞扬”六心护理项目 4. 了解出院电话回访的要点	理论	《神经外科重症管理专家共识》解读
		理论	烟雾病及烟雾综合征的诊治进展
		理论	参与延伸护理服务、互联网⁺护理服务
		实践	参与专科患教活动
		实践	参与住院患者出院后的专科电话回访
		实践	实践体会交流、征集意见及建议
		实践	结业考核

六、泌尿与生殖系统疾病专科新护士临床护理教学路径指引

（一）肾病内科专业新护士教学路径单

姓名：　　　　　　　　　　　　　　　　　　　入科时间：

培训时间	培训周目标	培训类型	培训路径内容
第1周	1. 掌握患者转运交接及内瘘术后患者的护理 2. 掌握肾脏的结构、功能，慢性肾脏病的分期 3. 熟悉肾病内科病区布局及设施，各班岗位职责及工作流程、各项规章制度 4. 了解日间手术就诊流程与管理	入科介绍	肾病内科病房、腹透门诊、腹透操作间的环境布局，仪器设备和药品放置位置，带教老师和科室人员介绍
		制度	科室工作流程及岗位职责
		理论	肾脏的解剖结构、功能、慢性肾脏病的分期
		制度	科室规章制度
		制度	日间手术就诊流程与管理制度
		操作	内瘘术后健康宣教及红外线治疗
		操作	肾内科患者的转运及交接规范
第2周	1. 掌握肾内科患者常见体征的护理 2. 掌握各种标本采集技术 3. 掌握异常小便（血尿、蛋白尿）的观察及护理 4. 熟悉人文关怀与人文护理 5. 了解肾内科患者出入院流程及访视制度	理论	肾内科患者出入院护理流程
		理论	肾内科患者的人文关怀与人文护理
		理论	肾内科患者常见症状及体征如水肿、高血压的护理
		理论	肾内科患者出院访视制度
		操作	血培养标本采集、尿常规、尿培养、24h 尿蛋白定量等标本的留取
		理论	异常小便如血尿、蛋白尿的观察及护理
		实践	新护士小讲课（带教老师根据《内科护理学》第 5 章泌尿系统疾病护理指定内容）
第3周	1. 掌握肾小球肾炎的护理 2. 掌握肾穿刺术后出血的识别、预防及紧急处置 3. 掌握输液泵及微量泵的使用及中心静脉导管非计划拔管应急处置 4. 熟悉专科常见药物用法及注意事项 5. 熟悉更换各种引流袋技术	理论	肾小球肾炎临床症状及护理常规
		理论	激素、降压药物、免疫抑制剂药物的临床应用原则与观察要点
		操作	更换胸腔、腹腔引流袋以及尿管集尿袋
		操作	肾穿刺患者的围手术期的护理
		实践	1 例肾小球肾炎患者的护理查房
		操作	掌握肾穿刺术后出血的识别、预防及紧急处置
		操作	输液泵及微量泵的使用
		应急演练	中心静脉导管非计划拔管应急演练

续表

培训时间	培训周目标	培训类型	培训路径内容
第4周	1. 掌握肾病综合征的护理 2. 掌握中心静脉导管维护技术 3. 熟悉水肿患者的护理及血栓预防要点	理论	肾病综合征患者的护理
		理论	水肿、低蛋白血症、高脂血症患者的护理
		操作	肾病综合征患者因水肿突发心衰的处理措施
		操作	肾病综合征患者血栓预防措施及健康指导
		操作	中心静脉导管维护技术
		实践	1 例肾病综合征患者的护理查房
第5周	1. 掌握尿路感染疾病的护理 2. 掌握导尿管及胃管的置入操作技术 3. 掌握采用 PIO 格式书写肾内科患者护理文书 4. 熟悉肾内科各项护理风险评估与风险预防 5. 熟悉电解质紊乱患者的护理	理论	肾内科各项护理风险评估与风险预防清单
		理论	尿路感染患者的临床症状及护理常规
		理论	电解质紊乱患者的处理
		理论	肾内科患者护理病历的书写及要求
		应急演练	低钾及高钾患者的应急演练
		操作	导尿管及胃管的置入操作技术
第6周	1. 掌握压力性损伤患者的护理 2. 熟悉病区物品与药品管理 3. 熟悉肾内科各类手术术前及术后护理 4. 了解慢性肾病患者的管理模式与个案护理 5. 了解肾脏病健康教育的临床实践与实施	理论	慢性肾病患者的护理
		理论	压力性损伤患者的护理
		理论	病区物品与药品管理
		理论	肾脏病健康教育的临床实践与实施
		理论	慢性肾病患者的管理模式与个案护理
		操作	腹膜透析置管术前及术后护理
		操作	动静脉内瘘吻合术术前及术后护理
		操作	动静脉内瘘球囊扩张术术前及术后护理
		操作	中心静脉置管术前及术后护理
		操作	压力性损伤换药技术
第7周	1. 掌握结肠水疗技术及血气分析标本采集技术 2. 熟悉急性肾衰竭患者的护理 3. 了解专科实验室检查项目指标意义及危急值管理	理论	急性肾衰竭患者的护理
		理论	肾内科实验室检查结果解读、危急值管理制度
		理论	肾内科常见危急值阳性体征及处理措施
		理论	结肠水疗的适应证及注意事项
		操作	结肠水疗操作技术
		操作	动脉血、血气分析标本采集技术

续表

培训时间	培训周目标	培训类型	培训路径内容
第8周	1. 掌握血液净化治疗的护理 2. 掌握腹膜透析相关操作技术 3. 熟悉科室常见危重患者阳性体征及护理措施 4. 熟悉保护性约束技术 5. 了解腹膜炎相关知识	理论	血液净化治疗的护理
		理论	科室常见危重患者代谢性脑病、消化道出血、感染性休克、急性心衰的护理
		实践	1 例腹膜炎患者的疑难病例讨论
		操作	腹膜透析外出口换药技术
		操作	腹膜透析平衡实验及透析充分性的评估
		操作	腹膜透析换液操作技术
		操作	代谢性脑病患者约束技术
第9周	1. 掌握腹膜透析患者护理常规 2. 掌握自动化腹膜透析机技术 3. 掌握腹膜透析管漂管后的紧急处理及外接口污染及滑脱应急处置 4. 了解腹膜透析患者管理	理论	腹膜透析患者的护理常规
		理论	腹膜透析液各种类型及用途
		理论	腹膜透析患者课程培训、延伸服务
		理论	腹膜透析患者术前及术后护理
		实践	互联网 + 对患者进行延伸服务（腹膜透析换液、更换外接短管等）
		操作	自动化腹膜透析操作技术
		操作	腹膜透析管漂管后的紧急处理
		应急演练	腹膜透析外接口污染及滑脱应急演练
第10周	1. 掌握科室常见危重患者的病情观察、评估、SBAR 交班及抢救配合 2. 熟悉急救室、急救车布局 3. 了解疑难危重患者护理风险和营养支持	理论	危重症肾病患者救治与护理新进展
		理论	急救室、急救车的管理制度
		操作	肾内科急危重症患者的抢救团队配合
		操作	疑难危重患者 SBAR 交班及护理风险讨论
		操作	肾内科危重患者营养支持技术
		操作	CRRT 在危重症患者操作中的护理配合
第11周	1. 掌握血液透析导管相关性感染的预防及护理 2. 熟悉腹膜炎及导管感染护理 3. 了解多重耐药菌感染患者的管理及护理 4. 了解肾内科患者的尸体料理方法	理论	腹膜透析相关性腹膜炎患者的临床症状及护理常规
		理论	血液透析导管相关性感染的预防及护理
		理论	多重耐药菌感染患者的管理及护理
		理论	肾内科病房及腹膜透析操作间的日常消毒规范
		实践	教学工作坊
		操作	肾内科患者的尸体料理

续表

培训时间	培训周目标	培训类型	培训路径内容
第12周	1. 掌握慢性肾衰竭患者的并发症及预防 2. 熟悉日间手术患者随访流程 3. 了解专科疾病新共识、新进展	理论	专科疾病新共识、新进展
		理论	慢性肾衰竭患者的并发症及预防
		实践	参与日间手术及住院患者出院后的专科电话回访
		实践	实践体会交流、征集意见及建议
		实践	结业考核

（二）泌尿系统疾病专业新护士教学路径单

姓名：　　　　　　　　　　　　　　　　　　　　　入科时间：

培训时间	培训周目标	培训类型	培训路径内容
第1周	1. 掌握各岗位职责及各班工作流程 2. 掌握急救室、急救车的管理制度 3. 掌握入院、出院患者流程 4. 掌握泌尿系统的解剖、生理和病理知识 5. 熟悉泌尿外科环境及各项规章制度 6. 熟悉病区物品与药品管理	入科介绍	泌尿外科病房、膀胱镜室的环境布局，仪器设备和药品放置位置，带教老师和科室人员介绍
		制度	科室工作流程及岗位职责
		制度	急救室、急救车的管理制度
		理论	入院、出院患者流程
		理论	泌尿系统的解剖、生理和病理知识
		理论	病区物品与药品管理
		操作	留置导尿管
		操作	更换引流袋
第2周	1. 了解门诊布局及工作流程 2. 了解门诊膀胱镜检操作前物品准备及注意事项 3. 了解尿动力检查的意义及操作流程 4. 了解体外冲击波碎石前后注意事项及碎石中的病情观察	理论	专科门诊的布局及工作流程
		理论	膀胱镜检操作前物品准备流程及注意事项
		理论	尿动力检查的意义及操作流程
		理论	体外冲击波碎石前后注意事项及碎石中的病情观察
		操作	膀胱灌注技术
第3周	1. 掌握导尿管的种类及护理 2. 掌握留置尿管的并发症及处理流程 3. 掌握前列腺增生疾病围手术期护理要点 4. 掌握尿培养标本采集技术 5. 熟悉各种管道的观察、固定及护理 6. 熟悉专科护理文书书写要求及规范	理论	导尿管的种类及护理
		理论	留置尿管的并发症及处理流程
		理论	前列腺增生疾病围手术期护理要点
		理论	留置胃管、尿管、膀胱造瘘管、肾造瘘管、腹膜后/盆腔引流管的观察、固定及护理
		理论	专科护理文书书写要求及规范
		操作	尿培养标本采集
		操作	提肛运动指导训练技术

续表

培训时间	培训周目标	培训类型	培训路径内容
第4周	1. 掌握泌尿外科危重症患者的病情观察及护理要点 2. 熟悉特殊检查适应证和禁忌证 3. 熟悉前列腺穿刺活检患者护理常规 4. 熟悉肾造瘘穿刺术后观察要点及注意事项 5. 熟悉泌尿外科专科护理指标	理论	患者突发感染 / 过敏 / 出血性休克患者的护理
		理论	静脉尿路造影适应证和禁忌证
		理论	肾动脉造影适应证和禁忌证
		理论	前列腺穿刺活检患者护理常规
		理论	肾造瘘穿刺术后观察要点及注意事项
		理论	泌尿外科专科护理质量指标的构建
		操作	电动吸引器的使用
第5周	1. 掌握常用物品消毒及消毒液配制方法 2. 掌握多重耐药菌感染患者的管理及护理 3. 掌握急性肺栓塞的识别及紧急处理 4. 掌握专科技术 5. 了解不同药物的配伍禁忌及药物不良反应	理论	常用物品消毒方法、消毒液配制方法
		理论	多重耐药菌感染患者的管理及护理
		理论	急性肺栓塞的识别及紧急处理
		理论	不同药物的配伍禁忌及药物不良反应
		应急演练	急性肺栓塞的应急演练
		操作	动脉血、血气标本采集技术
		操作	手指血糖监测技术
		应急演练	患者突发低血糖应急演练
第6周	1. 掌握肾上腺疾病临床护理路径 2. 掌握肾上腺危象的识别 3 熟悉 VTE 的防治与护理	理论	肾上腺疾病切除术临床护理路径
		理论	肾上腺危象的识别
		应急演练	1 例突发肾上腺危象患者的救治应急演练
		理论	VTE 的防治与护理
		操作	踝泵运动技术
		操作	抗凝剂的皮下注射规范
		操作	空气压力泵的使用
第7周	1. 掌握肾结石的分类 2. 掌握结石分析报告并对患者进行健康指导 3. 熟悉常见血管活性药物的使用及注意事项 4. 了解泌尿外科尿路结石手术方式及护理要求 5. 了解日间手术及住院患者出院后专科电话回访的要点	理论	肾结石的分类
		实践	通过结石分析报告对患者进行健康指导
		理论	常见血管活性药物的使用及注意事项
		理论	经皮肾镜钬激光碎石术护理要求
		理论	输尿管钬激光碎石术 / 输尿管软镜钬激光碎石术护理要求
		理论	膀胱机械碎石术护理要求
		应急演练	1 例经皮肾镜钬激光碎石术后大出血应急演练
		实践	参与日间手术及住院患者出院后专科电话回访

续表

培训时间	培训周目标	培训类型	培训路径内容
第8周	1. 掌握膀胱灌注的注意事项及操作规范 2. 掌握膀胱冲洗目的及冲洗时观察要点 3. 熟悉膀胱镜检术的配合和护理 4. 熟悉输尿管镜输尿管支架取出术健康指导	理论	膀胱灌注的注意事项及操作规范
		理论	膀胱冲洗目的及冲洗时观察要点
		理论	膀胱镜检查的注意事项及护理
		理论	留置输尿管支架管（双J管）期间注意事项
		理论	输尿管镜输尿管支架取出术（日间手术）健康指导
		操作	膀胱冲洗技术
第9周	1. 掌握导尿管相关性尿路感染的发生状况、危险因素及控制的基本原则和措施 2. 掌握导尿管相关性尿路感染的预防与控制	理论	导尿管相关性尿路感染的发生状况、危险因素及控制的基本原则和措施
		理论	导尿管相关性尿路感染的预防与控制
		实践	1例肾结石术后感染患者的护理查房
		应急演练	引流管非计划性拔管应急演练
第10周	1. 掌握泌尿系损伤手术患者临床护理路径 2. 掌握膀胱癌手术患者临床护理路径 3. 熟悉膀胱造口的护理 4. 熟悉造口袋的分类与选择 5. 熟悉常见膀胱造口并发症的预防及处理 6. 熟悉尿路造口患者的健康宣教、生活指导	理论	泌尿系损伤手术患者临床护理路径
		理论	膀胱癌手术患者临床护理路径
		理论	膀胱造口的护理
		理论	造口袋的分类与选择
		理论	常见膀胱造口并发症的预防及处理
		理论	尿路造口患者的健康宣教、生活指导
		操作	更换尿路造口袋
第11周	1. 掌握疑难危重患者SBAR交班及护理风险评估 2. 了解肾移植术前评估准备 3 了解肾脏移植术后并发症护理 4. 了解肾脏移植术后口服药及饮食指导 5. 了解肾脏移植术后出院健康指导	理论	疑难危重患者SBAR交班及护理风险评估
		理论	肾移植术前评估和准备
		理论	肾脏移植术后并发症护理
		理论	肾脏移植术后口服药及饮食指导
		理论	肾脏移植术后出院健康指导
第12周	1. 熟悉患教活动 2. 了解专科疾病新共识、新进展 3. 了解ERAS快速康复在泌尿外科中的应用及意义 4. 完成理论及操作考试，并完成学习评价	理论	ERAS快速康复在泌尿外科中的应用及意义
		理论	《经膀胱入路机器人辅助根治性前列腺切除术中国专家共识》解读
		实践	参与专科患教活动
		实践	实践体会交流、征集意见及建议
		实践	结业考核

七、血液与免疫系统疾病专科新护士临床护理教学路径指引

（一）血液内科专业新护士教学路径单

姓名：　　　　　　　　　　　　　　　　　　入科时间：

培训时间	培训周目标	培训类型	培训路径内容
第1周	1. 掌握血液系统患者的出入院流程、转运及交接规范 2. 熟悉科室环境、各项规章制度 3. 熟悉血液系统疾病的临床表现及护理要点，血液病的分类 4. 了解血液系统的解剖及生理功能 5. 了解血液科常见标本采集项目及要求	入科介绍	血液内科病房、层流洁净病房、层流洁净病床、单采室、PICC置管室、血友病门诊的环境布局，仪器设备和药品放置位置，带教老师和科室人员介绍
		制度	科室各项规章制度、工作流程及岗位职责
		制度	层流洁净病床消毒隔离制度
		制度	日间化疗管理制度
		理论	血液系统患者贫血、出血、感染、淋巴结肿大的临床表现及护理要点
		理论	血液系统的解剖及生理功能
		理论	血液病的分类
		理论	血液科常见标本采集项目及要求
		操作	血液系统患者的出入院流程、转运及交接规范
第2周	1. 掌握各类贫血患者的护理要点 2. 掌握高流量呼吸治疗技术 3. 掌握输血流程，输血不良反应的观察及应急处理 4. 了解蔗糖铁注射液静脉输注的风险管理	理论	缺铁性贫血患者的护理评估及病情观察
		理论	再生障碍性贫血患者的护理评估及病情观察
		理论	溶血性贫血患者的护理评估及病情观察
		理论	真性红细胞增多症患者的护理评估及病情观察
		理论	蔗糖铁注射液静脉输注的风险管理
		理论	专科护理文书的书写规范
		理论	输血不良反应观察及应急处理
		操作	密闭式静脉输血技术及闭环管理
		操作	高流量呼吸治疗技术
		应急演练	错型输血引发急性溶血反应
		实践	新护士小讲课（带教老师根据《内科护理学》第6章血液系统疾病患者的护理指定内容）

续表

培训时间	培训周目标	培训类型	培训路径内容
第3周	1. 掌握ITP、TTP患者的护理要点 2. 掌握血小板减少并发症的识别、预防及紧急处置 3. 掌握阳性体征记录书写规范、ITP出血评分量表 4. 熟悉血小板保存箱的操作流程 5. 了解专科实验室检查结果的临床意义及危急值管理	理论	免疫性血小板减少性紫癜（ITP）患者的护理评估及病情观察
		理论	血栓性血小板减少性紫癜 (TTP) 患者的护理评估及病情观察
		理论	血小板减少引发大出血的识别、预防及紧急处置
		理论	阳性体征记录书写规范
		理论	血液专科实验室检查结果解读、危急值管理制度
		理论	ITP 出血评分量表
		操作	血小板保存箱的操作流程
第4周	1. 掌握MM患者的护理要点 2. 掌握口腔黏膜炎评估单 3. 熟悉生物安全柜的使用、口腔冷疗技术、人影图片定位法、空气夹层注射法	理论	多发性骨髓瘤（MM）患者的护理评估及病情观察
		理论	专科质量监测指标 -- 化疗后口腔感染发生率
		理论	口腔黏膜炎评估量表单
		操作	生物安全柜的使用
		操作	口腔冷疗技术
		操作	人影图片定位法注射硼替佐米
		操作	空气夹层注射法注射硼替佐米
第5周	1. 掌握NHL患者的护理要点 2. 掌握PICC/PORT维护流程及常见并发症的处理 3. 熟悉联合化疗药物执行顺序、PICC/PORT置管前后的健康指导 4. 了解血管内导管相关血流感染预防与控制措施	理论	淋巴瘤 (NHL) 患者的护理评估及病情观察
		理论	淋巴瘤患者全程管理
		理论	联合化疗时药物执行顺序管理
		理论	PICC 及 PORT 的维护流程和常见并发症的处理
		理论	血管内导管相关血流感染预防与控制
		操作	PICC 及 PORT 置管前后的健康指导
		操作	PICC 维护技术规范
		操作	PORT 维护技术规范
		实践	患教会：“淋巴瘤日”

续表

培训时间	培训周目标	培训类型	培训路径内容
第6周	1. 掌握急慢性白血病的护理要点 2. 掌握大便分类法、冰毯机、短波紫外线治疗技术 3. 熟悉经典化疗方案、化疗药物（硼替佐米、三氧化二砷）的不良反应及护理、口服药（奥布替尼、维奈克拉）作用与注意事项 4. 了解骨髓穿刺术、腰椎穿刺术术后护理	理论	急性白血病患者的护理评估及病情观察
		理论	慢性白血病患者单抗护理评估及病情观察
		理论	化疗后骨髓抑制期的预防及护理
		理论	血液肿瘤经典化疗方案
		理论	血液肿瘤常见化疗药物的不良反应及护理
		理论	科内常用口服药物的药理作用及注意事项
		理论	骨髓穿刺术术后护理
		理论	腰椎穿刺术及鞘内注射后的护理
		理论	专科质量监测指标 -- 化疗后肛周感染发生率
		理论	专科评分量表——布里斯托大便分类法
		操作	冰毯机的操作流程
		操作	短波紫外线治疗技术
		应急演练	化疗药物外渗的应急处理流程
第7周	1. 掌握血友病患者的护理要点 2. 掌握凝血因子注射技术 3. 熟悉血友病患者的健康宣教 4. 了解血友病患者全流程管理	理论	血友病患者的护理评估及病情观察
		理论	血友病患者全流程护理管理
		理论	血友病患者居家自我治疗的健康宣教
		操作	凝血因子注射技术
		实践	患教会：血友病患者自我注射
		实践	1 例血友病患者的护理查房
第8周	1. 掌握层流洁净床的使用、间充质干细胞、淋巴细胞回输技术 2. 熟悉造血干细胞移植术后患者的护理要点 3. 了解 GVHD 的护理要点	理论	造血干细胞移植术后患者的护理评估及病情观察
		理论	造血干细胞移植术后肠道排异患者的护理评估及病情观察
		理论	造血干细胞移植术后皮肤排异患者的护理评估及病情观察
		操作	间充质干细胞回输技术及注意事项
		操作	淋巴细胞回输技术及注意事项
		操作	层流洁净床的使用及日常保养
		实践	1 例造血干细胞移植术后患者的疑难危重病例讨论

续表

培训时间	培训周目标	培训类型	培训路径内容
第9周	1. 掌握血细胞分离单采患者的护理要点 2.熟悉血细胞分离单采技术、血浆置换技术 3. 了解CAR–T治疗、血脂吸附技术	理论	CAR–T细胞治疗全流程护理管理
		理论	CAR–T细胞治疗患者的护理评估及病情观察
		理论	血细胞分离单采的基础知识
		理论	血细胞分离单采患者的护理
		理论	干细胞采集患者的饮食指导
		理论	血细胞分离单采导致枸橼酸钠过敏的风险管理
		操作	血细胞分离单采技术
		操作	血浆置换技术
		操作	血脂吸附技术
		操作	CAR–T细胞回输护理及注意事项
		实践	专科健康教育小讲堂
第10周	1. 掌握患者突发病情变化（咯血）抢救团队配合、无创呼吸机的使用 2. 熟悉急救药品的使用及注意事项 3. 熟悉多重耐药菌感染患者的管理及护理	理论	急救药物的使用及注意事项
		理论	多重耐药菌感染患者的管理及护理
		操作	无创呼吸机的操作流程
		应急演练	患者突发病情变化（咯血）抢救团队配合
第11周	1. 掌握移植患者SBAR交班及护理风险评估 2. 熟悉造血干细胞移植的分类、护理要点 3. 了解造血干细胞分装、净化、冻存、回输技术	理论	造血干细胞移植的分类
		理论	自体造血干细胞移植患者的护理评估及病情观察
		理论	异基因造血干细胞移植患者的护理评估及病情观察
		理论	造血干细胞移植患者的饮食管理
		理论	“0”期患者的管理
		理论	移植患者SBAR交班及护理风险评估
		操作	造血干细胞分装体外净化术
		操作	造血干细胞冻存技术
		操作	造血干细胞回输技术
第12周	1. 熟悉移植患者的出院管理 2. 了解骨髓血采集 3. 完成结业考核	理论	造血干细胞移植患者的出院管理
		操作	骨髓血采集术
		实践	参与出院后患者的专科电话回访
		实践	实践体会交流、征集意见及建议
		实践	结业考核

（二）血液净化专业新护士教学路径单

姓名：　　　　　　　　　　　　　　　　　　　　入科时间：

培训时间	培训周目标	培训类型	培训路径内容
第1周	1. 熟悉科室及医院相关的规章制度及劳动纪律 2. 了解血透工作职责及各班次工作程序 3. 了解血透室工作环境、各传染病分区 4. 了解透析患者的管理	入科介绍	工作环境、布局、工作流程、岗前培训的目的、内容与安排
		制度	医院及科室相关规章制度
		理论	各班次工作职责
		理论	透析患者接诊制度
		制度	透析患者管理规章制度
		理论	新入透析患者健康宣教
		理论	透析室陪护及家属探视时间管理
第2周	1. 掌握血液透析相关专科操作：包括预冲管路、上下机的护理观察及操作要点 2. 熟悉血液透析、血液透析滤过的概念、原理、适应证及禁忌证 3. 熟悉动静脉内瘘拔针按压止血方法	理论	血液净化方式 HD、HDF、HP 概念及原理
		理论	血液透析的适应证及禁忌证
		理论	血液透析滤过中前、后稀释法的区别
		理论	上机时的护理观察以及操作要点
		理论	下机时的护理观察以及操作要点
		操作	动静脉内瘘拔针按压止血方法
		操作	掌握各机型管路预冲
第3周	1. 掌握患者治疗结束后机器消毒程序 2. 了解各类透析机、透析器的区别	理论	各种透析器、透析管路的特点以及区别
		理论	透析结束后机器内外部消毒方法及目的
		理论	血透机的基本构造及监测系统
第4周	1. 掌握血透护理记录单书写要求 2. 熟悉血透信息系统的操作步骤及故障排除方法 3. 了解水处理的工作原理 4. 了解透析液的构成	理论	水处理间实地讲解工作原理
		理论	透析液的成分、种类及院感监测指标
		理论	血透信息系统的应用
		操作	血透信息系统的登记以及故障排除方法
		操作	血透记录单内容书写
第5周	1. 掌握血液透析常见方案、无肝素透析的操作方法以及观察注意事项 2. 掌握并能正确配制低分子肝素及普通肝素溶液 3. 了解枸橼酸钠抗凝的原理以及使用方法 4. 了解各种抗凝剂的分类以及特点	理论	血液透析常见抗凝方案
		理论	各种抗凝方案的适应证
		理论	普通肝素以及低分子肝素的使用方案
		理论	无肝素透析的适应证以及观察要点
		理论	枸橼酸钠抗凝的原理及其监测指标
		操作	使用枸橼酸抗凝时管路连接方法
		操作	低分子肝素以及普通肝素溶液的配制

续表

培训时间	培训周目标	培训类型	培训路径内容
第6周	1. 熟悉透析室常规药品的种类 2 熟悉促红素、铁剂的使用方法及注意事项 3. 了解左卡尼汀的适应证 4. 了解尿激酶的使用方法	理论	血透室常用药物的种类
		理论	促红素的使用原则以及要点
		理论	铁剂的使用注意事项和方法
		理论	左卡尼汀的使用注意事项和方法
		理论	尿激酶的使用方法及注意事项
第7周	1. 熟悉血透常用血管通路的种类 2. 熟悉深静脉置管的分类及护理 3. 熟悉动静脉内瘘及移植血管的护理 4. 熟悉初次使用内瘘宣教内容 5. 了解长期导管的常见并发症及处理	理论	血液透析患者为何要建立血管通路
		理论	临时性血管通路有哪几种，其特征如何
		理论	深静脉留置导管的分类及选择标准
		理论	长期导管的常见并发症及处理
		理论	动静脉内瘘物理评估要点
		理论	移植血管内瘘评估要点
		操作	深静脉留置导管的护理要点
		操作	动静脉内瘘穿刺的护理要点
		操作	移植动静脉内瘘血管的护理要点
第8周	1. 掌握透析期间的观察护理要点 2. 熟悉常见的机器报警处理方法 3. 了解管路凝血的分类以及处理方法	理论	血透期间的护理观察要点
		理论	血透机常见报警
		理论	血透机常见报警的处理方法
		理论	血液透析管路凝血的分类以及处理
		操作	床边示教血透机报警处理
		实践	1 例透析中低血压患者的护理查房
第9周	1. 掌握常见并发症应急演练 2. 掌握血透患者的饮食护理要点 3. 掌握常见的高钾、低钾、高磷、低磷食物分类 4. 熟悉干体重的概念并熟悉调整方法 5. 熟悉常见高蛋白食物 6. 熟悉高钾、低钾、高磷、低磷的临床表现及处理办法 7. 了解血透患者营养不良评估与治疗	理论	血透患者饮食要点
		理论	常见高钾、低钾食物分类表
		理论	干体重的意义以及调整方法
		理论	高钾、低钾的临床表现及处理办法
		理论	高磷、低磷血症临床表现及处理办法
		理论	常见高蛋白食物分类表
		理论	透析患者营养不良评估方法及治疗方案
		应急演练	低血压、肌肉痉挛等应急演练

续表

培训时间	培训周目标	培训类型	培训路径内容
第10周	1. 掌握血透中急性并发症的种类以及临床表现 2. 掌握透析中常见急性并发症的处理 3. 熟悉肾性骨病的防治及管理 4. 了解透析患者的容量管理及评估标准	理论	血透中急性并发症的种类以及临床表现
		理论	肾性骨病的防治及管理
		理论	透析患者的容量管理及评估标准
		理论	透析中低血压先兆症状、典型临床表现和处理方法
		理论	透析中高血压先兆症状、典型临床表现和处理方法
		理论	透析中肌肉痉挛处理方法
		理论	透析中低血糖先兆症状、典型临床表现及处理办法
		理论	透析中常见心律失常的种类
		理论	透析中常见心律失常处理原则及药物选择
		理论	透析中出凝血常见处理方法
第11周	1. 熟悉各种特殊血液净化方法的原理、目的 2. 熟悉A、B型失衡综合征、空气栓塞的临床表现和处理方法 3 了解诱导透析、单纯超滤、序贯超滤的应用原理以及目的 4. 了解充分透析的概念及意义	理论	什么叫诱导透析
		理论	什么叫单纯超滤及序贯超滤
		理论	上、下机的正确操作步骤
		理论	充分透析的概念及意义
		理论	常见特殊血液净化种类
		实践	1 例透析中肌肉痉挛患者的护理查房
		理论	失衡综合征的分类、发生原因、处理方法
		理论	空气栓塞的发生原因、处理方法
第12周	1. 掌握科室各项紧急应急预案 2. 上岗前理论+操作考核	理论	血透室空气栓塞、溶血、管路滑脱、体外循环凝血等应急预案
		实践	实践体会交流、征集意见及建议
		实践	结业考核

（三）风湿免疫疾病专业新护士教学路径单

姓名：　　　　　　　　　　　　　　　　入科时间：

培训时间	培训周目标	培训类型	培训路径内容
第1周	1. 掌握风湿性疾病概述及分类 2. 熟悉风湿免疫科病区布局及设施 3. 熟悉风湿免疫科门诊就诊流程 4. 熟悉科室规章制度、科室各班次、工作流程及岗位职责 5. 熟悉风湿免疫科患者出入院流程 6. 了解科室常用药物、高风险药品种类及风险点 7. 了解风湿性疾病患者的人文关怀与人文护理	入科介绍	风湿免疫科病房及门诊的环境布局，仪器设备和药品放置位置，带教老师和科室人员介绍
		理论	风湿免疫科门诊就诊流程与管理
		理论	科室各项规章制度、各班次工作流程及岗位职责
		理论	风湿免疫科病区出入院患者流程
		理论	风湿性疾病的概述及病因
		理论	风湿性疾病的范畴和分类
		理论	风湿性疾病常用药物
		理论	风湿性疾病高风险药品种类及风险点
		理论	风湿性疾病患者的人文关怀与人文护理
		实践	完成1例风湿免疫科患者入院手续办理，指引患者及陪护熟悉病区环境及知晓入院注意事项
第2周	1. 掌握风湿性疾病的常见护理诊断及问诊要点 2. 熟悉风湿性疾病的病理特点 3. 熟悉常见关节炎的特点以及特异性临床表现 4. 熟悉风湿性疾病疼痛评估工具选择及应用 5. 熟悉专科标本采集技术 6. 了解专科实验室检查指标的临床意义	理论	风湿性疾病的病理特点
		理论	风湿性疾病中常见关节炎的特点
		理论	常见弥漫性结缔组织病的特异性临床表现
		理论	风湿性疾病常见护理问诊要点
		实践	风湿免疫性疾病常见护理诊断PIO格式书写
		理论	风湿性疾病患者疼痛评估工具的选择
		实践	风湿性疾病患者关节疼痛护理评估量表实践
		理论	24h蛋白尿的临床意义及规范采集
		理论	风湿性疾病实验室特异性检查指标及临床意义
		实践	新护士小讲课（带教老师根据第7版《内科护理学》第8章风湿性疾病患者的护理第2节风湿性疾病常见症状及体征的护理）
第3周	1. 掌握类风湿关节炎的发病机制和临床表现 2. 熟悉类风湿关节炎的护理问诊要点及查体 3. 熟悉类风湿关节炎患者关节护理 4. 了解类风湿关节炎活动度评估与缓解标准评估 5. 了解常用激素的使用及副作用	理论	类风湿关节炎的发病机制和临床表现
		理论	类风湿关节炎护理评估问诊要点及查体
		理论	类风湿关节炎患者关节常规护理与要点
		理论	类风湿关节炎活动度评估标准解读
		实践	DAS28评分测定
		理论	类风湿关节炎缓解标准解读
		理论	糖皮质激素的规范使用及副作用
		实践	完成1例类风湿关节炎患者的关节康复运动

续表

培训时间	培训周目标	培训类型	培训路径内容
第4周	1. 掌握干燥综合征常见临床表现与护理评估 2. 熟悉干燥综合征专科操作与医护配合 3. 熟悉干燥综合征患者皮肤、黏膜的护理 4. 了解干燥综合征患者口干、眼干症状护理及眼部超声雾化操作流程	理论	干燥综合征患者临床表现
		理论	干燥综合征国际分类、诊断标准与类风湿关节炎、系统性红斑狼疮鉴别诊断
		理论	干燥综合征患者皮肤、黏膜护理评估
		理论	干燥综合征患者皮肤护理
		操作	静态唾液总流率与动态唾液总流率监测
		操作	泪液分泌试验采集技术
		实践	唇腺活检医护配合采样
		理论	唇腺活检患者术后护理要点
		理论	干燥综合征眼干、口干等症状护理
		操作	眼部超声雾化
第5周	1. 掌握常见特发性炎症性肌病的概论及病因 2. 熟悉多发性肌炎、皮肌炎患者的临床表现及护理 3. 了解特发性炎症性肌病的专科辅助检查意义	理论	特发性炎症性肌病概述及病因
		理论	多发性肌炎的临床表现及护理
		理论	皮肌炎的临床表现及护理
		理论	皮肌炎患者的护理评估
		理论	肌电图的意义
		理论	肌肉活检术后的护理要点
		实践	完成 1 例皮肌炎伴吞咽困难患者的评估及饮食指导
第6周	1. 掌握系统性硬化病的概述及临床表现 2. 掌握系统性硬化病的临床表现及护理评估 3. 熟悉系统性硬化病的皮肤护理 4. 了解雷诺现象 5. 了解系统性硬化病的治疗	理论	系统性硬化病的概述及临床表现
		理论	系统性硬化病的临床表现及护理评估
		实践	系统性硬化病的皮肤护理
		理论	系统性硬化病的治疗
		理论	雷诺现象
		实践	运用护理查体与护理诊断协助诊断系统性硬化病
第7周	1. 掌握强直性脊柱炎疑似患者护理问诊、查体技巧 2. 熟悉强直性脊柱炎疑似患者关节问诊及评估 3. 熟悉强直性脊柱炎专科检查操作及医护配合查体（下肢“4 字”试验）	理论	护理问诊、查体为强直性脊柱炎临床诊断提供线索
		理论	患者全身关节护理问诊及评估
		实践	骨盆按压、骶髂关节评估与椎旁肌肉压痛评估
		操作	枕壁试验操作
		操作	胸廓扩展操作
		操作	Schober 试验医护配合
		实践	为患者行下肢“4 字”试验

续表

培训时间	培训周目标	培训类型	培训路径内容
第8周	1. 掌握系统性红斑狼疮的概念 2. 掌握系统性红斑狼疮护理问诊与评估 3. 熟悉系统性红斑狼疮分类标准 4. 熟悉系统性红斑狼疮的临床表现与护理诊断 5. 了解系统性红斑狼疮心理评估	理论	系统性红斑狼疮概述
		理论	系统性红斑狼疮的临床表现与护理诊断
		理论	美国风湿病学会（ACR）推荐系统性红斑狼疮分类标准
		理论	神经精神狼疮的全过程整体护理与心理评估
		实践	健教小课堂——让家属成为狼疮护理“专家”
		理论	系统性红斑狼疮病情活动性、病情轻重程度护理问诊与评估
		实践	系统性红斑狼疮病情活动性 SLEDAI 评分表实践
		实践	为系统性红斑狼疮病情活动性且重度病情患者制定护理计划单
第9周	1. 掌握大动脉炎跌倒风险识别与护理评估 2. 熟悉大动脉炎患者的护理问诊与护理诊断 3. 了解大动脉炎的临床分型 4. 了解大动脉炎动脉搏动点评估与肢体运动评估	理论	大动脉炎概述及临床分型
		理论	大动脉炎的护理问诊要点、全身体格检查与护理诊断
		理论	大动脉炎风险识别与护理评估
		理论	大动脉炎跌倒高风险因素识别
		实践	风湿免疫科大动脉炎跌倒风险评估
		操作	大动脉炎动脉搏动点评估与持续肢体运动评估
		操作	胸廓出口综合征的识别、血管闭塞性脉管炎识别
第10周	1. 掌握重症狼疮的概念与临床表现 2. 掌握重症狼疮识别与护理要点 3. 熟悉重症狼疮患者心理护理 4. 了解系统性红斑狼疮的慢病管理 5. 了解叙事护理	理论	重症狼疮概念与临床表现
		理论	重症狼疮识别与护理要点
		理论	重症狼疮患者的心理护理
		实践	重症狼疮患者叙事护理实践
		实践	系统性红斑狼疮患者的慢病管理
		实践	1 例重症狼疮患者的护理查房
第11周	1. 掌握风湿性疾病常用免疫抑制剂、生物制剂的用法与护理观察评估要点 2. 熟悉风湿性疾病中医辅助治疗技术 3. 熟悉风湿性疾病生物制剂过敏的应急演练要点	理论	免疫抑制剂临床应用原则与不良反应观察
		理论	生物抑制剂临床应用原则与不良反应观察
		操作	穴位贴敷治疗
		操作	红外线理疗技术
		操作	中频理疗仪使用
		操作	中药熏蒸机的使用
		操作	揿针技术
		应急演练	生物抑制剂过敏反应应急演练
		实践	1 例全身多关节疼痛患者疑难病例讨论

续表

培训时间	培训周目标	培训类型	培训路径内容
第12周	1. 掌握风湿性疾病患者饮食与休息护理 2. 掌握风湿性疾病患者常见镇痛药物不良反应观察 3. 熟悉甲襞微循环检查的临床意义 4. 熟悉关节腔穿刺医护配合及术后护理要点 5. 熟悉专科出院电话回访及出院准备	理论	风湿免疫性疾病患者常见镇痛药物不良反应观察与护理
		理论	风湿性疾病患者饮食与营养支持、休息与睡眠指引
		理论	甲襞微循环检测的临床意义
		实践	超声引导下关节腔注射医护配合
		理论	关节腔穿刺术后关节运动护理
		实践	参与住院患者出院后的专科电话回访
		实践	为出院患者测评出院准备
		实践	新护士结业汇报——风湿免疫系统疾病护理归纳总结
		实践	实践体会交流、征集意见及建议
		实践	结业考核

（四）肿瘤专业新护士教学路径单

姓名：　　　　　　　　　　　　　　　　入科时间：

培训时间	培训周目标	培训类型	培训路径内容
第1周	1. 掌握肿瘤相关基础知识 2. 掌握院感相关知识 3. 熟悉科室环境、各项规章制度 4. 熟悉肿瘤患者护理评估 5. 熟悉岗位职责及各班工作流程 6. 了解肿瘤患者出入院、转科流程	入科介绍	肿瘤科病房、置管室、PICC门诊、放疗中心、淋巴水肿专科护理门诊及日间门诊的环境布局，仪器设备和药品放置位置，带教老师和科室人员介绍
		制度	科室规章制度、消毒隔离制度
		制度	标准预防、手卫生指征及洗手方法、医疗废物管理规范及处置流程，安全注射、针刺伤预防及处理、职业暴露上报
		理论	各班岗位职责及工作流程，医嘱处理流程
		理论	肿瘤学概述
		理论	入院、出院、转科患者流程
		操作	三测单、肿瘤患者护理评估
第2周	1. 掌握静脉治疗护理技术操作标准 2. 掌握心电监护、心电图机的使用及常见故障的处理 3. 熟悉静脉通路评估与输液工具的合理选择 4. 熟悉中心静脉导管的日常使用及观察要点 5. 熟悉肿瘤常见疾病护理常规	理论	肿瘤常见疾病护理常规（带教老师根据各病区亚专业常见病种指定内容）
		理论	静脉治疗护理技术操作标准
		理论	肿瘤患者化疗护理常规
		操作	静脉通路评估与输液工具的合理选择
		操作	中心静脉导管输液技术及观察要点
		操作	心电监护仪、心电图机的使用及常见故障的处理
		实践	护士小讲课（带教老师根据各病区亚专业常见病种指定内容）

续表

培训时间	培训周目标	培训类型	培训路径内容
第3周	1. 掌握本科常见化疗药物的分类及护理要点 2. 掌握化疗药物用药错误的风险防控 3. 掌握输液泵、注射泵的使用及常见故障处理 4. 熟悉化疗药物配制、护理要点 5. 熟悉化疗职业防护 6. 熟悉高风险药物经外周静脉输注管理规范	理论	常见化疗药的分类及护理要点
		理论	化疗药物配制及化疗职业防护
		制度	高风险药物经外周静脉输注管理规范
		操作	生物安全柜使用及常见故障的处理
		操作	输液泵、注射泵的使用及常见故障处理
		理论	化疗药物用药错误风险防范清单
		应急演练	化疗药物外渗、溢出的应急处理
第4周	1. 掌握癌痛的评估、治疗及护理 2. 掌握胃肠减压技术 3. 熟悉麻醉药品常见副作用的观察、护理与阿片类药物中毒应急处置 4. 熟悉便秘的护理 5. 熟悉麻醉药品、第一类精神药品相关管理制度 6. 了解自控镇痛泵的使用	理论	肿瘤患者常见症状：癌性疼痛的护理
		理论	中重度癌痛预防及控制清单
		制度	麻醉药品、第一类精神药品管理制度；麻醉药品、第一类精神药品空安瓿 / 废帖管理制度
		理论	便秘的护理常规
		操作	自控镇痛泵的使用
		操作	灌肠护理技术
		应急演练	阿片类药物中毒的预防及应急处理
第5周	1. 掌握放射治疗基本知识与护理常规 2. 掌握大咯血的紧急处置方法 3. 熟悉头颈部放疗患者的功能锻炼 4. 熟悉放射性肠炎与皮炎的护理要点 5. 熟悉腹泻水样便肛管引流操作	理论	放射治疗基本知识
		理论	放射治疗患者的护理常规
		理论	放射性肠炎的观察与护理
		理论	放射性皮炎护理常规
		操作	头颈部放疗患者的功能锻炼与健康教育
		操作	大便失禁、腹泻水样便成人患者肛管引流操作
		应急演练	大咯血应急演练
第6周	1. 掌握恶心、呕吐的护理 2. 掌握中心静脉导管维护技术 3. 熟悉压力性损伤的预防与护理 4. 熟悉电解质紊乱的临床表现及护理 5. 熟悉乳腺癌相关康复护理技术 6. 了解穴位贴敷在肿瘤恶心呕吐患者中的应用 7. 了解淋巴水肿综合治疗技术	理论	肿瘤患者常见症状：恶心呕吐的护理
		理论	压力性损伤的预防及护理
		理论	淋巴水肿综合治疗
		理论	电解质紊乱临床表现及护理
		操作	乳腺癌康复护理技术
		操作	中医适宜技术—穴位贴敷治疗
		操作	PICC/CVC 维护技术

续表

培训时间	培训周目标	培训类型	培训路径内容
第7周	1. 掌握深静脉血栓评估、预防及护理 2. 掌握骨髓抑制的护理 3. 掌握百级层流洁净床的使用 4. 熟悉肿瘤科常见阳性体征的观察与记录 5. 熟悉肺栓塞、急性肺水肿的紧急处理 6. 熟悉肺癌康复护理技术	理论	深静脉血栓的评估、预防、观察、护理及随访
		制度	危急值管理制度
		理论	患者阳性体征观察与记录
		理论	骨髓抑制的分级及护理
		操作	肺癌康复护理技术
		操作	百级层流洁净床的使用
		应急演练	肺栓塞、急性肺水肿的紧急处理
第8周	1. 掌握危重患者病情观察及护理，正确书写护理文书 2. 掌握胃肠减压技术 3. 掌握血管导管相关血流感染的防控要点 4. 熟悉静脉炎的预防及护理 5. 熟悉急救车管理规范 6. 了解中心静脉导管堵塞的防控及处理	理论	危重患者的病情观察、护理文书
		制度	急救车管理规范及制度
		理论	静脉炎的预防及护理
		理论	血管导管相关血流感染防控
		操作	无创呼吸机的操作技术
		操作	胃肠减压技术
		操作	中心静脉导管堵塞溶栓技术
第9周	1. 掌握紫杉醇药物配制要求及相关护理要点 2. 掌握伊立替康使用风险防范识别及处置 3. 掌握造口袋的更换技术 4. 熟悉肿瘤靶向、免疫治疗的护理 5. 熟悉紫杉醇类化疗药物过敏反应预防及应急处置 6. 了解紫外线短波治疗仪的临床应用	理论	肿瘤靶向治疗的观察与护理
		理论	肿瘤免疫治疗的观察与护理
		理论	白蛋白紫杉醇配制及相关周围神经炎的护理
		理论	伊立替康使用风险防范识别、处置及健康宣教
		操作	更换造口袋
		操作	紫外线短波治疗仪的临床应用
		应急演练	紫杉醇类化疗药物过敏反应预防及应急处置
第10周	1.掌握肿瘤患者的营养筛查、评估 2. 掌握气管切开护理技术 3. 掌握留置胃管技术与鼻饲技术 4. 熟悉口腔黏膜炎的预防及处理 5. 熟悉肿瘤患者营养支持与护理 6. 熟悉经皮胃 / 空肠造瘘管的护理	理论	肿瘤患者营养筛查及风险评估
		理论	肿瘤患者的营养支持与护理
		理论	口腔黏膜炎的预防及护理
		理论	经皮胃 / 空肠造瘘管的护理
		理论	经皮穿刺肝动脉介入术的观察及护理
		操作	气管切开护理技术
		操作	留置胃管与鼻饲技术

续表

培训时间	培训周目标	培训类型	培训路径内容
第11周	1. 掌握上腔静脉综合征的护理 2. 掌握胸腔闭式引流的护理 3. 熟悉肺穿刺、肝穿刺的护理 4. 熟悉暴力性医疗纠纷、患者自杀的应急处置 5. 了解经外周静脉穿刺中心静脉导管（PICC）置入术 6. 独立完成1例肿瘤患者的护理查房	理论	上腔静脉综合征临床表现、护理及应急处理
		理论	经皮穿刺肺活检的观察及护理
		理论	胸腔闭式引流的护理
		操作	亮丙瑞林 / 曲普瑞林配制及注射防范
		应急演练	暴力性医疗纠纷、患者自杀应急演练
		实践	PICC 置入术
		实践	一例 ** 恶性肿瘤患者的护理查房（带教老师根据各病区亚专业常见病种指定内容）
第12周	1. 掌握 PHQ-9 评估方法 2. 熟悉护患沟通技巧 3. 熟悉肿瘤患者的心理护理 4. 熟悉肿瘤患者自杀风险预防 5. 了解安宁疗护及临终关怀 6. 完成理论及操作考核、双向评价	理论	肿瘤患者自杀风险预防
		理论	安宁疗护案例分享
		操作	PORT 维护技术
		操作	PHQ-9 评估
		实践	浅谈护患沟通技巧
		实践	实践体会交流、征集意见及建议
		实践	结业考核

八、骨骼肌肉运动系统疾病专科新护士临床护理教学路径指引

（一）骨科专业新护士教学路径单

姓名：　　　　　　　　　　　　　　　　　　　入科时间：

培训时间	培训周目标	培训类型	培训路径内容
第1周	1. 掌握骨科基础知识 2. 掌握各班岗位职责、工作流程及核心制度 3. 熟悉骨科特殊器械卫材 4. 了解骨科患者的护理评估及护理查体 5. 了解牵引患者的护理	入科介绍	骨科病房、换药室、手术室的环境布局，仪器设备和药品放置位置，带教老师和科室人员介绍
		制度	科室规章制度
		制度	科室各班次工作流程及岗位职责
		理论	骨折的概念、常见症状、体征及应急处理方法
		理论	骨科患者的护理评估
		理论	骨科常见的护理查体
		理论	骨科解剖学和生理学知识
		操作	骨牵引 / 皮牵引患者的护理

续表

培训时间	培训周目标	培训类型	培训路径内容
第2周	1. 掌握骨科患者常见疾病的围手术期护理 2. 掌握骨科康复仪器的使用及康复技术 3. 熟悉人文关怀与人文护理 4. 熟悉骨科常见管道的护理 5. 了解骨科患者的入院及出院护理	理论	骨科患者的入院流程、出院准备、满意度调查、专科回访
		理论	骨科患者的人文关怀与人文护理
		理论	四肢骨折患者的护理
		理论	上肢骨折术后路径单的学习与应用
		理论	下肢骨折术后路径单的学习与应用
		理论	关节镜术后路径单的学习与应用
		理论	髋膝关节置换患者的围手术期护理
		操作	CPM 机的使用及 TDP 烤灯的操作演示
		操作	IPC 气压泵的操作演示
		操作	踝泵运动、直腿抬高、肌肉收缩锻炼
		操作	VSD 持续负压引流的护理及故障排除
		操作	各种常见引流管的护理及导管滑脱后的应急处理
		实践	新护士小讲课（带教老师根据《外科护理学》第 31 章、第 34 章指定内容）
第3周	1. 掌握急诊创伤患者的护理要点 2. 熟悉护理文书书写 3. 熟悉中药封包操作技术 4. 了解科内常用药物的药理作用及观察要点	理论	骨盆骨折患者的护理
		理论	失血性休克患者急救及处理
		理论	创伤后呼吸窘迫综合征的急救及处理
		理论	创伤后脂肪栓塞综合征的急救及处理
		理论	1 例髋关节置换的护理查房
		理论	科内常见抗凝药的注意事项
		操作	中药封包包扎技术
		操作	PDA 的操作演示及 PIO 护理文书的书写规范
		应急演练	骨科患者突发失血性休克的应急处理流程
第4周	1. 掌握骨科常见疾病及其术后护理常规 2. 熟悉骨科患者的深静脉血栓的管理 3. 了解骨科常见助行工具的使用方法及外固定支具的使用	理论	股骨头坏死患者的护理
		理论	半月板损伤的护理要点
		理论	前后交叉韧带损伤的护理要点
		理论	骨性关节炎的护理
		理论	石膏固定患者的护理
		操作	骨科围手术期患者血栓预防措施及健康指导
		操作	拐杖、助行器的使用方法及健康指导
		操作	膝关节支具佩戴的操作演示

续表

培训时间	培训周目标	培训类型	培训路径内容
第5周	1. 掌握截瘫患者的护理 2. 熟悉骨科围手术期患者的护理风险评估与风险预防、疼痛管理 3. 熟悉骨科术后患者呕吐的应急演练 4. 了解中心静脉导管维护	理论	截瘫患者的护理
		理论	骨科围手术期患者合并高血压、心脏病、糖尿病各项护理风险评估与风险预防
		理论	骨科患者围手术期常见镇痛药的应用及不良反应的处理
		操作	骨科术后患者呕吐的应急演练
		操作	中心静脉导管维护
第6周	1. 掌握骨科压力性损伤患者的护理 2. 熟悉病区物品与药品管理 3. 熟悉骨筋膜室综合征的观察及处理 4. 了解骨科患者的病情观察要点 5. 了解冷疗的应用	理论	骨科患者压力性损伤的预防及护理
		理论	病区物品与药品管理
		理论	骨筋膜室综合征的观察及处理
		理论	末梢血液循环的观察方法及临床意义
		操作	毛细血管充盈试验、触摸足背动脉搏动流程
		操作	冷疗的应用及注意事项
第7周	1. 掌握骨科患者特殊检验标本的留取方法 2. 了解专科实验室检查项目指标意义及危急值管理	理论	专科实验室检查结果解读、危急值管理制度
		理论	骨科常见危急值阳性体征及处理措施
		操作	患者 24h 尿蛋白、痰培养标本留取方法
		操作	血培养标本采集
		操作	动脉血、血气分析标本采集
		应急演练	不合格血标本的应急处理流程
第8周	1. 掌握术后谵妄患者的护理要点 2. 熟悉骨科高龄合并基础疾病患者的围手术期管理	理论	关节置换患者术后谵妄的护理
		理论	骨科高龄合并基础疾病患者的围手术期管理
		理论	1 例髋关节置换患者的疑难病例讨论
		操作	谵妄患者约束技术
第9周	1. 掌握骨科危重患者的交接班流程 2. 掌握更换引流瓶/袋的方法 3. 了解骨科疑难危重患者护理风险和营养支持	理论	疑难危重患者 SBAR 交班及护理风险讨论
		理论	危重患者营养支持技术
		操作	密闭式胸腔引流瓶的更换
		操作	更换胸腔、腹腔引流袋
		应急演练	VSD 负压引流装置漏气的处理方法
第10周	1. 掌握科室常见危重患者的护理常规及抢救配合 2. 熟悉骨质疏松患者的护理要点 3. 熟悉急救室、急救车布局	理论	急救室、急救车的管理制度
		理论	骨质疏松患者的护理要点
		操作	骨科急危重症患者抢救团队配合
		实践	1 例股骨颈骨折合并基础疾病患者的护理查房

续表

培训时间	培训周目标	培训类型	培训路径内容
第11周	1. 熟悉PRP技术在骨科疾病中的应用 2. 熟悉骨搬运技术 3. 熟悉骨科患者合并血友病患者的护理要点 4. 熟悉专科疾病新共识、新进展 5. 了解移动介护技术	理论	PRP技术在骨科疾病中的应用
		理论	骨搬运技术
		理论	骨科患者合并血友病患者的护理要点
		理论	专科疾病新共识、新进展
		操作	移动介护技术
		实践	教学工作坊
第12周	熟悉肩关节镜术后的护理方法	操作	完成理论及操作考核
		操作	肩关节镜术后功能锻炼指导
		实践	实践体会交流、征集意见及建议
		实践	结业考核

（二）脊柱外科专业新护士教学路径单

姓名：　　　　　　　　　　　　　　　　　　入科时间：

培训时间	培训周目标	培训类型	培训路径内容
第1周	1. 掌握病区基本情况、专科特色 2. 掌握脊柱外科基础理论知识及常见疾病的护理要点 3. 掌握脊柱外科专科操作技术评估 4. 熟悉脊柱外科病区环境及术后病房、手术室布局及设施 5. 熟悉脊柱外科常用影像学和实验室检查	入科介绍	脊柱外科病区、手术室、术后病房的环境布局，仪器设备和药品放置位置，带教老师和科室人员介绍
		制度	科室工作流程及岗位职责
		制度	脊柱外科应急预案制度、预案流程制度
		理论	脊柱的解剖知识与生理特点
		理论	脊柱外科疾病分类，掌握脊柱常见疾病的护理要点（腰椎间盘突出、腰椎滑脱、脊柱结核、颈椎病等）
		理论	脊柱外科疾病常见的影像学检查、实验室检查判读
		操作	肌力评估技术

续表

培训时间	培训周目标	培训类型	培训路径内容
第2周	1. 掌握护理文书的书写及各种管道的护理 2. 掌握脊柱外科常用药物的药理作用及观察要点 3. 掌握颈椎病围手术期的护理 4. 掌握脊柱骨折的护理 5. 掌握专科护理操作技术 6. 熟悉科室各类仪器的使用 7. 了解脊柱外科常见的手术方式	理论	新入院、出院患者流程及医嘱处理流程，三测单、护理记录单、各项量表的评估及护理病历的书写等
		理论	脊柱外科常用药物的药理作用及常见药品的适应证和不良反应
		理论	颈椎病患者围手术期护理
		理论	脊柱骨折的病因、脊柱骨折的分类、脊柱骨折临床表现、治疗原则与护理要点
		理论	脊柱外科常见手术方式（神经根阻滞术、经皮椎体成形术、经皮椎弓根螺内固定术、脊柱内镜下髓核摘除术、腰椎融合术等）
		理论	熟悉脊柱外科常见管道（尿管、切口引流管、负压引流管等）的观察、固定及护理
		操作	预防深静脉血栓——踝泵运动的方法
		操作	脉冲空气波压力治疗仪的操作流程、红蓝光治疗仪的操作流程
		操作	轴线翻身技术：“一”字形翻身
		操作	腰围及颈托的佩戴
		实践	小讲课（根据《脊柱外科护理学》第42章脊髓损伤）
第3周	1. 掌握科室常见疾病的概述、临床表现、治疗原则及护理 2. 掌握皮牵引及骨牵引的适应证与禁忌证 3. 掌握皮牵引及骨牵引技术的操作 4. 熟悉骨科营养管理 5. 熟悉脊柱外科专科应急演练	理论	脊柱外科常见疾病的护理要点（腰椎间盘突出症，颈椎病，颈椎骨折，胸腰椎骨折，脊柱侧弯，脊柱肿瘤，脊柱感染等护理常规）
		理论	寰枢椎关节半脱位、颈椎骨折的概述、临床表现及治疗原则
		理论	皮牵引及骨牵引技术的适应证、禁忌证及并发症的处理
		理论	脊柱外科牵引患者的护理
		理论	骨科营养管理
		操作	皮牵引护理技术、骨牵引护理技术的操作流程
		理论	寰枢椎脱位的概述、临床表现及治疗原则
		应急演练	患者颈部术后血肿、术后肌力改变的应急演练
		实践	1例脊髓损伤疑难病例讨论

续表

培训时间	培训周目标	培训类型	培训路径内容
第4周	1. 掌握脊柱外科非手术治疗的护理 2. 掌握颈椎手术患者的护理 3. 掌握脊柱专科操作流程 4. 掌握骨折内固定手术患者的护理 5. 熟悉脊柱外科护理临床路径 6. 熟悉脊柱外科风险预防及处置 7. 熟悉支具的佩戴操作流程 8. 熟悉手术患者首次下床的指导	理论	腰椎间盘突出、颈椎间盘突出非手术治疗的护理
		理论	颈椎前路手术、颈椎后路手术患者的护理
		理论	胸腰椎骨折内固定手术患者的护理
		理论	脊柱外科护理临床路径（脊柱侧弯、脊柱肿瘤、颈椎病、颈椎骨折、胸腰椎骨折、腰椎间盘突出）
		理论	脊柱外科血培养的抽血流程及操作风险清单
		操作	支具的佩戴
		操作	脊柱外科患者术后首次下床指导
		操作	脊柱外科护理操作大练兵（1 例“前入路颈椎间盘髓核切除＋减压植骨融合内固定术”手术后发生的病区变化）
第5周	1. 掌握脊髓损伤患者的病情观察及护理 2. 掌握脊柱手术后脑脊液漏的观察及护理 3. 掌握脊柱患者各项护理风险评估与风险预防 4. 熟悉脊柱术后患者腹胀的护理 5. 熟悉气管切开患者的护理 6. 熟悉脊柱外科应急预案及流程	理论	脊髓损伤患者的病情观察及护理
		理论	脊柱手术后脑脊液漏的观察及护理
		理论	脊柱手术后患者腹胀的护理
		理论	术后活动性出血的相关知识
		操作	气管切开患者的护理
		操作	患者牵引意外脱落应急预案及流程
		操作	切口引流管脱管应急预案及流程
第6周	1. 掌握脊柱侧弯、脊柱结核患者围手术期的护理 2. 熟悉脊柱结核的治疗及围手术期的护理 3. 熟悉脊柱外科应急预案及流程 4. 了解胸腰椎骨折患者的管理模式与个案护理	理论	脊柱侧弯患者围手术期护理
		理论	脊柱结核患者围手术期护理
		理论	脊柱结核抗结核药物的治疗与护理
		理论	骨质疏松患者的健康教育
		理论	胸腰椎骨折患者的管理模式与个案护理
		操作	肌力改变的应急预案及流程
第7周	1. 掌握脊柱患者伤口冲洗的护理 2. 了解专科实验室检查项目指标意义及危急值管理 3. 了解脊柱外科护理质量管理计划 4. 了解骨科护理用具的意义与规范化使用 5. 了解骨科查体的操作流程	理论	脊柱患者伤口冲洗的护理
		理论	脊柱外科专科实验室检查结果解读、危急值管理制度
		理论	常见危急值阳性体征及处理措施
		理论	脊柱外科护理质量管理计划
		理论	骨科护理用具的意义与规范化使用
		操作	骨科的查体：病理征的规范查体

续表

培训时间	培训周目标	培训类型	培训路径内容
第8周	1. 掌握谵妄患者约束技术 2. 掌握更换引流袋方法 3. 熟悉科室常见危重患者阳性体征及护理措施 4. 熟悉谵妄患者的护理	理论	谵妄患者的护理
		理论	科室常见危重患者的护理(颈部血肿、窒息、截瘫、昏迷)
		理论	1例颈椎骨折患者的疑难病例讨论
		操作	脊柱外科常见切口引流袋的更换
		操作	脊柱外科常见引流管的固定方法
		操作	谵妄患者约束技术
第9周	1. 掌握呼吸训练的方法 2. 掌握下肢深静脉血栓的预防和护理 3. 熟悉经口咽手术患者的口腔护理 4. 熟悉脊柱外科颈部术后呼吸困难的应急演练 5. 了解疑难危重患者护理风险和营养支持	理论	围手术期肺康复及体位护理
		理论	压力性损伤的预防和护理
		理论	脊柱外科常见的手术方式及护理
		理论	危重患者营养支持技术
		操作	呼吸功能锻炼操作
		操作	经口咽手术患者的口腔护理
		应急演练	颈部术后呼吸困难的应急演练
第10周	1. 掌握科室常见危重患者的病情观察、评估及抢救配合 2. 熟悉急救室、急救车布局 3. 了解脊神经根阻滞技术 4. 了解脊柱肿瘤患者护理	理论	脊柱外科常见的手术方式及护理
		理论	脊柱外科急救室、急救车的管理制度
		理论	脊神经根阻滞技术
		操作	脊柱外科急危重症患者抢救团队配合
		操作	脊柱专科查体、神经功能评估技术
		实践	1例脊柱肿瘤患者的护理查房
第11周	1. 掌握快速康复管理指标 2. 熟悉快速康复护理管理培训计划、专科病种实施方案、护理临床路径 3. 熟悉患者术后快速康复的护理	理论	快速康复护理管理培训计划、专科病种实施方案
		制度	脊柱内镜手术室制度
		理论	脊柱内镜手术患者快速康复执行清单
		理论	腰椎融合术后快速康复的护理实践
		理论	快速康复围手术期的护理知识
		理论	脊柱外科患者的疼痛评估和护理流程
		操作	脊柱患者术后床上功能锻炼的方法
		操作	脊柱外科损伤患者搬运操作风险清单、颅骨牵引钉道护理操作风险清单、熟悉脊柱外科风险药物使用清单

续表

培训时间	培训周目标	培训类型	培训路径内容
第12周	1. 掌握脊柱外科并发症的预防及护理 2. 熟悉 CVC 置管维护技术 3. 了解脊柱外科专业前沿进展	理论	脊柱外科专科疾病《创伤性脊柱脊髓损伤康复治疗专家共识》
		理论	脊柱外科脊髓损伤并发症的预防与护理（呼吸系统的并发症、泌尿系统的并发症）
		操作	中心静脉导管（CVC）置管与维护技术
		实践	实践体会交流、征集意见及建议
		实践	结业考核

（三）烧伤整形创面修复外科专业新护士教学路径单

姓名：　　　　　　　　　　　　　　　　　　　　　　入科时间：

培训时间	培训周目标	培训类型	培训路径内容
第1周	1. 掌握烧伤的概念、常见烧伤原因及分类 2. 掌握烧伤整形创面修复外科门诊就诊流程 3. 掌握烧伤患者入院流程及烧伤隔离监护病房设置 4. 熟悉烧伤隔离监护室病房设置与消毒 5. 了解烧伤整形创面修复外科病区班次职责 6. 了解烧伤患者探视制度	入科介绍	烧伤整形创面修复外科病房、门诊、换药室的环境布局，仪器设备和药品放置位置，带教老师和科室人员介绍
		制度	烧伤患者探视制度
		理论	烧伤整形创面修复外科门诊就诊、创面换药与管理
		理论	烧伤整形创面修复外科病区患者普通入院流程
		理论	烧伤整形创面修复外科病区各班次职责与工作流程
		理论	烧伤概论：烧伤的概念、常见烧伤原因及分类
		理论	烧伤隔离监护病房设置与消毒隔离
		实践	完成烧伤患者入院，指引患者、家属或陪伴熟悉病区环境及知晓入院注意事项
第2周	1. 掌握皮肤的结构及生理功能 2. 熟悉皮肤烧伤患者常见症状及护理 3. 熟悉烧伤评估的内容及方法	理论	皮肤的组织结构及生理功能
		理论	皮肤烧伤患者常见症状及体征的护理
		理论	中国新九分法、手掌法烧伤面积评估
		理论	烧伤深度评估
		理论	烧伤的严重程度分类
		理论	烧伤患者皮肤损伤护理记录与护理诊断
		实践	烧伤评估表填写
		实践	完成烧伤患者入院护理评估及护理记录

续表

培训时间	培训周目标	培训类型	培训路径内容
第3周	1. 掌握烧伤非手术创面处理原则 2. 掌握Ⅰ、Ⅱ、Ⅲ度烧伤的特点与护理措施 3. 熟悉烧伤创面的换药用物、包扎方法、体位摆放护理 4. 了解烧伤急诊入院流程与应急护理	理论	烧伤急诊入院流程与应急护理
		理论	烧伤非手术创面处理原则及护理
		理论	Ⅰ度烧伤的特点与护理措施
		理论	浅Ⅱ度、深Ⅱ度烧伤的特点与护理措施
		理论	Ⅲ度烧伤的特点与护理措施
		理论	烧伤包扎疗法的要点与护理
		操作	烧伤患者体位摆放护理
		实践	烧伤常用换药器械及用物
		实践	完成Ⅰ度、浅Ⅱ度烧伤患者创面换药
第4周	1. 掌握烧伤患者体液渗出期的护理要点 2. 熟悉烧伤治疗专科设备应用 3. 熟悉烧伤患者深Ⅱ度创面换药与常见创面治疗方法 4. 了解烧伤临床过程、人文关怀及人文护理	理论	烧伤患者临床过程、人文关怀及人文护理
		理论	烧伤患者体液渗出期的机制与影响因素
		理论	烧伤患者体液渗出期的护理要点
		理论	烧伤早期液体复苏计划单
		理论	烧伤创面的观察与清创
		理论	烧伤半暴露、暴露疗法的操作与护理
		操作	大型远红外治疗仪操作
		操作	悬浮床操作
		操作	医护配合深Ⅱ度烧伤患者创面换药
第5周	1. 掌握烧伤患者急性感染期的机制、识别及护理要点 2. 掌握烧伤创面标本采集方法 3. 熟悉烧伤患者感染预防管理制度、保护性隔离措施要点、消毒设备与终末消毒 4. 熟悉翻身床的操作 5. 了解烧伤抗感染专科用药	理论	烧伤患者急性感染期的机制、识别及护理要点
		制度	烧伤患者感染预防管理制度
		理论	烧伤患者保护性隔离措施要点
		操作	烧伤隔离监护病房消毒设备应用与终末消毒
		理论	烧伤患者多重耐药菌感染防控与最新指南
		理论	烧伤专科抗菌药物的临床应用原则与观察要点
		理论	磺胺嘧啶银粉与磺胺嘧啶银霜外用药物的应用
		操作	空气消毒机、床单位消毒机、紫外线消毒机使用
		操作	翻身床操作
		操作	创面培养标本采集
		操作	医护配合Ⅲ度烧伤患者创面换药
		实践	1例高热创面患者疑难病例讨论

续表

培训时间	培训周目标	培训类型	培训路径内容
第6周	1. 掌握烧伤患者创面修复期的特点与护理要点 2. 熟悉烧伤创面修复常见手术术后观察及护理 3. 了解烧伤手术器械及手术方式 4. 了解大面积烧伤患者浸浴治疗技术	理论	烧伤患者创面修复期的特点与护理要点
		理论	烧伤患者术前护理风险评估与风险预防
		理论	烧伤患者切痂后创面护理
		理论	烧伤常见手术器械及手术方式
		理论	烧伤供皮区与取皮术后护理
		理论	皮肤软组织扩张术后护理
		理论	植皮术与持续封闭式负压吸引
		操作	大面积烧伤患者浸浴治疗技术
		实践	持续负压引流护理
		实践	植皮术后病情观察与护理
第7周	1. 掌握烧伤患者康复期特点与护理要点 2. 熟悉烧伤患者康复评定、关节活动范围评定 3. 熟悉烧伤患者的瘢痕预防方法、要点及瘢痕评定方法 4. 了解矫形器、支具、压力衣的应用	理论	烧伤创面康复期的特点与护理要点
		理论	烧伤后康复运动护理
		理论	烧伤患者康复评定
		理论	压力治疗与压力衣穿戴护理
		实践	烧伤患者关节活动范围评定
		实践	增生性瘢痕的评定
		实践	为1例烧伤恢复期患者制订康复运动计划单
		实践	健康宣教："烧烫伤恢复的敌人——瘢痕"
		操作	矫形器与支具应用与护理
		操作	穿脱压力衣
		操作	指导患者行患部运动康复
第8周	1. 掌握烧伤患者的饮食指导 2. 熟悉烧伤患者的营养支持 3. 熟悉烧伤患者及家属的心理康复常用方法 4. 了解烧伤患者的全过程管理 5. 了解烧伤患者PIO护理诊断书写	理论	烧伤全过程管理概述
		理论	烧伤后营养支持护理
		理论	采用PIO格式书写1例烧伤患者的护理诊断
		操作	烧伤患者心理评估
		实践	叙事护理实践
		实践	烧伤患者饮食指导——与烧伤患者及家属共同制订一餐饮食菜谱

续表

培训时间	培训周目标	培训类型	培训路径内容
第9周	1. 熟悉特殊烧伤部位的创面护理 2. 熟悉特殊部位烧伤患者的排便、排尿护理与尿路感染预防 3. 了解烧伤患者疼痛管理	理论	头、面颈部、手部、会阴部等特殊部位烧伤的创面护理
		理论	臀部烧伤患者排便护理与尿路感染预防
		理论	会阴烧伤患者尿路感染预防
		理论	烧伤疼痛管理与镇痛护理技术
		操作	会阴烧伤患者尿管置入与会阴护理
		操作	医护配合烧伤创面舒适化换药
第10周	1. 掌握特殊人群创面护理要点 2. 掌握特殊人群创面预防护理技术 3. 了解瘢痕整复术后护理要点 4. 了解特殊类型烧伤护理	理论	多种基础疾病慢性创面患者营养支持护理的注意事项
		理论	慢性创面患者血糖管理护理
		理论	小儿、老年烧伤患者的病情观察与护理要点
		理论	压力性损伤的预防护理及换药技术
		理论	深静脉预防与抗凝药物应用护理
		理论	慢性创面患者的管理模式与个案护理
		理论	瘢痕整复术后护理要点
		理论	电击伤的护理
		理论	化学烧伤的护理
		操作	小儿烧伤护理评估实操
		实践	1例血糖控制不佳慢性创面患者的护理查房
第11周	1. 掌握重症护理要点及风险评估 2. 掌握大面积烧伤患者液体复苏护理计划 3. 熟悉重症烧伤患者应急处置措施及护理 4. 了解重症烧伤转运准备	理论	重症烧伤患者护理要点及风险评估
		理论	重度烧伤的营养支持
		理论	肠内营养与肠外营养护理支持
		理论	吸入烧伤患者的气道管理策略
		理论	重症烧伤后感染性休克患者的护理与管理
		理论	重症烧伤患者液体复苏通路建立策略
		理论	基于护士主导的多学科联动降低血管内导管相关血流感染发生率精益改进实践
		操作	气道烧伤行气管切开患者的吸痰护理
		操作	CVC/PICC导管维护技术
		操作	重症烧伤患者外出检查转运准备及路线规划
		实践	制订1例大面积烧伤患者液体复苏计划
		应急演练	气管套管意外脱管的应急演练
		应急演练	气道烧伤患者窒息的应急演练

续表

培训时间	培训周目标	培训类型	培训路径内容
第12周	1. 掌握瘢痕常见护理及处理方法 2. 熟悉烧伤后肢体水肿护理要点 3. 了解烧伤患者出院计划与出院准备评估 4. 了解烧伤患者延续性护理	理论	烧伤后肢体水肿的护理要点
		理论	瘢痕瘙痒、瘢痕起水疱、皮肤护理、瘢痕按摩技术
		理论	居家护理常识与家庭心理护理
		实践	小讲课（烧伤临床护理过程归纳）
		实践	教学工作坊：组织患者家属参与制订出院计划
		实践	烧伤患者出院准备评估
		实践	为出院患者指导瘢痕增生的预防护理及康复锻炼
		实践	实践体会交流、征集意见及建议
		实践	结业考核

九、内分泌与代谢系统疾病专科新护士临床护理教学路径指引

（一）内分泌与代谢性疾病专科新护士教学路径单

姓名：　　　　　　　　　　　　　　　　　　入科时间：

培训时间	培训周目标	培训类型	培训路径内容
第1周	1. 掌握内分泌与代谢性疾病基础护理操作 2. 熟悉病房环境、物品药品位置 3. 熟悉内分泌科规章制度、各班职责与工作流程 4. 熟悉内分泌与代谢性疾病患者的沟通要点 5. 熟悉内分泌与代谢性疾病患者的人文关怀与人文护理	入科介绍	内分泌科病区、检查室、糖尿病护理门诊的环境布局，仪器设备和药品放置位置，带教老师和科室人员介绍
		理论	内分泌科常用的物品、药品及其放置位置
		理论	内分泌科规章制度、各班职责与工作流程
		理论	内分泌与代谢性疾病患者的沟通要点
		理论	内分泌与代谢性疾病患者的人文关怀与人文护理

续表

培训时间	培训周目标	培训类型	培训路径内容
第2周	1. 掌握糖尿病定义、分型、临床表现及护理 2. 掌握糖尿病常用药物的种类、机制、使用方法及不良反应 3. 掌握糖尿病相关基础护理操作 4. 掌握糖尿病管理的“七驾马车” 5. 了解糖尿病常见专科试验及检查结果的临床意义	理论	糖尿病定义、分型及临床表现
		理论	不同类型糖尿病常见症状及体征的护理
		理论	糖尿病口服药物的种类、机制、使用方法及不良反应
		理论	胰岛素的种类、用法及注意事项
		理论	糖尿病管理的“七驾马车”（健康教育、饮食、药物、运动、自我监测、并发症的预防、心理）
		理论	口服葡萄糖耐量试验
		理论	中华护理学会团体标准—胰岛素皮下注射
		操作	胰岛素笔皮下注射技术
		操作	降糖药物口服给药术
		操作	手指末梢血糖监测技术
		操作	胰岛素泵皮下注射
		实践	1 例糖尿病患者的护理查房
第3周	1. 掌握糖尿病急、慢性并发症的护理 2. 掌握糖尿病酮症患者血气分析标本采集技术 3. 掌握胰岛素泵、微量泵、输液泵的使用方法及注意事项	理论	糖尿病酮症酸中毒的识别与应急处理
		理论	糖尿病高渗性昏迷的识别与应急处理
		理论	糖尿病乳酸性酸中毒的识别与应急处理
		理论	糖尿病足的预防与护理
		理论	低血糖的预防、识别与处置
		理论	《中国胰岛素泵院内护理质量控制专家共识》
		操作	胰岛素泵的使用
		操作	糖尿病酮症患者血气分析标本采集技术
		操作	微量泵、输液泵的使用、基础设置及故障处理
		实践	1 例糖尿病酮症酸中毒患者疑难病例讨论
		应急演练	低血糖昏迷的应急演练
第4周	1. 掌握甲状腺常见疾病的护理 2. 掌握甲状腺危象、黏液性水肿昏迷的预防、识别与应急处理 3. 熟悉常见抗甲状腺药物及甲状腺激素类药物的用法、注意事项及不良反应 4. 熟悉 ^{131}I 治疗的方法、原理、注意事项及不良反应	理论	原发甲状腺功能亢进症常见症状及体征的护理
		理论	Graves 眼病的护理
		理论	甲状腺功能减退症常见症状及体征的护理
		理论	甲状腺炎的分类及常见类型的护理
		理论	甲状腺危象的预防与应急处理、运用 BWPS 评分量表识别甲状腺危象
		理论	黏液性水肿昏迷的识别与应急处理
		理论	常见抗甲状腺药物的用法及注意事项
		理论	常见甲状腺激素类药物的用法及注意事项
		理论	忌碘饮食哪些不能吃
		理论	^{131}I 治疗的方法、原理、注意事项及不良反应
		操作	脉搏短促患者脉搏的测量技术

续表

培训时间	培训周目标	培训类型	培训路径内容
第5周	1. 掌握原发性骨质疏松症患者的护理 2. 掌握甲状旁腺常见疾病的护理 3. 掌握双膦酸盐类药物的使用 4. 掌握葡萄糖酸钙的用法及注意事项 5. 掌握骨质疏松症的健康指导 6. 掌握骨质疏松症患者24h尿标本的采集	理论	原发性骨质疏松症的分类及护理
		理论	原发性甲状旁腺功能亢进症的护理
		理论	甲状旁腺功能减退症的护理
		理论	阿仑膦酸钠的服用方法及注意事项
		理论	输注唑来膦酸的注意事项及常见不良反应的护理
		理论	葡萄糖酸钙的用法及注意事项
		理论	骨质疏松症的饮食、运动、康复、心理指导
		操作	骨质疏松症患者24h尿标本采集技术
第6周	1. 掌握痛风急性发作期的护理 2. 掌握痛风患者的健康指导 3. 掌握痛风患者关节疼痛的局部用药 4. 熟悉血脂异常和脂蛋白异常血症常见症状及体征的护理 5. 熟悉肥胖症常见症状及体征的护理	理论	痛风急性发作期的护理
		理论	痛风患者的饮食、运动、药物、康复、心理指导
		理论	血脂及脂蛋白的分类及功能
		理论	BMI、腰围、腰/臀比的计算方法及判断标准
		理论	血脂异常和脂蛋白异常血症的护理
		理论	肥胖症的护理
		操作	痛风患者局部药物湿敷技术
第7周	1. 掌握垂体常见疾病护理 2. 掌握垂体危象的识别与应急处理 3. 熟悉去氨加压素的用法	理论	垂体瘤常见症状及体征的护理
		理论	席汉综合征常见症状及体征的护理
		理论	尿崩症常见症状及体征的护理
		理论	垂体危象的识别与应急处理
		理论	去氨加压素的用法
		病例讨论	1例糖尿病合并垂体术后患者疑难病例讨论
第8周	1. 掌握肾上腺疾病的护理 2. 掌握肾上腺疾病相关急症的识别与应急处理 3. 熟悉肾上腺皮质激素的用法及注意事项	理论	库欣综合征的定义、临床表现及常见症状、体征的护理
		理论	原发性肾上腺皮质功能减退症的护理
		理论	原发性醛固酮增多症常见症状及体征的护理
		理论	嗜铬细胞瘤常见症状及体征的护理
		理论	肾上腺危象的表现与应急处理
		理论	内分泌性高血压急症的应急处理
		理论	低血容量性休克的抢救流程
		理论	血管活性药物使用风险清单
		理论	氢化可的松输注的注意事项
		理论	口服地塞米松或泼尼松的注意事项

续表

培训时间	培训周目标	培训类型	培训路径内容
第9周	掌握内分泌科功能试验的原理、做法及注意事项	理论	皮质醇生理波动试验
		理论	地塞米松抑制试验
		理论	生理盐水静脉滴注试验
		理论	卡托普利试验
		理论	醛固酮体位试验
		理论	禁水－加压试验
		理论	胰岛素低血糖兴奋生长激素试验
第10周	1. 掌握内分泌与代谢性疾病风险管理 2. 掌握内分泌科危急值管理 3. 掌握抗凝剂的皮下注射规范 4. 熟悉深静脉血栓、压力性损伤高风险患者的护理 5. 了解专科实验室检查结果的临床意义	理论	内分泌与代谢性疾病风险管理
		理论	危急值管理制度
		理论	专科危急值（低血钾、高血钾、低血钠、高血钠、低血钙）识别、预防与紧急处理
		理论	深静脉血栓的预防与应急处理
		理论	压力性损伤的预防与应急处理
		理论	内分泌专科实验室检查结果解读
		操作	抗凝剂的皮下注射规范
		应急演练	急性肺栓塞应急演练
第11周	1. 掌握PIO格式及护理诊断书写护理病历 2. 熟悉内分泌疑难危重患者SBAR交班护理风险评估 3. 熟悉各种管道的护理	理论	内分泌与代谢性疾病患者护理病历的书写
		理论	内分泌疑难危重患者SBAR交班及护理风险评估
		操作	尿管、胃管的置管、固定与护理，非计划性拔管的预防与应急处理，尿管相关性感染的预防
		操作	PICC、输液港的使用与护理，非计划性拔管的预防与应急处理，PICC、输液港相关性感染的预防
		应急演练	非计划拔管应急预案及流程
第12周	1. 掌握出院电话回访要点 2. 熟悉专科疾病护理新进展 3. 熟悉糖尿病足的伤口换药 4. 熟悉眼底及足病筛查	理论	专科疾病护理新进展
		实践	动态血糖监测
		实践	参与住院患者出院后的专科电话回访
		操作	糖尿病足的伤口换药
		操作	眼底及足病筛查
		实践	实践体会交流、征集意见及建议
		实践	结业考核

（二）甲乳外科专业新护士教学路径单

姓名：　　　　　　　　　　　　　　　　　　　　　　入科时间：

培训时间	培训周目标	培训类型	培训路径内容
第1周	1. 掌握甲状腺及乳腺手术患者的转运及交接规范 2. 熟悉科室环境、各项规章制度、工作流程及岗位职责 3. 熟悉甲乳外科常见药物（如葡萄糖酸钙注射液、低分子肝素钙/钠注射液等）的药理作用及使用要点 4. 了解日间手术就诊流程与管理	入科介绍	甲乳外科病房、日间手术室、淋巴水肿护理门诊的环境布局，仪器设备和药品放置位置，带教老师和科室人员介绍
		制度	科室各项规章制度、工作流程及岗位职责
		制度	日间手术就诊流程与管理制度
		理论	甲状腺癌的病理分型及临床表现
		理论	乳房肿瘤的病理分型及临床表现
		理论	甲乳外科常见药物的药理作用及使用要点
		操作	甲状腺及乳腺手术患者的转运及交接技术
第2周	1. 掌握甲状腺癌、乳腺癌患者的护理评估及围手术期的护理 2. 掌握 PICC 及 PORT 维护技术及健康指导 3. 熟悉专科护理文书的书写规范 4. 熟悉恶性肿瘤患者的人文关怀与心理护理 5. 了解患者出入院流程	理论	患者出入院流程及围手术期护理文书
		理论	恶性肿瘤患者的人文关怀与心理护理
		理论	甲状腺癌患者围手术期的护理评估及病情观察
		理论	乳腺癌患者围手术期的护理评估及病情观察
		操作	PICC 及 PORT 置管前后的健康指导技术
		操作	PORT 维护技术
		操作	PICC 维护技术
		实践	新护士小讲课（带教老师根据《外科护理学》第 16 章颈部疾病、第 17 章乳腺疾病护理指定内容）
第3周	1. 掌握甲状腺术后常见并发症的识别、预防及紧急处置 2. 掌握更换负压引流球技术 3. 熟悉甲状腺术后颈部功能锻炼及健康指导	理论	甲状腺术后出血的识别、预防及紧急处置
		理论	甲状腺术后甲状旁腺功能减退的护理
		理论	甲状腺术后乳糜漏的观察及护理
		理论	甲状腺术后低钙血症的早期识别与处置
		操作	更换负压引流球技术
		操作	电动吸引器的使用技术
		操作	甲状腺术后颈部功能锻炼及健康指导技术
		实践	1 例甲状腺术后乳糜漏患者的护理查房
		应急演练	甲状腺术后出血致呼吸困难的应急演练

续表

培训时间	培训周目标	培训类型	培训路径内容
第4周	1. 掌握基础代谢率的测定、深呼吸及有效咳嗽指导训练技术 2. 掌握甲状腺危象的识别及急救护理 3. 熟悉甲状腺功能亢进术后并发症的观察及护理 4. 了解甲状腺功能亢进的用药规范及左甲状腺素钠片的用药指导	理论	甲状腺功能亢进围手术期的病情观察及护理要点
		理论	甲状腺危象的识别及急救护理
		理论	甲状腺功能亢进的用药规范
		理论	甲状旁腺功能亢进围手术期的病情观察及护理要点
		操作	左甲状腺素钠片（优甲乐）的用药指导技术
		操作	基础代谢率的测定技术
		操作	深呼吸及有效咳嗽指导训练技术
第5周	1. 掌握上肢淋巴水肿臂围测量 2. 掌握乳腺癌术后的功能锻炼及淋巴水肿的防治要点 3. 熟悉 PORT 和 PICC 置管后常见并发症的处理 4. 了解乳腺癌的个案护理及乳房自我检查方法	理论	PORT 及 PICC 常见并发症的处理
		理论	乳腺癌患侧上肢功能锻炼及健康指导
		理论	乳腺癌术后上肢淋巴水肿的防治要点
		理论	乳腺癌患者的全病程管理模式与个案护理
		操作	上肢淋巴水肿臂围的测量及随访技术
		操作	乳房的自我检查方法
		应急演练	乳腺癌术后出血应急演练
第6周	1. 掌握职业暴露的预防及紧急处置 2. 掌握疼痛的评估方法及护理 3. 熟悉急性乳腺炎及非哺乳期乳腺炎的护理及健康指导 4. 了解乳腺微创旋切术的围手术期护理	理论	急性乳腺炎非手术治疗的护理
		理论	乳腺微创旋切术的围手术期护理
		理论	非哺乳期乳腺炎的病程及护理要点
		操作	微波治疗仪的使用技术及注意事项
		操作	疼痛的评估方法及临床应用
		应急演练	职业暴露的应急演练
第7周	1. 掌握经口、经颏、经腋等不同入路腔镜甲状腺围手术期的护理要点 2. 掌握误吸的识别、预防及紧急处置 3. 熟悉甲状腺快速康复的护理措施 4. 了解专科实验室检查结果的临床意义及危急值管理	理论	不同入路腔镜甲状腺围手术期的护理要点
		理论	甲乳专科实验室检查结果解读、危急值管理制度
		理论	快速康复在甲状腺癌围手术期的运用
		操作	血培养标本采集技术
		操作	动脉血、血气分析标本采集技术
		应急预案	甲状腺术后低钙致手足抽搐的应急演练

续表

培训时间	培训周目标	培训类型	培训路径内容
第8周	1. 掌握抗凝剂的皮下注射规范 2. 熟悉乳房重建围手术期护理及观察要点 3. 熟悉专科引流管的护理及居家指导 4. 了解乳腺癌内分泌治疗相关知识	理论	乳房重建围手术期的护理及观察要点
		理论	乳腺癌内分泌治疗相关知识
		实践	甲状腺及乳腺术后引流管的护理及居家指导
		实践	1 例乳房重建患者的疑难病例讨论
		操作	抗凝剂的皮下注射技术
		应急演练	引流管非计划拔管的应急演练
第9周	1. 掌握化疗药物外渗的预防及紧急处置 2. 掌握化疗药物及靶向药物的配制 3. 熟悉化疗药物不良反应的预防及护理 4. 了解乳腺癌靶向治疗相关知识	理论	常用化疗药的应用规范及配伍禁忌
		理论	化疗后骨髓抑制的预防及护理
		理论	化疗患者胃肠道反应的预防及护理
		理论	乳腺癌靶向治疗相关知识
		操作	化疗药物及靶向药物的配制技术
		应急演练	化疗药物外渗的应急演练
第10周	1. 掌握患者突发病情变化的抢救团队配合 2. 熟悉急救药品的使用及注意事项 3. 了解疑难危重患者 SBAR 交班及护理风险评估	理论	急救药品的使用及注意事项
		理论	疑难危重患者 SBAR 交班及护理风险评估
		操作	患者突发病情变化的抢救团队配合技术
		实践	1 例乳腺癌根治术后患者的护理查房
		应急演练	急性肺栓塞的应急演练
第11周	1. 掌握常用物品消毒及消毒液配制方法 2. 熟悉血管内导管相关血流感染预防与控制 3. 了解义乳的选择与佩戴	理论	多重耐药菌感染患者的管理及护理
		理论	血管内导管相关血流感染预防与控制
		操作	输液泵及微量泵的使用技术
		操作	常用物品消毒方法、消毒液配制技术
		操作	义乳的选择与佩戴技术
		实践	参观学习淋巴水肿综合消肿治疗（CDT）
第12周	1. 掌握静脉治疗新行标要求 2. 熟悉专科疾病新共识、新进展 3. 熟悉护患沟通技巧 4. 了解专科日间手术及出院电话回访的要点	理论	《腔镜和机器人甲状旁腺手术中国专家共识》解读
		理论	静脉治疗新行标解读
		理论	《中国乳腺癌随诊随访与健康管理指南》解读
		实践	参与专科患教活动
		实践	参与日间手术及住院患者出院后的专科电话回访
		实践	实践体会交流、征集意见及建议
		实践	结业考核

十、孕产妇专科疾病新护士临床护理教学路径指引

（一）妇科疾病专业新护士教学路径单

姓名：　　　　　　　　　　　　　　　　　　　　　入科时间：

培训时间	培训周目标	培训类型	培训路径内容
第1周	1. 掌握妇科疾病分类及病史采集、评估 2. 熟悉各项规章制度 3. 熟悉本科岗位职责及各班工作流程 4. 了解常用消毒方法 5. 了解科室环境与布局	入科介绍	妇科病房、妇检室、内镜室的环境布局，仪器设备和药品放置位置，带教老师和科室人员介绍
		制度	不良事件上报等制度的学习，科室工作流程及岗位职责
		制度	标准预防、防护用品管理规范、医疗废物管理规范及处置流程
		理论	妇科疾病分类及特点
		实践	妇科疾病健康评估与记录
		操作	常用物品消毒方法、消毒液配制方法
第2周	1. 掌握出入院护理 2. 掌握各种标本采集技术 3. 熟悉人文关怀与人文护理 4. 了解护患沟通技巧	理论	妇科患者出入院护理
		理论	妇科患者的人文关怀与人文护理
		操作	阴道分泌物、白带采集技术
		操作	血培养标本、动脉血、血气分析采集技术
		实践	护患沟通小技巧演练
		实践	1例妇科一般患者入院护理
第3周	1. 掌握护理文书的书写及电子程序的运用 2. 掌握科室常见仪器的使用并知晓其故障的处理，并能用以指导实践工作 3. 熟悉专科护理风险评估	理论	护理记录单、各项量表的评估及护理病历的书写等
		理论	妇科病区风险评估
		操作	气压治疗仪、盆底治疗仪使用及维护
		操作	PDA使用、HIS系统、移动终端系统及医嘱处理流程
		操作	气压治疗仪的操作技术
		实践	1例子宫肌瘤患者的护理查房
		应急演练	发生输液反应的应急演练
第4周	1. 掌握各种管道的护理及感染预防 2. 掌握各种管道的非计划拔管措施 3. 熟悉专科常见药物配伍禁忌 4. 了解科内常用抗菌药物的药理作用及使用要点	理论	专科常见药物配伍禁忌及注意事项
		理论	抗菌药物的临床应用原则与观察要点
		理论	导尿管、CVC/PICC、胃管等护理要点
		操作	更换导尿管、腹腔引流管、引流袋
		操作	导尿管、CVC/PICC、胃管等预防感染及非计划拔管的护理措施
		应急演练	发生给药错误的应急演练

续表

培训时间	培训周目标	培训类型	培训路径内容
第5周	1. 掌握常见妇科急腹症患者的护理 2. 掌握失血性休克患者风险点 3. 熟悉失血性休克应急演练 4. 了解护理程序的实施	理论	异位妊娠、黄体破裂、卵巢蒂扭转等急腹症患者护理程序
		理论	护理程序的步骤和方法
		理论	失血性休克
		理论	1 例宫颈癌术后患者疑难病例讨论
		应急演练	1 例急腹症伴失血性休克患者应急演练
第6周	1. 掌握妇科腹部手术患者围手术期护理 2. 掌握肠梗阻患者风险预防及防范 3. 掌握发生深静脉血栓的风险预防及防范 4. 熟悉妇科手术患者 ERAS 的实施 5. 了解妇科手术患者 ERAS 的指南	理论	妇科腹部手术患者围手术期护理
		理论	妇科手术患者实施 ERAS 管理的措施
		理论	肠梗阻患者风险清单
		理论	发生深静脉血栓的风险清单
		理论	妇科围手术期 REAS 临床实践与指南
		操作	胃肠减压技术
		操作	阴道灌洗上药技术
第7周	1. 掌握妇科会阴手术患者围手术期护理 2. 掌握患者大小便标本、痰培养标本留取方法 3. 熟悉专科实验室检查项目指标意义及危急值管理 4. 了解妇科患者常见实验室及专科检查指标	理论	妇科会阴手术患者围手术期护理
		理论	专科实验室检查结果解读、危急值管理制度
		理论	常见危急值阳性体征及处理措施
		理论	感染性休克患者风险清单
		操作	患者大小便标本的留取、痰培养标本留取
		操作	密闭式吸痰技术
第8周	1. 掌握宫腔镜手术患者围手术期护理 2. 掌握宫腔镜手术术中及术后患者并发症的处理 3. 熟悉妇科日间手术患者护理 4. 了解宫腔镜手术患者实践指南	理论	宫腔镜手术患者围手术期护理
		理论	宫腔镜手术并发症如水中毒、空气栓塞、子宫穿孔等预防及处理
		理论	人流、诊刮、取环、LEEP 刀手术患者护理
		理论	宫腔镜手术患者发生水中毒的处置
		操作	会阴擦洗技术
		应急演练	1 例宫腔镜手术发生空气栓塞患者应急演练
第9周	1. 掌握妇科肿瘤患者护理措施 2. 熟悉科室常见危重患者阳性体征及护理措施 3. 了解疑难危重患者营养支持 4. 了解宫颈癌患者术后肺栓塞应急处置	理论	科室常见危重患者的护理（宫颈癌阴道大出血、化疗后骨髓抑制、肺栓塞等）
		理论	妇科肿瘤患者护理临床路径
		理论	疑难危重患者 SBAR 交班及护理风险讨论
		理论	危重患者营养支持技术
		操作	盆底治疗仪的操作技术
		应急演练	1 例宫颈癌术后肺栓塞患者应急演练

续表

培训时间	培训周目标	培训类型	培训路径内容
第10周	1. 掌握妇科化疗患者的病情观察、评估及抢救配合 2. 掌握化疗药物外渗护理 3. 熟悉急救室、急救车布局 4. 了解妇科相关化疗方案	理论	妇科化疗患者护理
		理论	妇科化疗患者（宫颈癌、卵巢癌）各类化疗方案
		操作	妇科化疗反应重症患者的抢救团队配合
		操作	CVC/PICC 维护技术
		应急演练	化疗药物外渗的应急演练
		实践	1 例妇科肿瘤患者的护理个案
第11周	1. 掌握生殖辅助技术患者的护理要点 2. 掌握生殖辅助技术患者并发症的护理 3. 熟悉患者取卵、移植前后用药 4. 了解生殖患者就诊流程	理论	辅助生殖技术的概念与发展
		理论	辅助生殖患者的管理及护理
		理论	辅助生殖患者并发症的处理
第12周	1. 掌握科室高风险药物的使用及注意事项 2. 熟悉多重耐药菌种类、隔离方式、防护措施、终末消毒等 3. 了解妇科患者延伸护理	理论	科室高风险药物种类及使用
		理论	多重耐药菌感染患者的管理及护理
		操作	隔离病房日常消毒隔离、终末消毒
		实践	实践体会交流、征集意见及建议
		实践	结业考核

（二）产科疾病专业新护士教学路径单

姓名： 入科时间：

培训时间	培训周目标	培训类型	培训路径内容
第1周	1. 掌握产科的基本理论知识 2. 掌握产前腹部检查、胎心监护仪的使用及结果的判读 3. 熟悉护理不良事件上报流程、院感上报流程 4. 熟悉科室各项规章制度、各班岗位职责及工作流程 5. 了解产科病区布局及设施	入科介绍	产科病房、产房、接诊室、接种室的环境布局，仪器设备和药品放置位置，带教老师和科室人员介绍
		制度	科室工作流程及岗位职责
		理论	足月产、早产、宫底高度、胎心音、胎动、胎产式、胎先露、胎方位的定义
		理论	胎心监护结果的判读
		操作	产前腹部检查（四步触诊法）、胎心监护仪的使用，多普勒听诊胎心音
		制度	新生儿及孕妇安全管理制度
		操作	护理不良事件上报流程、院感上报流程

续表

培训时间	培训周目标	培训类型	培训路径内容
第2周	1. 掌握正常待产患者产前一般护理常规 2. 掌握患者胎儿宫内窘迫的应急处理 3. 熟悉各类风险评估与预防 4. 了解患者入院流程	理论	正常待产患者产前一般护理常规
		理论	各类风险评估单量表的应用、评估高风险者健康指导及防御措施
		操作	踝泵运动指导
		操作	下肢压力治疗仪的使用
		应急演练	孕妇发生胎心异常的应急处置
第3周	1. 掌握胎膜早破患者的护理、先兆早产患者的护理 2. 掌握产科保胎药物使用及观察要点 3. 熟悉输液泵、微量泵的使用规范及故障排除 4. 熟悉触摸宫缩及自测胎动的方法	理论	胎膜早破患者的护理
		理论	先兆早产患者的护理
		理论	安宝、硫酸镁、醋酸阿托西班的使用
		理论	自测胎动的方法
		操作	输液泵、微量泵的使用
		操作	触摸宫缩
		操作	会阴擦洗技术
第4周	1. 掌握前置胎盘和胎盘早剥患者的护理 2. 掌握采用PIO格式书写护理文书要求 3. 熟悉孕产妇发生阴道大出血的抢救配合和护理	理论	前置胎盘患者的护理
		理论	胎盘早剥患者的护理
		理论	产科患者护理记录的书写要求
		理论	孕妇发生阴道大出血的应急处置
		操作	留置导尿技术
		实践	1例胎膜早破患者的护理查房
第5周	1. 掌握顺产后患者的护理 2. 掌握围剖宫产期患者的护理 3. 熟悉产后出血患者的护理 4. 了解灌肠技术	理论	顺产后患者的护理
		制度	产房与产科病区孕产妇交接制度
		理论	剖宫产患者术前、术后的护理
		理论	产后出血护理常规
		操作	按摩子宫手法
		操作	灌肠技术
第6周	1. 掌握新生儿一般观察和护理 2. 熟悉乳房护理与母乳喂养指导 3. 熟悉新生儿误吸识别与处理	理论	母乳喂养及特殊情况下的母乳喂养
		制度	新生儿安全管理制度、母婴分离交接工作流程、新生儿交接工作流程
		理论	新生儿护理常规
		理论	新生儿误吸的识别和处理
		操作	母乳喂养技术、乳房按摩仪的使用
		操作	人工挤奶方法

续表

培训时间	培训周目标	培训类型	培训路径内容
第7周	1. 掌握新生儿沐浴流程 2.. 熟悉新生儿黄疸的发生、观察及处理 3. 了解新生儿疾病筛查和预防接种	理论	新生儿黄疸
		制度	母婴分离交接工作流程
		操作	新生儿沐浴流程
		操作	黄疸仪的使用
		操作	新生儿足跟血采集、预防接种流程
第8周	1. 掌握妊娠期高血压患者的护理 2. 熟悉硝普钠、硫酸镁使用注意事项 3. 了解子痫患者的抢救和配合	理论	妊娠期高血压疾病的分类及临床表现
		理论	妊娠期高血压患者的护理
		理论	硫酸镁的使用、硫酸镁中毒及急救
		理论	硝普钠使用清单
		操作	患者发生子痫的急救工作流程
第9周	1. 掌握产科其他常见疾病的护理 2. 熟悉科室开展的新业务、新技术 3. 熟悉科室常见危重患者阳性体征及护理措施	理论	新业务、新技术学习：宫颈环扎术、减胎术、羊膜腔穿刺术、水囊引产术、胎位外倒转术
		理论	妊娠期糖尿病、妊娠期肝内胆汁淤积症、妊娠剧吐、多胎妊娠、妊娠合并羊水过多的护理
		理论	科室常见危重患者的护理（妊娠合并血小板减少、妊娠合并心脏病、妊娠合并酮症酸中毒，妊娠合并胰腺炎）
		理论	1 例重度子痫前期患者的疑难病例讨论
第10周	1. 掌握产房的消毒与隔离技术 2. 掌握分娩机制与产程管理知识 3. 熟悉产房常用设备、仪器和工具的使用方法 4. 了解产房布局、区域划分、物品、药品摆放	理论	人流室、待产室、分娩室、隔离分娩室布局，外走廊、内走廊，药品、物品摆放
		制度	产房消毒隔离制度
		理论	枕先露分娩机制
		理论	产程的分期和护理、产程图的绘制
		操作	多功能产床的使用、血气分析仪的使用
		操作	新生儿复苏台和暖箱的使用
		操作	新生儿暖箱的使用
第11周	1. 掌握缩宫素滴注引产的护理 2. 熟悉宫颈内口探查技术、无痛分娩的护理 3. 了解瑜伽球的使用及人文关怀	理论	缩宫素滴注引产患者的护理
		理论	缩宫素滴注引产风险清单
		理论	无痛分娩的护理
		操作	宫颈内口探查术
		操作	瑜伽球的使用
		理论	分娩期患者的心理护理

续表

培训时间	培训周目标	培训类型	培训路径内容
第12周	1. 掌握患者产时并发症的早期识别和紧急处理 2. 熟悉保护会阴手法、人工破膜、手取胎盘术、会阴缝合技术 3. 熟悉顺产接生的流程 4. 了解患者发生难产时与医生的配合	理论	羊水栓塞的早期识别和紧急处理
		理论	先兆子宫破裂的早期识别和处理
		操作	会阴保护及缝合技术
		操作	人工破膜、手取胎盘
		操作	肩难产时与医生的配合
		操作	产钳助产时与医生的配合
		操作	臀位助产技术
第13周	1. 掌握分娩后母婴早期观察和护理 2. 掌握产后大出血的紧急处理流程 3. 熟悉胎盘及死胎处理流程	理论	产房分娩后患者的早期观察和护理
		制度	胎盘及死胎处理流程
		操作	产妇发生产后大出血的应急演练
		操作	新生儿早接触、早吸吮、早开奶
		操作	新生儿窒息复苏技术
		实践	实践体会交流、征集意见及建议
		实践	结业考核

十一、儿科系统疾病专科新护士临床护理教学路径指引

（一）新生儿专业新护士教学路径单

姓名：　　　　　　　　　　　　　　　　入科时间：

培训时间	培训周目标	培训类型	培训路径内容
第1周	1. 掌握新生儿病区护理风险评估、新生儿安全管理制度 2. 掌握新生儿手卫生的规范 3. 熟悉新生儿病区医院感染管理 4. 熟悉科室环境 5. 了解新生儿十大安全目标	入科介绍	新生儿病区重症区、早产区、足月儿区、治疗室、配奶间、沐浴间、清洗消毒间的环境布局，仪器设备和药品放置位置，带教老师和科室人员介绍
		制度	科室规章制度
		理论	新生儿十大安全目标、新生儿安全管理制度、新生儿病区医院感染管理、手卫生的规范、医疗废物管理规范及处置流程
		制度	温箱的使用规范、新生儿暖箱消毒规范
		操作	温箱及辐射台的使用

续表

培训时间	培训周目标	培训类型	培训路径内容
第2周	1. 掌握HIS系统各项操作 2. 掌握交接公物流程，与患儿家属沟通，运用HIS系统完成医嘱处理 3. 熟悉新生儿各班岗位职责	理论	新生儿各个班次的工作流程及岗位职责
		理论	HIS系统及医嘱处理流程
		实践	跟班实际运用HIS系统，完成医嘱处理及与患儿家属沟通
第3周	1. 掌握新生儿病区护理风险评估 2. 熟悉新生儿护理文书的书写规范 3. 熟悉新生儿患者的常见护理诊断	理论	新生儿入院评估单、三测单、护理记录单、导管滑脱评单、黄疸监测表、血糖监测表等护理文书的书写规范
		理论	新生儿疾病的常见护理诊断
		理论	新生儿病区护理风险评估
		实践	1例新生儿疾病护理病历的书写
第4周	1. 掌握新生儿配奶流程、新生儿奶瓶奶嘴消毒规范、新生儿母乳接收制度 2. 掌握新生儿喂养、鼻饲喂养法 3. 熟悉新生儿特殊奶粉的应用 4. 了解母乳巴氏消毒流程	制度	新生儿配奶流程
		制度	新生儿奶瓶奶嘴消毒规范
		制度	新生儿母乳接收制度
		理论	新生儿特殊奶粉的应用
		理论	《早产儿母乳强化剂使用专家共识》
		操作	母乳巴氏消毒流程
		操作	新生儿喂养、鼻饲喂养法
第5周	1. 掌握常见高风险药物使用 2. 掌握全合一营养液的配制 3. 掌握新生儿常见药品的配制及使用注意事项 4. 熟悉病房药品的管理	理论	病房药品的管理
		理论	科室常见高风险药物使用注意事项
		操作	新生儿常见药品的配制及使用注意事项
		操作	全合一营养液的配制
第6周	1. 掌握新生儿患者出入院护理、新生儿患者身份识别制度及交接流程、新生儿患者入院护理文书书写 2. 掌握各种标本采集技术 3. 掌握新生儿患者入院宣教 4. 掌握心电监护仪、血气分析仪的使用	理论	新生儿患者出入院护理
		制度	新生儿患者身份识别制度及交接流程
		理论	新生儿入院流程及护理文书
		操作	动脉血采集技术、股静脉穿刺法
		操作	痰培养、胃液培养标本采集
		操作	心电监护仪、血气分析仪的使用流程
		实践	新生儿入院宣教
第7周	1. 掌握重症监护病房新生儿皮肤管理、新生儿医源性皮肤损伤的评估要点和预见性护理 2. 掌握新生儿沐浴、眼部护理、口腔护理、脐部护理、臀部护理	理论	重症监护病房新生儿皮肤管理
		理论	新生儿医源性皮肤损伤的评估要点和预见性护理
		操作	新生儿沐浴
		操作	眼部护理、口腔护理、脐部护理、臀部护理

续表

培训时间	培训周目标	培训类型	培训路径内容
第8周	1. 掌握感染性疾病（肺炎、脐炎、败血症）的护理 2. 掌握高频振动雾化吸入、经口/鼻吸痰技术	理论	肺炎、脐炎、败血症的护理
		操作	高频振动雾化吸入
		操作	经口/鼻吸痰技术
第9周	1. 掌握新生儿黄疸的护理、新生儿黄疸高危风险处置 2. 掌握蓝光光疗技术、经皮胆红素测定、微量血胆红素测定 3. 了解动静脉同步换血术	理论	新生儿黄疸的护理
		理论	新生儿黄疸高危风险清单
		理论	动静脉同步换血的护理
		操作	蓝光光疗技术
		操作	动静脉同步换血术
		操作	经皮胆红素测定、微量血胆红素测定
第10周	1. 掌握新生儿肺透明膜病护理 2. 掌握早产儿观察要点及PS的应用 3. 掌握新生儿暖箱消毒规范 4. 了解袋鼠式护理在新生儿的应用 5. 了解早产儿吞咽功能训练	理论	新生儿肺透明膜病护理
		理论	早产儿高危风险清单
		理论	PS的应用清单
		理论	袋鼠式护理在新生儿的应用
		操作	输液泵的使用
		操作	早产儿吞咽功能训练
第11周	1. 掌握新生儿坏死性小肠结肠炎护理常规 2. 掌握新生儿鼻饲管置管、新生儿洗胃、婴幼儿灌肠法	理论	新生儿坏死性小肠结肠炎护理
		操作	新生儿鼻饲管置管、新生儿洗胃
		操作	婴幼儿灌肠法
第12周	1. 掌握新生儿窒息的护理 2. 掌握复苏气囊的检测方法 3. 熟悉新生儿窒息复苏术	理论	新生儿窒息的护理
		操作	复苏气囊的检测清单
		操作	新生儿窒息复苏术
		实践	实践体会交流、征集意见及建议
		实践	结业考核

（二）儿科专业新护士教学路径单

姓名：　　　　　　　　　　　　　　　　　　入科时间：

培训时间	培训周目标	培训类型	培训路径内容
第1周	1. 掌握儿科常见护理文书书写 2. 掌握院感知识及个人防护用品的穿脱 3. 掌握不良事件上报、职业暴露上报 4. 熟悉护理相关法律法规，科室各项规章制度及岗位职责	入科介绍	儿科病房的环境布局，仪器设备和药品放置位置，带教老师和科室人员介绍
		理论	儿童权益保护法律法规及护理相关法律法规
		理论	儿科病区各项规章制度、各班职责、工作流程、交接班制度
		理论	医疗软件系统操作方法 、移动护理 PDA 操作
		理论	院内感染与预防
		理论	儿科风险管理与病房质量控制
		理论	儿科护理文书的书写
		理论	医疗安全（不良）管理及职业暴露处置
		操作	个人防护用品的穿脱
第2周	1. 掌握常见专科疾病的护理评估、常见专科疾病护理风险点与处置 2. 掌握儿科各种管道的护理 3. 掌握常见仪器的使用并知晓其故障的处理 4. 掌握各专科标本采集技术及观察 5. 熟悉儿童生长发育 6. 熟悉科内常用药物的药理作用及观察要点 7. 了解儿科护患沟通技巧及人文关怀	理论	儿科患者的常见护理诊断，儿科患者常见护理风险评估、预防及紧急处置
		理论	儿童生长发育特点、体格生长常用指标、各年龄儿童感知、运动、语言和心理活动的发展
		实践	儿童喂养的方法与注意事项
		理论	护患关系与沟通、儿童及家长心理护理
		理论	常见儿科护患纠纷的防范
		理论	小儿管道护理
		理论	儿童常见给药方法，儿科药物剂量计算，儿科常见药物的用量范围，常见药物的药效观察及不良反应，配伍禁忌等
		理论	儿科常见药品管理及仪器设备、物品管理
		理论	血标本采集规范
		操作	小儿静脉留置管术、头皮静脉输液法、外周导入中心静脉置管、植入式静脉输液港等静脉输液技术，小儿静脉采血技术
第3周	1. 掌握肺炎及并发症的护理 2. 熟悉肺康复相关内容及护理 3. 熟悉肺炎疾病相关专科护理操作	理论	肺炎的护理诊断及护理路径、重症肺炎风险防范、毛细支气管炎的护理要点、急性呼吸衰竭的风险防范
		理论	肺康复相关护理
		理论	脓毒性休克护理、脓气胸的护理、胸腔引流管的护理
		操作	小儿痰培养、鼻咽拭子标本采集技术
		操作	呼吸功能锻炼
		操作	鼻负压置换治疗
		操作	机械辅助排痰

续表

培训时间	培训周目标	培训类型	培训路径内容
第4周	1. 掌握哮喘患者及常见呼吸道传播的感染性疾病患儿的护理 2. 掌握输液反应的应急流程 3. 熟悉常见儿科呼吸道疾病专科护理操作 4. 了解常见呼吸道疾病专科检查	理论	哮喘的风险清单及护理诊断、哮喘持续状态的风险防范
		理论	儿童支气管镜检查、肺功能及一氧化氮测定的运用及操作
		理论	常见呼吸道传播的感染性疾病患儿的护理
		操作	雾化吸入、哮喘常见吸入性用药操作方法
		演练	发生肺水肿应急流程
		演练	发生输液反应的应急演练
		演练	青霉素过敏性休克应急演练
第5周	1. 掌握腹泻病及消化道传播的感染性疾病患儿的护理 2. 掌握危急值管理 3. 熟悉常见消化道疾病及常见专科操作 4. 了解胃肠道检查技术 5. 了解消化系统专科实验室检查项目指标意义	理论	腹泻病患儿的护理诊断及护理路径、炎症性肠病的护理、液体疗法
		理论	动脉血气分析报告解读
		制度	危急值护理管理制度
		理论	常见消化道传播的感染性疾病患儿的护理
		理论	小儿胃、肠镜检查技术
		操作	小儿鼻饲、胃肠减压、小儿灌肠
		操作	穴位贴敷技术（肺贴、胃肠贴等）
		操作	动脉采血、血气分析采集技术
第6周	1. 掌握解除儿童和婴儿的气道梗阻技术 2. 熟悉神经系统疾病的护理及护理风险防范及常见专科操作 3. 了解脑电图、视频脑电图相关应用与操作	理论	惊厥的护理诊断及护理路径
		理论	癫痫持续状态的处理流程
		理论	病毒性脑炎、急性细菌性脑膜炎、吉兰－巴雷综合征的护理
		理论	地西泮注射液注射风险防范清单
		理论	脑电图、视频脑电图相关应用与操作
		操作	小儿肌内注射技术
		操作	解除儿童和婴儿的气道梗阻技术
第7周	1. 熟悉循环系统疾病护理与护理风险防范及常见专科操作 2. 熟悉暴发性心肌炎及心衰的识别 3. 熟悉心电图机及心电监护的使用	理论	病毒性心肌炎早期识别与紧急救治
		理论	心律失常、先天性心脏病的护理
		理论	充血性心力衰竭的风险防范
		理论	心电图的判读
		理论	洋地黄药物的风险防范
		操作	心电图机的使用
		操作	心电监护的使用

续表

培训时间	培训周目标	培训类型	培训路径内容
第8周	1. 熟悉常见遗传代谢性疾病及免疫性疾病的护理与风险识别 2. 熟悉常见遗传代谢性疾病专科操作	理论	酮症酸中毒早期识别与紧急救治
		理论	川崎病出院健康教育
		理论	IgA 血管炎的护理
		理论	单纯性肥胖、性早熟、先天性甲状腺功能减退等相关护理
		操作	胰岛素注射技术
		操作	生长激素激发试验
		操作	胰岛素泵的使用
		操作	血糖仪的使用
第9周	1. 掌握输血及输血反应的应急流程 2. 熟悉血液相关疾病的护理及相关专科操作 3. 熟悉中心静脉导管的维护 4. 了解儿童安宁疗护	理论	白血病护理诊断及护理路径
		理论	贫血、出血性疾病、血液病、免疫性血小板减少症的护理
		理论	化疗药物的药理作用及观察要点
		理论	儿童人文关怀与安宁疗护
		理论	输血安全管理制度、发生输血反应的应急流程
		操作	输血泵的使用
		操作	冲封管技术，PORT/PICC/CVC 的维护
第10周	1. 掌握特殊尿标本的留取方法 2. 熟悉儿科泌尿系统疾病的护理诊断及护理方法 3. 了解肾穿刺的相关护理	理论	肾病综合征护理路径及护理诊断
		理论	急性肾小球肾炎的护理
		理论	泌尿道感染的护理
		理论	急性肾衰竭的护理
		理论	肾穿刺的相关护理
		实践	小儿尿培养标本采集、导尿
		操作	12h 和 24h 尿标本留取
第11周	1. 掌握危重患者常见抢救与救治技术 2. 了解危重患者的转运及交接流程	理论	危重患者转运、交接流程
		理论	急危重症患者抢救技术
		理论	无创呼吸机的运用
		理论	小儿人工气道的护理
		操作	俯卧位通气
		操作	海姆立克急救法
		操作	儿童心肺复苏技术
		操作	电除颤技术
第12周	1. 了解相关专科疾病新共识、新进展 2. 了解论文的书写 3. 结业考核	理论	专科疾病新共识、新进展
		理论	科研文献检索与论文撰写
		实践	1 例肺炎患儿的个案护理
		实践	实践体会交流、征集意见及建议
		实践	结业考核

（三）PICU 专科新护士教学路径单

姓名：　　　　　　　　　　　　　　　　入科时间：

培训时间	培训周目标	培训类型	培训路径内容
第1周	1. 掌握护理相关核心制度 2. 掌握本科岗位职责及各班工作流程 3. 熟悉科室环境、各项规章制度 4. 了解院感相关制度及规范 5. 了解护理法律法规	入科介绍	PICC 病房、肺功能室、内镜室的环境布局，仪器设备和药品放置位置，带教老师和科室人员介绍
		制度	查对制度、分级护理制度、护理交接班制度、危急值管理制度、输血管理制度、护理不良事件报告制度、急救车管理规范、呼吸道/接触/空气隔离措施
		制度	PICU 安全管理制度、PICU 探视制度、PICU 病区医院感染管理、PICU 病区危重患者转入、转出制度及流程
		理论	PICU 病区各个班次的工作流程及岗位职责
		理论	标准预防、呼吸咳嗽礼仪、医疗废物管理规范及处置流程、针刺伤预防及处理
		理论	护理相关法律法规
		理论	儿童常用药的剂量及药品警示录
		理论	儿科患者的人文关怀、沟通与交流
		理论	常见儿科护患纠纷的防范
		理论	保护性约束的使用流程和规范
		操作	个人防护用品的穿脱
第2周	1. 掌握 PDA 使用及各种护理文书的书写 2. 掌握各种管道的护理 3. 掌握患者的护理评估、常见症状及体征、风险点及紧急处理 4. 熟悉科室常见仪器的使用及其故障的处理 5. 了解动脉血标本采集	理论	新入院、转科、出院患者流程，PDA 使用、HIS 系统、移动护理终端系统及医嘱处理流程，如何准确、及时、规范地书写护理文书
		理论	留置胃管、尿管、胸腔闭式引流管、CVC、PICC、输液港、透析管、脑室引流管等各种管道的观察、固定
		理论	PICU 患者的常见护理诊断
		理论	PICU 病区护理风险评估清单
		理论	PICU 病区风险点预防及紧急处置
		操作	除颤仪、输液泵、血气分析仪、心电图机、呼吸机、机械辅助排痰仪、基础设置及故障的处理方法
		操作	动脉血气标本采集
第3周	1. 掌握急性喉梗阻护理 2. 掌握支气管哮喘护理 3. 熟悉更换引流袋法 4. 熟悉俯卧位通气及呼吸机操作技术 5. 了解特殊药物配制及常见药物配伍禁忌	理论	急性喉炎喉梗阻的护理
		理论	支气管哮喘的护理
		理论	静脉高营养液、镇静镇痛、血管活性药物配制、药物配伍禁忌及注意事项
		操作	更换胸腔引流袋、腹腔引流袋
		操作	俯卧位通气
		操作	有创及无创呼吸机的操作技术及注意事项

续表

培训时间	培训周目标	培训类型	培训路径内容
第4周	1. 掌握各种标本规范化采集及注意事项 2. 掌握糖尿病酮症酸中毒护理知识 3. 掌握胰岛素的使用及注意事项 4. 熟悉血糖监测 5. 熟悉中心静脉导管常见并发症及维护 6. 了解护理风险点学习	理论	糖尿病酮症酸中毒的护理
		理论	胰岛素的使用及注意事项
		理论	呼吸衰竭护理风险评估及预防
		理论	心力衰竭护理风险评估及预防
		理论	CVC 常见并发症的处理
		操作	CVC 的维护
		操作	血糖监测
		操作	留取大小便标本，12h 和 24h 尿标本，普通血标本、血培养规范化标本采集
		应急演练	意外拔管的应急处理流程
第5周	1. 掌握病区内物品与药品的管理、药理作用及观察要点 2. 掌握病区空气及床单位终末消毒的流程及操作 3. 掌握简易呼吸气囊的使用 4. 熟悉呼吸衰竭护理要点 5. 了解输液反应的应急流程演练	制度	病区 SPD 及高值耗材的管理
		理论	高警示药品清单
		理论	麻醉药品管理及使用注意事项
		操作	全合一营养液的配制
		操作	空气消毒机、床单位终末消毒流程及操作
		操作	鼻负压置换治疗
		操作	简易呼吸气囊的使用
		理论	呼吸衰竭护理要点
		应急演练	发生输液反应的应急流程
		操作	穴位贴敷技术
第6周	1. 掌握呼吸机相关性肺炎预防及密闭式吸痰技术 2. 熟悉专科实验室检查项目指标意义及危急值管理 3. 了解鼻咽拭子的标准化采集术	理论	呼吸机相关肺炎预防与控制
		理论	常见危急值阳性体征及处理措施
		操作	机械通气及人工气道支持
		操作	密闭式吸痰技术
		操作	气管插管患者口腔护理
		操作	鼻咽拭子标本采集技术
第7周	1. 掌握癫痫持续状态护理 2. 掌握过敏性休克抢救措施 3. 掌握心肺复苏术及青霉素过敏性休克的处理流程 4. 熟悉危急重症的识别要点和紧急处理 5. 了解危重患者营养支持技术	理论	患者危急重症的识别和处理
		理论	危重患者营养支持技术
		理论	癫痫持续状态的护理
		理论	过敏性休克的抢救措施
		理论	支气管镜、胃肠镜手术术前、术后的护理要点
		操作	心肺复苏术
		应急演练	青霉素过敏性休克处理流程

续表

培训时间	培训周目标	培训类型	培训路径内容
第8周	1. 掌握重症肺炎的护理路径及护理诊断 2. 熟悉药物外渗的处理 3. 了解儿童肺功能、一氧化氮测定、灌肠等专科技术	理论	重症肺炎的护理路径及护理诊断
		理论	儿童支气管镜检查、肺功能及一氧化氮测定
		理论	药物外渗的处理
		操作	经口 / 鼻吸痰技术
		操作	哮喘常见吸入用药操作方法
		操作	小儿灌肠技术
第9周	1. 掌握血液相关疾病的护理 2. 掌握输血及输血反应的应急流程 3. 了解中心静脉导管的相关知识和技能	理论	白血病护理诊断及护理路径
		理论	贫血、出血性疾病、血液病、免疫性血小板减少症的护理
		理论	化疗药物的药理作用及观察要点
		理论	发生输血反应的应急流程
		操作	输血泵的使用及故障的排除
		操作	输液港、PICC 维护
		应急演练	PICC 导管脱管的应急预案与流程
		实践	1 例白血病患者的专科护理查房
第10周	1. 掌握常见遗传代谢性疾病与免疫性疾病的护理 2. 掌握常见遗传代谢性疾病专科操作 3. 掌握多重耐药菌种类诊治与预防及各种消毒液的配制方法	理论	单纯性肥胖患者的护理
		理论	性早熟患者的护理
		理论	先天性甲状腺功能减退患者的护理
		理论	多重耐药菌感染的诊治与预防
		操作	生长激素激发试验
		操作	常用物品消毒、消毒液配制方法
第11周	1. 掌握危重患者的转运及交接流程 2. 掌握危急重症的抢救措施 3. 掌握心电除颤技术 4. 了解有创血压监测	理论	危重患者转运、交接流程
		理论	急危重症手术患者抢救技术
		理论	有创血压监测的相关知识
		操作	海姆立克急救法
		操作	心肺复苏术 + 电除颤技术
第12周	1. 掌握患者质量管理指标 2. 熟悉患者人文关怀 3. 熟悉论文的书写 4. 结业考核	理论	专科疾病新共识、新进展
		理论	PICU 患者人文关怀
		理论	科研文献检索与论文撰写
		实践	1 例糖尿病酮症酸中毒的疾病护理查房
		实践	实践体会交流、征集意见及建议
		实践	结业考核

（四）儿科门急诊专业新护士教学路径单

姓名：　　　　　　　　　　　　　　　　　　　　　入科时间：

培训时间	培训周目标	培训类型	培训路径内容
第1周	1. 掌握科内常见专科护理操作 2. 掌握科室专科疾病护理路径 3. 掌握院感相关内容及消毒隔离制度 4. 掌握职业暴露针刺伤处理及上报流程 5. 熟悉科室环境及科室各项规章制度 6. 熟悉各班岗位职责及工作流程	入科介绍	儿科门急诊诊室、穿刺间、输液区、抢救室、鼻负压置换治疗区、雾化区、留观室的环境布局，仪器设备和药品放置位置，带教老师和科室人员介绍
		理论	科室各项规章制度、工作流程及岗位职责，查对制度、交接班制度、危重患者抢救、药品管理制度、绩效分配制度及科内安全纪律等
		理论	医疗安全不良事件划分等级及不良事件上报流程
		理论	护患沟通技巧
		理论	儿科门急诊常见护患纠纷的防范措施
		理论	支气管哮喘发作临床护理路径
		理论	误食中毒患儿临床护理路径
		理论	休克患儿临床护理路径
		理论	性早熟患儿临床护理路径
		理论	新生儿院前急救及转运护理操作路径
		理论	儿童院前急救及转运护理操作路径
		理论	儿童鼻负压置换术护理操作路径
		理论	新生儿神经行为测定护理操作路径
		理论	0～6岁儿童行为发育评估护理操作路径
		操作	职业暴露针刺伤处理及上报流程
		操作	常用物品消毒方法、消毒液配制方法
第2周	1. 掌握本科信息电子化系统的使用 2. 掌握科室基础护理文书书写 3. 掌握科室专科各种标本采集技术 4. 熟悉科室专科疾病及护理 5. 熟悉科内常用药物的药理作用及观察要点	理论	患者就诊流程、输液流程、PDA使用、HIS系统、移动输液系统及医嘱处理流程等
		理论	静脉输液、雾化吸入、鼻负压置换操作注意事项及健康宣教
		理论	抢救报告、口头遗嘱登记、留观记录等护理文书书写
		理论	科内各物品、药械交接登记，药品及仪器设备管理
		操作	甲流核酸、乙流核酸、肺炎支原体核酸、抗原、新冠肺炎核酸、百日咳等鼻咽拭子采集
		操作	尿标本采集
		操作	婴幼儿灌肠
		实践	标本采集错误应急预案及不良事件上报

续表

培训时间	培训周目标	培训类型	培训路径内容
第3周	1. 掌握专科基础护理操作技能 2. 掌握专科仪器设备使用并知晓其故障处理 3. 熟悉科内专科疾病护理	理论	急性上呼吸道感染病因、临床表现及一般治疗护理
		理论	急性感染性喉炎临床症状及治疗护理
		理论	急性支气管炎临床表现及一般治疗护理
		理论	支气管哮喘病因、临床症状及治疗护理
		理论	支气管肺炎临床表现及鉴别诊断
		操作	无痛皮试仪的使用，头孢、青霉素皮试液配制方法，皮试观察、查看结果及宣教工作
		操作	小儿药液配制方法，药物剂量计算、常用药物药效观察及不良反应，药物配伍禁忌
		操作	小儿头皮静脉穿刺技术及健康宣教内容
第4周	1. 掌握专科疾病症状及护理 2. 掌握专科基础操作技能 3. 熟悉专科各操作健康宣教内容	理论	鹅口疮临床症状及一般治疗护理
		理论	疱疹性咽峡炎临床症状及一般治疗护理
		操作	小儿静脉留置针穿刺技术及导管维护
		实践	急性支气管哮喘发作紧急处理
		应急演练	发生输液反应应急处理
第5周	1. 掌握专科常见仪器设备使用 2. 掌握急救药品、物品使用 3. 熟悉急救室、抢救车内布局	理论	急性胃肠炎临床症状及一般治疗护理
		理论	腹泻临床症状及一般治疗护理
		理论	急救药品作用机制、用法、剂量、注意事项
		操作	床边心电图机操作流程 / 心电监护仪操作流程
		应急演练	仪器设备故障应急处理
第6周	1. 掌握专科基础操作技能 2. 掌握专科仪器设备使用 3. 熟悉专科常见疾病症状及护理	理论	新生儿黄疸临床症状及护理
		理论	新生儿低血糖临床症状护理
		理论	新生儿出血症临床表现及一般治疗护理
		理论	新生儿败血症临床症状及一般治疗护理
		理论	新生儿呼吸窘迫综合征临床表现及护理
		操作	新生儿黄疸仪测试操作方法及手卫生
		操作	血糖仪检测方法及使用方法
		操作	皮内、皮下、肌内注射、静脉推注操作流程
第7周	1. 掌握专科疾病早期识别症状 2. 掌握专科疾病危重患者抢救配合及护理 3. 熟悉专科常见疾病症状、体征及护理	理论	法洛四联症临床症状及护理
		理论	病毒性心肌炎临床症状及早期识别
		理论	感染性心内膜炎临床症状及一般治疗护理
		理论	小儿心力衰竭临床症状及识别要点
		理论	小儿急性中毒
		操作	洗胃术：催吐法、手动抽吸洗胃术

续表

培训时间	培训周目标	培训类型	培训路径内容
第8周	1. 掌握专科疾病早期识别症状 2. 掌握专科疾病危重患者抢救配合及护理 3. 熟悉专科常见疾病症状、体征及应急处理	理论	急性呼吸衰竭临床症状及治疗护理
		理论	新生儿窒息抢救流程
		理论	突发呼吸心搏骤停抢救流程
		操作	吸痰技术及注意事项
		操作	新生儿、儿童心肺复苏
		操作	呼吸气囊使用方法及检验方法
		操作	电除颤操作方法
		应急演练	新生儿呛奶窒息急救演练
第9周	1. 掌握专科疾病护理及治疗操作 2. 熟悉专科常见疾病症状的护理及应急处理 3. 了解专科各项护理相关检查	理论	小儿营养不良评估及健康指导
		理论	儿童单纯性肥胖评估及健康指导
		理论	维生素D缺乏、佝偻病、手足抽搐
		理论	生长激素缺乏症
		理论	小儿先天性甲状腺功能减低症
		理论	糖尿病护理诊断及健康宣教
		操作	生长激素激发试验操作
		操作	醋酸亮丙瑞林、醋酸曲普瑞林药液注射技术
第10周	1. 掌握专科患儿转运护理 2.掌握转运出诊急救箱药品、物品使用 、新生儿转运箱操作 3. 了解危重患者转运交接流程	理论	癫痫发作护理诊断
		理论	惊厥护理诊断及急救流程
		理论	脓毒症一般治疗护理
		理论	过敏性紫癜临床症状及护理诊断
		理论	川崎病护理及健康宣教
		理论	危重患者转运、交接流程
		操作	新生儿温箱的使用及维护保养
		应急演练	突发惊厥应急演练
第11周	1. 熟悉各专科疾病护理 2. 熟悉专科常见疾病症状、体征及护理 3. 了解儿童保健生长发育、神经心理发育评估	理论	脑性瘫痪的治疗护理
		理论	注意缺陷多动障碍的治疗护理
		理论	病毒性脑膜炎、细菌性脑膜炎的治疗护理
		理论	早产儿与足月新生儿特点及护理
		理论	小儿体格生长及神经、心理行为发育
		实践	儿童保健专科评估操作及健康指导
		实践	1例急诊患者的护理查房

续表

培训时间	培训周目标	培训类型	培训路径内容
第12周	1. 掌握科室专科护理质量管理指标 2. 熟悉专科常见传染病及健康宣教内容	理论	麻疹、水痘、流行性腮腺炎、手足口病、原发性肺结核等护理及宣教
		实践	实践体会交流、征集意见及建议
		实践	科研论文撰写
		实践	参与医护一体查房
		实践	结业考核

（五）小儿外科专业新护士教学路径单

姓名：　　　　　　　　　　　　　　　　　　　　入科时间：

培训时间	培训周目标	培训类型	培训路径内容
第1周	1. 掌握小儿年龄分期及生理解剖和病理特点 2. 掌握小儿药物治疗特点及液体疗法 3. 掌握小儿外科常用仪器的操作 4. 掌握信息化系统管理 5. 熟悉小儿外科病区设置及管理	入科介绍	小儿外科病房、换药室、肠道治疗室的环境布局，仪器设备和药品放置位置，带教老师和科室人员介绍
		制度	科室工作流程、岗位职责及规章制度
		理论	小儿生理解剖和病理特点
		理论	小儿药物治疗特点
		理论	小儿外科液体疗法
		操作	生命体征测量、雾化、静脉留置针技术
		操作	心电监护仪、微量泵、输液泵、心电图机使用
		操作	科室信息化系统的使用
第2周	1. 掌握小儿外科围手术期护理常规 2. 掌握小儿静脉营养 3. 掌握小儿外科标本采集技术 4. 掌握小儿急救技术 5. 熟悉小儿术后疼痛管理	理论	小儿外科住院患儿的心理护理
		理论	小儿外科静脉营养
		理论	小儿外科术前护理常规
		理论	小儿外科常用麻醉方式
		理论	小儿外科术后护理常规
		理论	小儿术后疼痛护理
		操作	各类血标本采集
		操作	各类大小便标本采集
		操作	股静脉采血技术
		操作	新生儿、儿童心肺复苏术
		操作	吸氧技术
		操作	吸痰技术

续表

培训时间	培训周目标	培训类型	培训路径内容
第3周	1. 掌握小儿外科全麻术后患儿交接与评估 2. 掌握小儿外科急腹症的护理 3. 掌握小儿外科腹部疾病专科操作	理论	小儿外科全麻术后患儿交接与评估
		理论	感染性休克的护理及风险清单
		理论	小儿外科腹部疾病护理常规
		理论	急性阑尾炎及腹膜炎患儿的护理
		理论	消化道异物患儿的护理
		理论	梅克尔憩室患儿的护理
		理论	小儿外科腹部疾病护理路径
		操作	胃肠减压技术
		操作	更换引流袋及引流管护理
第4周	1. 掌握小儿外科腹部常见疾病护理 2. 掌握小儿外科腹部常见疾病专科护理操作 3. 熟悉腹部疾病并发症的预防及处理 4. 了解先天性胆总管囊肿、巨结肠患儿的护理	理论	腹股沟疝患儿的术后护理及健康宣教
		理论	肠梗阻患儿的护理措施及病情观察
		理论	肠套叠患儿的饮食管理
		理论	先天性巨结肠、胆总管囊肿患儿围手术期管理
		理论	腹部疾病并发症的预防及处理
		操作	各种灌肠技术、扩肛治疗技术
		操作	先天性巨结肠灌肠技术
		实践	1例先天性胆总管囊肿患儿护理查房
第5周	1. 掌握小儿泌尿生殖系统常见疾病的护理 2. 掌握小儿外科泌尿与生殖系统专科护理操作	理论	泌尿系统特殊检查及管道护理
		理论	小儿外科泌尿系统疾病护理常规
		理论	感染性休克的护理
		理论	隐睾患儿的护理
		理论	隐匿阴茎患儿的护理
		理论	急性附睾炎的护理
		理论	鞘膜积液患儿术后护理及健康宣教
		理论	睾丸扭转患儿的护理
		理论	泌尿系感染 / 结石患儿护理
		理论	小儿泌尿系统疾病护理路径
		操作	中药涂擦技术
		操作	特殊尿标本采集技术

续表

培训时间	培训周目标	培训类型	培训路径内容
第6周	1. 掌握小儿泌尿生殖系统常见疾病的护理 2. 掌握小儿外科泌尿与生殖系统专科护理操作 3. 熟悉小儿外科泌尿系统疾病并发症的预防及处理 4. 了解先天性巨输尿管、尿道下裂患儿的护理	理论	肾盂输尿管连接部梗阻患儿围手术期护理及管道管理
		理论	异位输尿管口患儿术后护理
		理论	肾积水患儿围手术期护理
		理论	包茎患儿的护理及健康宣教
		理论	尿管相关尿路感染防范清单
		理论	小儿外科泌尿系疾病并发症的预防及处理
		理论	先天性巨输尿管患儿护理
		理论	尿道下裂 / 尿道上裂患儿的护理
		操作	小儿导尿技术、会阴护理
		应急演练	非计划拔管的应急演练
第7周	1. 掌握小儿颈胸常见疾病护理 2. 掌握小儿颈胸疾病专科护理操作 3. 熟悉小儿颈胸疾病并发症的预防及处理	理论	小儿外科胸部疾病护理常规
		理论	甲状舌管囊肿患儿的护理
		理论	腮源性囊肿患儿护理
		理论	漏斗胸 / 鸡胸患儿护理
		理论	先天性肺囊性病患儿护理
		理论	先天性膈疝患儿护理
		理论	小儿颈胸疾病护理路径
		理论	小儿颈胸疾病并发症的预防及处理
		操作	更换胸腔闭式引流瓶
		应急演练	胸腔闭式引流管脱管的应急处理流程
第8周	1. 掌握小儿骨科常见疾病护理 2. 掌握小儿骨科疾病专科护理操作 3. 熟悉小儿骨科疾病并发症的预防及处理	理论	小儿骨科护理常规
		理论	上肢 / 下肢骨折患儿护理
		理论	先天性肌性斜颈患儿护理
		理论	先天性马蹄内翻足患儿护理
		理论	多指、并指、巨指畸形患儿护理
		理论	小儿骨科疾病并发症的预防及处理
		操作	牵引及石膏绷带固定技术护理

续表

培训时间	培训周目标	培训类型	培训路径内容
第9周	1. 掌握小儿常见肿瘤外科疾病护理 2. 掌握小儿外科急救技术操作 3. 熟悉小儿肿瘤疾病并发症的预防及处理	理论	血管瘤患儿护理
		理论	淋巴管瘤患儿护理
		理论	纵隔肿瘤患儿护理
		理论	神经母细胞瘤患儿护理
		理论	卵巢肿瘤患儿护理
		理论	畸胎瘤患儿护理
		理论	小儿肿瘤疾病并发症的预防及处理
		操作	静脉输血技术
		操作	负压吸引器的使用及急救应急准备
第10周	1. 熟悉新生儿外科常见疾病护理 2. 熟悉新生儿外科专科护理操作 3. 熟悉新生儿外科疾病并发症预防及处理	理论	新生儿外科护理常规
		理论	新生儿窒息患儿的抢救流程
		理论	先天性肠闭锁及肠狭窄患儿护理
		理论	先天性直肠肛门闭锁患儿护理
		理论	新生儿胃肠道穿孔患儿护理
		理论	新生儿外科疾病并发症的预防及处理
		操作	新生儿脐部护理
		操作	肠造口护理技术
		实践	新生儿全麻术后窒息的应急演练
第11周	1. 掌握小儿外科护理常规 2. 掌握小儿外科各类风险预防及处置 3. 掌握小儿外科应急预案 4. 熟悉小儿外科健康宣教	理论	小儿外科护理常规
		理论	小儿外科风险评估及处置
		理论	小儿外科疾病健康宣教
		理论	小儿外科专科应急预案
		实践	出院后的家庭居家护理常识与家庭心理护理
		应急演练	消防、危化品应急演练
第12周	1. 熟悉术后常见并发症及其处理 2. 熟悉加速康复外科围手术期管理 3. 熟悉新业务、新技术	理论	加速康复外科围手术期管理
		理论	术后常见并发症及其处理
		操作	肛管直肠测压技术
		实践	实践体会交流、征集意见及建议
		实践	结业考核

十二、急危重症专科新护士临床护理教学路径指引

（一）急诊医学专业新护士教学路径单

姓名：　　　　　　　　　　　　　　　　　　　　　　　　入科时间：

培训时间	培训周目标	培训类型	培训路径内容
第1周	1. 掌握急诊医学科常见仪器设备的使用及其故障的处理 2. 掌握急诊急救药品的使用 3. 熟悉急诊医学科环境及各项规章制度 4. 熟悉急诊医学科岗位职责及工作流程 5. 熟悉人文关怀与人文护理 6. 了解急诊医学概述及“五分钟生命链”急救新模式 7. 了解胸痛中心、卒中中心、创伤中心的建立与发展	入科介绍	急诊医学科病房、抢救室、洗胃室、清创室、换药室的环境布局，仪器设备和药品放置位置，带教老师和科室人员介绍
		理论	急诊医学概述
		理论	“五分钟生命链”急救新模式解析
		理论	急诊医学科胸痛中心、卒中中心、创伤中心的建立与发展
		理论	急诊医学科绿色通道管理制度与流程
		理论	急诊医学科岗位职责及工作流程
		理论	急诊医学科常见抢救药品的使用
		理论	急诊医学科生命支持仪器设备的使用与故障处理
		理论	急诊患者的人文关怀与人文护理
		理论	预见性思维在急诊抢救中的作用
第2周	1. 掌握急诊医学科预检分诊原则及流程 2. 掌握心电图机操作与维护 3. 熟悉心电图临床意义及分类 4. 熟悉护患沟通技巧 5. 熟悉急诊医学科常见病种 6. 了解异常心电图的识别要点 7. 了解暴力型医疗纠纷的应急处置流程	理论	急诊预检分诊原则及流程
		理论	急诊医学科护患沟通技巧
		理论	急诊医学科常见病种的介绍
		理论	急诊心电图监测的临床意义
		理论	急诊心电图监测的分类
		理论	常见异常心电图识别
		实践	胸痛患者的护患沟通与心电图监测知情同意
		应急演练	暴力型医疗纠纷应急演练
		操作	床边心电图机的操作与维护

续表

培训时间	培训周目标	培训类型	培训路径内容
第3周	1. 掌握留观患者的护理要点及护理文书的书写要点 2. 掌握急诊患者留观制度与流程 3. 掌握输液室的工作流程 4. 掌握急腹症患者的病情评估与急救处理 5. 熟悉急性腹痛的病因与发病机制 6. 熟悉“三无人员”的救治制度与流程 7. 了解急诊医学科各项护理风险评估与风险预防	制度	“三无人员”的救治制度与流程
		理论	急诊患者留观制度与流程
		理论	留观患者的护理评估、常见症状及体征的护理
		理论	留观患者常见病种的问诊及护理查体
		理论	急诊留观患者护理文书的书写规范
		理论	输液室的工作流程
		理论	急诊医学科相关护理风险管理
		理论	急诊医学科常见氧疗技术分类及适应证
		理论	急性腹痛的病因与发病机制
		理论	急腹症患者的病情评估与急救处理措施
第4周	1. 掌握急危重症患者的急救流程 2. 掌握急危重症患者的安全转运原则、交接流程 3. 掌握急性胸痛患者的病因、发病机制、护理评估与常见症状及体征的护理 4. 掌握高危胸痛患者的识别要点、鉴别诊断、护理措施 5. 掌握心肺复苏术、除颤术、简易呼吸球囊辅助呼吸技术操作要点 6. 熟悉急诊医学科常见危急值的紧急处理措施	理论	急诊医学科危重症患者的急救流程
		理论	急危重症患者转运方式选择、护理风险评估及交接流程
		理论	急诊抢救患者护理文书的书写规范
		理论	急诊医学科常见危急值的紧急处理措施
		理论	紧急循环通路的建立策略与管理
		理论	急性胸痛的病因与发病机制
		理论	急性胸痛患者的护理评估、常见症状及体征的护理
		理论	高危胸痛患者的识别与护理
		理论	常见高危胸痛的鉴别诊断
		理论	高危胸痛患者的护理问诊与护理查体要点
		实践	急性胸痛患者时间管理表的填报
		操作	心肺复苏术
		操作	除颤术
		操作	简易呼吸球囊辅助呼吸技术
第5周	1. 掌握院前急救概念、急救原则与流程 2. 掌握基础气道管理技术的操作 3. 熟悉灾害医学紧急救援的原则及现场检伤分类 4. 熟悉重大事故的上报流程 5. 了解我国的院前急救模式	理论	院前急救概述
		理论	院前急救模式的介绍
		理论	急诊院前急救的原则
		理论	急诊院前急救的流程与护理
		理论	灾害医学紧急救援的原则
		理论	灾害现场的检伤分类
		理论	重大事故的急救处理与上报流程
		操作	院前急救的基础气管管理技术

续表

培训时间	培训周目标	培训类型	培训路径内容
第6周	1. 掌握心搏骤停的概念、临床表现与急救处理 2. 掌握急性心梗的病因、发病机制、识别 3. 掌握急性心衰患者的急救流程与护理常规 4. 掌握心绞痛的急救及护理 5. 掌握严重心律失常患者的病情评估、护理风险点的识别、急救原则与护理措施 6. 掌握主动脉夹层患者的病情观察与护理措施 7. 熟悉主动脉夹层的鉴别诊断 8. 熟悉急诊医学科血管活性药物使用要点及药物外渗的处理 9. 了解床边便携式免疫分析仪的使用方法	理论	心搏骤停的概念与临床表现
		理论	心搏骤停患者的急救处理
		理论	急性心梗的病因与发病机制
		理论	急性心梗患者护理风险点的识别
		理论	经皮冠状动脉介入术（PCI）的术前准备
		理论	急性心衰的概念
		理论	急性心衰的急救流程与护理常规
		理论	不稳定性心绞痛的急救与护理
		理论	严重心律失常患者的病情评估与护理风险点的识别
		理论	严重心律失常患者的急救原则与护理措施
		理论	主动脉夹层的鉴别诊断
		理论	主动脉夹层患者的病情观察与抢救措施
		理论	急诊医学科血管活性药物的使用
		理论	药物外渗的处理
		理论	床边便携式免疫分析仪的临床使用
		理论	1 例关于主动脉夹层的护理查房
		操作	心肺复苏机的使用
第7周	1.掌握急性呼衰的临床表现、分型标准、急救措施及护理要点 2. 掌握气胸的分类、急救原则与护理措施 3.掌握窒息患者的识别要点、急救措施与护理评估 4. 掌握气道异物的急救处理措施 5. 熟悉呼吸机的参数设置及其报警原因及处理 6. 熟悉人工气道的护理 7. 了解胸腔闭式引流术	理论	急性呼衰的临床表现与分型标准
		理论	急性呼衰患者的急救措施与护理要点
		理论	呼吸机的临床运用
		理论	气胸的分类、急救原则和护理措施
		理论	张力性气胸的处置策略及医护配合
		理论	窒息患者的识别要点
		理论	窒息患者的急救措施与护理评估
		理论	气道异物的急救处理
		理论	人工气道的建立与护理
		操作	胸腔闭式引流术
		操作	动脉血、血气分析标本采集
		操作	经口 / 鼻吸痰技术

续表

培训时间	培训周目标	培训类型	培训路径内容
第8周	1. 掌握急性脑卒中的病因、发病机制、识别要点、急救护理及溶栓后的病情观察与护理 2. 掌握昏迷、癫痫持续大发作患者的急救与护理 3. 掌握导尿术的操作与护理 4. 了解气管插管操作	理论	急性脑卒中的病因与发病机制
		理论	急性脑卒中患者的早期识别与急救
		理论	急性脑卒中患者溶栓后的病情观察及护理
		理论	癫痫持续大发作患者的抢救措施与护理
		理论	昏迷患者的急救与护理
		实践	卒中中心的启动标准与时间管理表的填报
		操作	导尿术
		操作	气管插管术医护配合
第9周	1. 掌握急性创伤的概念 2. 掌握急性创伤患者的评分量表、抢救流程与护理措施 3. 掌握急性创伤性休克患者护理风险点的识别 4. 熟悉多发伤患者的概念、分类、急救原则、病情观察与护理评估 5. 熟悉大批伤患者的检伤分类 6. 熟悉创伤急救的4项技术 7. 熟悉多发伤的病因、病理生理与临床特点 8. 了解环甲膜穿刺术、骨髓腔穿刺术	理论	急性创伤的概念
		理论	急性创伤患者的AIS评分、ISS评分的解读
		理论	急性创伤患者的抢救流程与护理措施
		理论	多发伤的概念、分类和急救原则
		理论	多发伤的病因、病理生理与临床特点
		理论	多发伤患者的病情观察与护理评估
		理论	大批伤患者的检伤分类
		理论	急诊创伤性休克患者常见护理风险点的识别
		理论	严重创伤患者的液体复苏
		理论	骨髓腔穿刺术在急诊中的应用
		实践	创伤管理表的填报
		实践	教学工作坊：多发伤患者的救治及团队配合
		操作	环甲膜穿刺术
		操作	创伤急救的4项技术：止血、包扎、固定、搬运
		实践	大批伤的应急演练

续表

培训时间	培训周目标	培训类型	培训路径内容
第10周	1. 掌握急性中毒的概述与分类 2. 掌握急性有机磷中毒患者的病情观察与护理评估 3. 掌握性百草枯中毒患者的中毒机制与护理评估 4. 掌握急性一氧化碳中毒患者的病情评估与急救原则 5. 掌握急性酒精中毒患者的急救与护理 6. 熟悉毒蛇咬伤的分类和规范救治 7. 熟悉洗胃机的操作方法及注意事项 8. 了解血液灌流的操作方法及注意事项	理论	急性中毒的概述与分类
		理论	急性有机磷中毒患者的病情观察与护理评估
		理论	急性百草枯中毒患者的中毒机制
		理论	急性百草枯中毒患者的护理评估
		理论	急性一氧化碳中毒患者的病情评估
		理论	急性一氧化碳中毒患者的急救原则
		理论	急性酒精中毒患者的急救与护理
		理论	毒蛇咬伤的分类和规范救治
		理论	1 例百草枯患者的护理查房
		实践	急性中毒患者时间管理表的填报
		操作	留置鼻胃管的操作与护理
		操作	洗胃术
		操作	床边血液灌流术
第11周	1. 掌握急性中暑患者的识别要点、分类、急救措施与护理要点 2. 熟悉电击伤患者的现场急救、院内急救、观察要点与护理措施 3. 熟悉淹溺患者的现场急救措施与护理 4. 熟悉烧伤患者的烧伤面积评估及分期、急救原则与护理要点 5. 了解冰毯机的使用与护理	理论	急性中暑患者的识别要点及分类
		理论	急性中暑患者的急救措施与护理要点
		理论	电击伤患者的现场急救
		理论	电击伤患者的院内急救
		理论	电击伤患者的观察要点与护理措施
		理论	淹溺患者的现场急救措施与护理
		理论	烧伤面积评估及分期
		理论	烧伤患者的急救原则与护理要点
		操作	冰毯机的使用与护理
		操作	气道异物清除术——Heimlich、胸腹部冲击法
第12周	1. 掌握危险性上消化道出血患者的急救与护理 2. 掌握高血糖、低血糖患者的识别要点与护理流程 3. 熟悉休克的概述、分类、发病机制、病情观察与急救原则	理论	危险性上消化道出血患者的急救与护理
		理论	高血糖、低血糖患者识别要点与护理流程
		理论	休克的概述、分类与发病机制
		理论	休克的病情观察与急救原则
		理论	急诊护士应急能力的培养
		实践	1 例主动脉夹层患者疑难病例讨论
		实践	教学工作坊：团队配合心肺复苏术
		实践	实践体会交流、征集意见及建议
		实践	结业考核

（二）重症医学专业新护士教学路径单

姓名：　　　　　　　　　　　　　　　　　　　　入科时间：

培训时间	培训周目标	培训类型	培训路径内容
第1周	1. 掌握重症医学科常见疾病的分类、病因、发病机制及临床表现 2. 掌握多重耐药患者床边隔离技术 3. 掌握重症医学科各种标本的采集技术 4. 掌握重症医学科常用仪器使用流程及故障排除 5. 熟悉重症医学科科室环境、各项规章制度 6. 熟悉重症医学科岗位职责及各班工作流程	入科介绍	重症医学科病区普通病房、负压病房、治气管镜室、急诊通道等环境布局，仪器设备和药品放置位置，带教老师和科室人员介绍
		制度	重症医学科各项规章制度、工作流程及岗位职责
		理论	重症医学科收治患者的范围
		理论	各种病原学标本采集的方法及注意事项
		理论	重症医学科常见疾病的分类、病因、发病机制及临床表现
		理论	多重耐药患者的护理
		操作	重症医学科常用仪器的使用，无创呼吸机、血气分析仪、除颤仪、经鼻高流量仪、冰毯机、气压泵、排痰仪参数设置及故障排除的处理方法
第2周	1. 掌握重症患者收治流程 2. 掌握重症患者的基础护理评估 3. 掌握多重耐药患者床单位的终末消毒 4. 熟悉重症医学专业患者的人文关怀、人文护理与临终关怀护理 5. 熟悉急救生命类仪器的日常维护及保养 6. 熟悉重症患者的皮肤护理	理论	重症医学科患者收治流程
		理论	重症医学科患者的基础护理评估
		理论	重症医学专业患者的人文关怀、人文护理与临终关怀护理
		理论	压力性损伤的预防及处理
		操作	危重患者的体位改变
		应急预案	除颤仪故障的应急预案
		操作	空气消毒机、床单位消毒机使用，呼吸机、经鼻高流量仪等设备清洁与消毒
第3周	1. 掌握重症医学科常见急救药物的管理及使用 2. 掌握各种约束工具的使用 3. 熟悉血流动力学的监测与管理 4. 熟悉PIO格式书写护理文书 5. 熟悉异常心电图的判断与处理	理论	常见急救药物的管理及使用
		理论	约束工具的选择及知情同意使用
		理论	血管活性药物的使用方法及注意事项
		理论	血流动力学的监测与管理
		理论	重症医学专业护理文书的书写
		理论	异常心电图的判断与处理
		操作	大剂量血管活性药物使用的双泵更换技术
		操作	中心静脉压的测量
		操作	约束背心的使用
		操作	床边18导联心电图

续表

培训时间	培训周目标	培训类型	培训路径内容
第4周	1. 掌握重症患者常见异常呼吸类型及临床表现 2. 掌握气管插管的配合及护理 3. 掌握呼吸球囊的使用方法 4. 掌握常见氧疗技术的应用 5. 熟悉高流量湿化仪器的使用 6. 熟悉人工气道的管理 7. 了解呼吸机相关肺炎的预防	理论	呼吸系统功能监测护理要点及注意事项
		理论	气管插管的护理配合
		理论	人工气道的护理要点与管理
		理论	氧疗法适应证与注意事项
		理论	高流量湿化仪器的使用
		操作	文丘里面罩吸氧
		操作	储氧面罩吸氧
		操作	气囊压力的监测
		操作	密闭式吸痰
		操作	简易呼吸球囊的检查与使用
第5周	1. 掌握呼吸机的使用 2. 掌握心肺复苏机的使用 3. 熟悉呼吸机常见报警原因及处理 4. 熟悉俯卧位通气原理及注意事项 5. 熟悉有创血压的监测及管理	理论	呼吸机的参数设置及注意事项
		理论	呼吸机常见报警原因及处理
		理论	呼吸机相关肺炎的预防
		操作	无创呼吸机的使用
		操作	呼吸机管路的连接
		理论	有创血压的监测及管理
		操作	俯卧位安置术
		操作	心肺复苏机的使用
		操作	动脉血压穿刺术
第6周	1. 掌握危重症患者的营养管理 2. 掌握危重症患者的血栓预防 3. 熟悉重症医学科常用评估量表 4. 熟悉重症患者的营养支持 5. 熟悉重症医学科患者的安全转运 6. 熟悉空肠置入技术 7. 了解胃残余量评估技术 8. 了解误吸的应急与处置	理论	危重症患者的营养管理
		理论	RASS、CPOT、GCS、NISS 等评估量表的使用
		理论	危重症患者的血栓预防
		理论	不同肠内营养制剂的选择及注意事项
		理论	危重患者的转运及注意事项
		操作	低分子肝素留置气泡注射法
		操作	空肠管植入
		操作	气压治疗
		理论	床旁超声在胃残余量评估中的应用
		操作	胃残余量评估技术
		应急演练	患者发生误吸的应急预案

续表

培训时间	培训周目标	培训类型	培训路径内容
第7周	1. 掌握肾功能衰竭患者的治疗及病情观察 2. 掌握血液透析原理 3. 熟悉人工肝的原理及护理 4. 熟悉血浆置换的原理及护理 5. 熟悉连续性血液净化治疗 6. 了解腹膜透析技术	理论	肾功能衰竭患者的支持治疗技术及病情观察要点
		理论	血液透析原理
		理论	腹膜透析的适应证与并发症
		理论	血液净化治疗的抗凝方案
		理论	CRRT 常见报警处置
		理论	人工肝技术治疗的原理及护理
		理论	血浆置换治疗的原理及护理
		操作	CRRT 管路连接
		操作	CRRT 的管路预冲
		操作	DPMARS 管路预冲
第8周	1. 掌握神经系统的解剖及生理功能 2. 掌握颅内压的分级及测定 3. 掌握头部引流管的护理 4. 熟悉镇静镇痛治疗的管理 5. 熟悉亚低温治疗的实施与护理 6. 了解脑电图监测技术	理论	神经系统的解剖及生理功能概述
		理论	颅内压的分级
		理论	头部引流管的护理要点
		理论	镇静药、镇痛药、肌松药应用与管理
		理论	亚低温治疗的实施与护理
		操作	脑室引流管的护理
		操作	脑电图监测技术
		操作	颅内压测定
		操作	冰毯机的使用
第9周	1. 掌握 PICCO 监测技术的适应证 2. 掌握 PICCO 的管路连接 3. 熟悉 PICCO 仪器的日常维护 4. 了解 PICCO 的参数解读	理论	PICCO 监测技术的适应证
		理论	PICCO 的参数解读
		操作	PICCO 置管、管路连接及医护配合
		操作	PICCO 的参数校正
		操作	PICCO 仪器的日常维护
		实践	1 例休克患者行 PICCO 监测的护理查房
第10周	1. 掌握 MODS 患者的护理 2. 掌握 IABP 的监测技术 3. 掌握 IABP 的护理 4. 熟悉超声在重症医学科的应用 5. 熟悉 IABP 操作注意事项 6. 了解 IABP 的常见故障排除	理论	床旁超声在重症医学科的应用
		理论	MODS 的诊断及护理
		理论	IABP 的原理
		理论	IABP 的护理要点
		理论	IABP 操作注意事项
		理论	IABP 的常见故障排除
		实践	IABP 在急性晚期心衰中的应用
		操作	床旁超声心动图检查

续表

培训时间	培训周目标	培训类型	培训路径内容
第11周	1. 掌握高级生命支持的概述及要点 2. 掌握 ECOM 仪器的日常维护 3. 熟悉 ECOM 的适应证与并发症 4. 熟悉 ECOM 管路连接、巡机及置管及上机医护配合 5. 了解 ECOM 堵管的应急处置	理论	高级生命支持概述
		理论	心肺脑复苏术后的护理评估要点
		制度	ECOM 应用管理制度
		理论	ECOM 的适应证与并发症
		实践	ECOM 仪器的日常维护
		操作	ECOM 管路连接及巡机
		操作	ECOM 置管及上机医护配合
		应急演练	ECOM 堵管的应急演练
		实践	心肺复苏术后行 ECOM 治疗患者的护理查房
第12周	1. 掌握重症糖尿病酮症酸中毒患者的护理 2. 掌握重症多发伤患者的护理 3. 掌握百草枯中毒患者的护理 4. 熟悉重症医学科患者早期康复的概念 5. 了解专科疾病新共识、新进展	理论	重症糖尿病酮症酸中毒患者的护理
		理论	重症多发伤患者的护理
		理论	百草枯中毒患者的集束化护理
		操作	血液灌流
		理论	重症医学科患者早期康复的概念
		理论	专科疾病新共识、新进展
		实践	实践体会交流、征集意见及建议
		实践	结业考核

（三）急诊内科 / 超声介入专业新护士教学路径单

姓名：　　　　　　　　　　　　　　　　　　入科时间：

培训时间	培训周目标	培训类型	培训路径内容
第1周	1. 掌握医院及科室管理规章制度 2. 掌握公办软件的操作 3. 掌握急重症患者的心理问题与沟通技巧 4. 熟悉各班岗位职责及工作流程 5. 熟悉护理相关法律法规，提高职业道德素养 6. 了解科室文化，熟悉病区环境与 7s 管理规范	入科介绍	急诊内科 / 超声介入病区及门诊的环境布局，仪器设备和药品放置位置，带教老师和科室人员介绍
		制度	科室规章制度与岗位职责
		制度	护理院感制度与职业防护
		操作	各班工作职责与流程
		操作	办公软件操作流程及危急值接受与处理流程

续表

培训时间	培训周目标	培训类型	培训路径内容
第2周	1. 掌握呼吸系统常见疾病急性发作期的症状识别、评估与护理 2. 掌握病区患者巡视与出入院流程及访视制度 3. 熟悉高流量氧疗仪、呼吸机操作技术 4. 熟悉呼吸功能训练技术操作规范	理论	慢性阻塞性肺疾病急性发作症状识别、评估与护理要点
		理论	肺栓塞的评估与护理要点
		理论	患者出院访视制度
		操作	呼吸功能训练
		操作	有创及无创呼吸机的操作技术
		操作	高流量氧疗仪的操作技术
		实践	小讲课（护理查房巡视思维导图）
第3周	1. 掌握循环系统常见疾病急性发作期的症状识别、评估与护理要点 2. 掌握高危药物泵入治疗规范与注意事项 3. 熟悉急救室、急救车布局，药品物品摆放位置及作用原理 4. 熟悉改良瓦式动作快速终止室上性心动过速	理论	急性心肌梗死症状识别、评估与护理要点
		理论	急性心力衰竭症状识别、评估与护理要点
		理论	室上性心动过速的症状识别、评估与护理要点
		操作	改良瓦式动作
		实践	1例心力衰竭患者的护理查房
		实践	结合临床案例进行床边心衰评分与护理指导
第4周	1. 掌握消化系统常见疾病急性发作期的症状识别、评估与护理要点 2. 掌握胃肠减压术与肠内营养治疗的目的与注意事项 3. 掌握深静脉置管的日常维护及血栓预防要点 4. 了解并掌握超声介入日间手术患者的临床护理路径与健康指导	理论	急性上消化道出血症状识别、评估与护理要点
		理论	急性胰腺炎症状识别、评估与护理要点
		理论	甲状腺肿物、肝囊肿、后天性肾囊肿疾病护理路径与健康指导
		操作	胃肠减压、留置鼻胃管及胃残余量监测技术操作规范
		操作	中心静脉导管日常维护技术
		理论	PICC/CVC等中长导管置管患者血栓预防措施及健康指导
		实践	1例急性胰腺炎合并肺栓塞的疑难病例讨论
		应急演练	患者突然发生呼吸困难的应急预案演练
第5周	1. 掌握神经系统常见疾病急性发作期的症状识别、评估与护理要点 2. 掌握相关护理评估方法与注意事项 3. 掌握护理文书书写要求 4. 熟悉神经系统常见疾病护理风险评估与风险预防 5. 熟悉神经系统常见疾病的心理问题并实施人文关怀	理论	急性脑梗死症状识别、评估与护理要点
		理论	急性脑出血症状识别、评估与护理要点
		理论	护理病历的书写规范及要求
		理论	各项护理风险评估技术规范与风险预防措施要点
		理论	神经系统常见疾病的心理问题与心理护理方法
		操作	踝泵运动、主被动运动、肌力测试、洼田饮水试验技术操作规范
		理论	芳香疗法在神经系统疾病康复期的临床应用实践
		实践	按照护理程序完成一份完整的护理病历

续表

培训时间	培训周目标	培训类型	培训路径内容
第6周	1. 掌握糖尿病酮症酸中毒的早期症状识别、评估及护理要点 2. 掌握低血糖的早期症状识别与紧急处置 3. 掌握压力性损伤患者的护理方法 4. 了解糖尿病相关实验室指标的临床意义及危急值处理流程	理论	糖尿病酮症酸中毒早期症状识别、评估及护理要点
		理论	患者发生低血糖的早期症状识别与紧急处置
		理论	压力性损伤患者的早期预防与护理要点
		理论	糖尿病相关实验室指标的临床意义与危急值处理流程
		理论	危急值接收与处理流程，并按照护理诊断书写 PIO 护理记录
		操作	良肢位摆放、轴线翻身法、减压器具的使用方法
		应急演练	患者发生低血糖时的应急预案演练
第7周	1. 掌握蛇毒液中毒专科护理计划单及疾病护理路径 2. 掌握抗蛇毒血清注射方法及病情观察 3. 了解蛇毒液中毒概述、中毒分类、常规治疗及护理要点 4. 了解 VSD 在蛇咬伤伤口治疗中的应用，并掌握负压引流的病情观察与处理方法	理论	蛇毒液中毒概述、中毒分类、治疗及护理要点
		理论	蛇毒液中毒专科护理计划单及疾病护理路径
		理论	VSD 负压吸引观察及护理要点
		操作	密闭式引流瓶的更换技术规范
		操作	抗蛇毒血清注射方法与技术规范
		实践	下基层宣讲蛇毒液中毒的预防及科学治疗方法
第8周	1. 掌握更换胸腔、腹腔等引流袋的技术规范 2. 熟悉保护性约束技术 3. 了解病区常用抗菌药物的药理作用及使用要点 4. 了解危重症患者护理风险点 5. 了解白塞病的症状识别、评估及护理要点	理论	白塞病早期症状识别、评估与护理要点
		理论	抗菌药物的临床应用原则与使用规范
		操作	更换胸腔、腹腔等引流袋的技术规范
		操作	保护性约束技术规范
		实践	1 例白塞病患者的护理查房
第9周	1. 掌握社区获得性感染常见疾病的早期症状识别、评估及护理要点 2. 掌握常见标本采集技术规范 3. 熟悉药物外渗的观察与紧急处理方法 4. 了解病区常见高风险药物的使用及注意事项	理论	社区获得性感染常见疾病的早期症状识别、评估及护理要点
		理论	护理院感与职业防护相关制度与规范
		操作	呼吸道标本采集技术规范
		操作	血培养、动脉血气标本采集技术规范
		理论	高风险药物的使用及注意事项
		操作	药物外渗的预防与紧急处理方法，掌握不良事件上报流程与讨论分析时间节点

续表

培训时间	培训周目标	培训类型	培训路径内容
第10周	1. 掌握急危重症患者护理要点与风险防范措施 2. 掌握非计划性拔管的紧急处理预案 3. 掌握 CICARE 沟通模式 4. 熟悉机械通气及人工气道患者口腔护理	理论	多器官功能障碍综合征、机械通气、人工气道的评估与护理要点
		理论	吸入性损伤人工气道护理的专家共识
		理论	急危重症患者有效约束专家共识
		理论	CICARE 沟通模式
		操作	机械通气及人工气道患者口腔护理技术规范
		实践	非计划性拔管的紧急处理预案
		应急演练	患者突发消化道大出血性休克的应急预案演练
第11周	1. 掌握分离转换性障碍患者的护理要点 2. 掌握接触隔离措施与感染防控原则 3. 掌握特殊患者的心理护理与沟通技巧的应用 4. 了解多重耐药菌种类及消毒隔离方式	理论	分离转换性障碍患者的护理要点
		理论	多重耐药菌种类、隔离方式、诊治与预防
		理论	接触隔离措施与感染防控原则
		操作	防护用品穿脱流程、七步洗手法与手卫生指征
		实践	教学工作坊
		操作	空气消毒机使用
第12周	1. 掌握文献检索方法 2. 熟悉危重患者护理与文书记录 3. 了解护理科研思路	理论	新时代背景下职业护理人的发展与挑战
		理论	结合科护理工作实际，并通过文献检索与学习，完成一篇护理个案综述
		操作	在专业技术带头人的指导下，完成一名危重患者床边护理与护理文书的记录
		实践	实践体会交流、征集意见及建议
		实践	结业考核

（四）急诊与创伤外科专业新护士教学路径单

姓名：　　　　　　　　　　　　　　　　　　　　入科时间：

培训时间	培训周目标	培训类型	培训路径内容
第1周	1. 熟悉科室环境、规章制度、工作流程及岗位职责 2. 熟悉本科患者出入院流程及绿色通道入院制度 3. 掌握创伤中心电子化系统的使用及文书书写规范 4. 了解急诊患者的心理需求及沟通要点	入科介绍	急诊与创伤外科病区及门诊的环境布局，仪器设备和药品放置位置，带教老师和科室人员介绍
		制度	科室各班岗位职责、工作流程和规章制度
		制度	急诊创伤患者出入院流程、绿色通道入院制度
		理论	创伤中心电子化系统的使用和护理文书的书写规范
		理论	急诊创伤患者医患沟通技巧与心理需求评估
		操作	创伤中心电子化系统数据填报

续表

培训时间	培训周目标	培训类型	培训路径内容
第2周	1. 掌握创伤的分类、病理生理基础、临床表现及伤口评估处理 2. 熟悉创伤后特异性感染的预防和处置 3. 了解负压封闭引流技术的护理要点 4. 了解严重污染伤口的护理评估与处置要点 5. 了解红外线微波治疗仪的使用	理论	创伤的分类、病理生理基础及临床表现
		理论	常见创伤伤口的评估、处置和护理
		理论	严重污染伤口的护理评估与处置要点
		理论	破伤风的预防、处置及护理
		理论	气性坏疽的预防、处置及护理
		理论	负压封闭引流术
		理论	压力性损伤的预防及处理
		操作	红外线微波治疗仪的使用
		理论	常见伤口的清洗、消毒
		操作	1 例创伤患者创面的清洗、消毒和包扎
第3周	1. 掌握创伤常用急救技术 2. 掌握创伤急救设备的使用 3. 掌握创伤患者常见的护理风险点 4. 了解创伤患者急救物品和药品的管理要求 5. 掌握创伤患者常见实验室检查 6. 了解创伤患者心搏骤停的应急处理流程	理论	创伤常用止血方法
		理论	创伤包扎技术
		理论	骨折患者的固定
		理论	创伤患者的搬运
		理论	创伤性休克常见的护理风险点识别
		理论	创伤患者常见实验室检查结果解读
		操作	简易呼吸球囊的检查与使用
		操作	除颤仪的维护和使用
		操作	心肺复苏术
		应急演练	创伤患者心搏骤停的应急预案与流程
第4周	1. 掌握胸部损伤患者常见的症状护理 2. 掌握胸部损伤的分类及护理查体 3. 掌握肋骨骨折的固定方法及护理要点 4. 了解血气胸的急救处理及护理要点 5. 了解更换胸腔闭式引流瓶的方法 6. 了解胸部创伤患者肺康复训练法	理论	胸部损伤患者的临床表现和常见症状、体征的护理
		理论	胸部损伤常见分类及护理查体阳性体征表现
		理论	肋骨骨折的固定和护理要点
		理论	血气胸的分类、急救处理和护理要点
		操作	连枷胸的固定
		操作	张力性气胸的处置策略及医护配合
		操作	胸部创伤患者肺康复训练
		操作	更换胸腔闭式引流瓶

续表

培训时间	培训周目标	培训类型	培训路径内容
第5周	1. 掌握腹部损伤患者的护理查体及护理 2. 掌握脾、肝、胃及十二指肠等脏器损伤的观察要点和护理措施 3. 熟悉腹腔各引流管的护理和脱管处理 4. 了解腹部损伤控制性手术术前护理评估及术前准备	理论	腹部损伤患者的护理查体及常见症状、体征的护理
		理论	常见腹部脏器损伤患者的观察要点及护理措施
		理论	腹部损伤控制性手术术前护理评估及术前准备
		操作	胃肠减压术
		理论	腹部各引流管的护理
		应急演练	意外脱管的应急预案与流程
第6周	1. 掌握四肢骨折患者常见症状、体征的护理及康复锻炼方法 2. 掌握四肢骨折患者常见固定方法 3. 掌握骨盆骨折患者的观察要点和护理措施 4. 了解脊柱损伤患者的搬运及活动指导 5. 了解骨筋膜室综合征的识别与护理	理论	四肢骨折患者常见症状、体征的护理及康复锻炼
			四肢骨折患者常见固定方法
		理论	骨盆骨折患者的观察要点及护理措施
		理论	脊柱损伤患者的搬运及活动指导
		理论	骨筋膜室综合征的识别与护理
		操作	石膏固定的医护配合
		操作	轴线翻身、搬运法、颈托固定
第7周	1. 掌握颅脑损伤患者的观察及护理 2. 掌握重症颅脑损伤患者的亚低温治疗和脱水药物的使用 3. 熟悉人工气道患者的吸痰技术和口腔护理 4. 掌握高流量氧气湿化治疗 5. 了解机械通气及人工气道的护理	理论	颅脑损伤患者的分类和常见症状、体征的护理
		理论	重型颅脑损伤患者的亚低温治疗
		理论	甘露醇等脱水药物的使用及注意事项
		理论	机械通气及人工气道的护理技术
		操作	人工气道患者的吸痰技术
		操作	人工气道患者的口腔护理
		操作	高流量氧气湿化治疗
		应急演练	患者发生昏迷的应急预案与流程
第8周	1. 掌握急腹症患者的观察及护理 2. 掌握急性胰腺炎患者的观察要点和护理措施 3. 掌握胆道疾病患者的护理要点 4. 掌握经肛门直肠给药技术及注意事项 5. 掌握灌肠技术	理论	急腹症患者的处理和常见症状、体征的护理
		理论	急性胰腺炎患者的观察要点及护理措施
		理论	胆道疾病患者的护理
		理论	非创伤性急诊腹部手术患者术后的观察与护理
		理论	经肛门直肠给药的注意事项
		操作	经肛门直肠给药技术
		操作	保留与不保留灌肠技术
		实践	1例急腹症患者的护理查房

续表

培训时间	培训周目标	培训类型	培训路径内容
第9周	1. 掌握多发伤的概念、分类、急救原则和急救评估 2. 熟悉多发伤患者常用护理评估方法和评估量表应用	理论	多发伤的概念、分类和急救原则
		理论	多发伤患者的初始评估、二次评估
		理论	GCS 评分、肌力评估、神志瞳孔评估、吞咽功能评估解析
		理论	AIS 评分、ISS 评分、PTSD 量表解析
		操作	GCS 评分、神志瞳孔评估、吞咽功能评估、肌力评估、PTSD 量表评估
第10周	1. 掌握多发伤患者的呼吸、循环管理 2. 掌握多发伤休克患者的评估、监护与复苏，快速补液试验的评价 3. 熟悉床旁超声在多发伤患者中的应用 4. 了解创伤救治医护团队配合 5. 了解中心静脉导管维护及常见并发症预防 6. 了解骨髓腔穿刺技术	理论	多发伤患者的气道与呼吸管理
		理论	创伤休克患者的评估、监护与复苏
		理论	床旁超声在多发伤患者中的应用
		操作	快速补液试验的评价指标和被动抬腿试验
		操作	中心静脉导管维护技术
		理论	中心静脉导管常见并发症的预防
		操作	骨髓腔穿刺技术
		操作	创伤团队的医护急救配合
		应急演练	严重创伤患者突发休克的应急预案与流程
		实践	1 例多发伤患者的病例讨论
第11周	1. 掌握危重创伤患者疼痛评估、镇静镇痛管理、营养支持 2.熟悉危重创伤患者的转运、观察及护理要点 3. 熟悉疑难危重患者 SBAR 交班及护理风险讨论 4. 熟悉环甲膜穿刺技术 5. 了解危重症创伤患者的康复期护理	理论	创伤患者的疼痛评估与镇静镇痛管理
		理论	危重创伤患者的营养支持指南解读
		理论	危重创伤患者的转运、观察及护理要点
		理论	ICU 转出创伤患者的康复期护理
		理论	疑难危重患者 SBAR 交班及护理风险讨论
		操作	环甲膜穿刺术
		应急演练	谵妄患者的应急处置预案与流程
第12周	1. 熟悉专科疾病新共识和新进展 2. 了解灾害批量伤检伤分类 3. 了解特殊人群损伤的护理 4. 结业考核	理论	专科疾病新共识和新进展
		理论	灾害批量伤检伤分类
		理论	特殊人群损伤的护理
		实践	结业考核

十三、眼、耳鼻喉、口腔专科新护士临床护理教学路径指引

（一）眼科专业新护士教学临床路径单

姓名：　　　　　　　　　　　　　　　　　　入科时间：

培训时间	培训周目标	培训类型	培训路径内容
第1周	1. 熟悉科室各项规章制度、工作流程及岗位制度 2. 熟悉眼球的解剖结构和生理功能 3. 熟悉日间手术患者术后护理风险评估 4. 了解日间手术就诊流程与管理	入科介绍	眼科病房、暗室、视功能检查室及换药室等环境布局，仪器设备和药品放置位置，带教老师和科室人员介绍
		制度	眼科病区规章制度、工作流程、岗位职责
		制度	日间手术就诊流程与管理
		理论	眼球的应用解剖结构和生理
		理论	视路
		理论	眼附属器的应用解剖和生理
		理论	眼的血液循环与神经支配
		理论	日间手术后护理风险防范院内应急预案
		理论	日间手术后护理风险防范院外应急预案
第2周	1. 掌握传染性眼病患者的护理评估及隔离护理 2. 掌握手术患者的转运及交接规范 3. 掌握眼科常用的护理操作技术 4. 了解眼科实验室标本采集技术	理论	角膜病的概述、分类及护理要点
		理论	真菌性角膜炎、眼内炎患者的床边隔离措施
		理论	传染性眼病患者的护理评估、常见症状及体征的护理
		理论	传染性眼病患者的人文关怀与人文护理
		理论	眼科手术患者的转运及交接规范
		理论	眼部检验标本采集法
		理论	内眼手术护理常规
		理论	外眼手术护理常规
		操作	涂眼膏法
		操作	滴眼药水法
		操作	结膜囊冲洗法
		实践	新护士小讲课（带教老师根据第5版《眼耳鼻咽喉科护理学》第7章白内障患者的护理、青光眼患者的护理、第10章玻璃体和视网膜疾病患者的护理指定内容）

续表

培训时间	培训周目标	培训类型	培训路径内容
第3周	1. 掌握晶状体疾病的相关知识 2. 掌握白内障患者的护理评估及围手术期的护理 3. 熟悉专科常见药物药理作用及使用要点 4. 了解晶状体疾病的生物测量技术 5. 了解眼科常用的手术仪器设备	理论	白内障概述、分类及护理要点
		理论	眼科常见药物临床应用原则与观察要点
		理论	白内障超声乳化手术医护配合
		理论	白内障患者的生物测量技术
		理论	激光辅助的超声乳化白内障吸除手术医护配合
		理论	白内障手术患者围手术期的护理评估及病情观察
		理论	手术显微镜、超声乳化仪、玻璃体切割机的使用
		操作	泪道冲洗法
		操作	眼垫、眼罩包封法
		操作	眼部换药法
		操作	眼部绷带包扎法：单眼包扎法、双眼包扎法
		理论	专科常见药物配伍禁忌及注意事项
第4周	1. 掌握青光眼的病因、常见症状及分类 2. 掌握青光眼防治要点 3. 熟悉常用的眼科检查及处理 4. 了解青光眼手术配合 5. 了解青光眼影像学检查	理论	青光眼的病因、常见症状及分类
		理论	青光眼患者手术医护配合
		理论	青光眼手术患者围手术期的护理评估及病情观察
		理论	原发性青光眼患者的治疗要点
		理论	先天性青光眼患者的护理
		理论	小梁切除术在青光眼手术中的运用
		理论	青光眼患者高眼压及低眼压综合征的处理原则
		理论	青光眼患者用药不良反应的观察
		理论	青光眼影像学检查结果解读
		操作	裂隙灯显微镜检查
		实践	降眼压药物外渗处理方法
		应急演练	青光眼大发作应急演练与流程
第5周	1. 掌握玻璃体和视网膜疾病患者的分类 2. 掌握视网膜脱离患者的护理评估及围手术期的护理 3. 熟悉采用PIO格式书写视网膜手术患者护理文书	理论	眼科患者各项护理风险评估与风险预防
		理论	视网膜脱离的定义、分类及发病机制
		理论	视网膜脱离手术患者围手术期的护理评估及病情观察
		理论	视网膜脱离患者特殊卧位的指导
		理论	视网膜脱离患者护理病历的书写
		理论	视网膜脱离手术患者眼内填充物术后观察要点
		实践	早产儿及新生儿视网膜筛查的配合
		实践	1例视网膜脱离护理查房

续表

培训时间	培训周目标	培训类型	培训路径内容
第6周	1. 掌握视网膜血管性病变疾病的护理 2. 熟悉眼部用药原则及注意事项 3. 了解视网膜中央动脉阻塞的护理 4. 了解糖尿病视网膜病变患者的管理模式与个案护理	理论	视网膜中央动脉堵塞患者的治疗要点及护理风险评估
		理论	眼部抗感染药临床使用原则
		理论	眼部抗炎抗过敏类药物使用注意事项
		理论	糖尿病视网膜病变健康教育的临床实践与实施
		理论	眼底血管造影
		理论	糖尿病视网膜病变管理模式与个案护理
		应急演练	糖尿病视网膜病变患者发生低血糖患者应急预案
第7周	1. 掌握角膜疾病患者日常用眼健康教育 2. 掌握角膜手术的围手术期护理要点 3. 了解专科实验室检查项目指标意义 4. 了解角膜移植捐献制度	理论	细菌性角膜炎、真菌性角膜炎、病毒性角膜炎患者的日常用眼健康教育
		理论	眼科专科特检检查结果解读
		理论	眼科常见危急值阳性体征及处理措施
		理论	角膜炎共聚焦生物显微镜
		理论	角膜移植手术患者围手术期的护理评估及病情观察要点
		理论	角膜移植手术患者全病程管理模式与个案护理
		制度	角膜捐献制度
		操作	真菌性角膜炎患者真菌学检查标本采集
第8周	1. 掌握泪囊炎患者的病情观察要点 2. 熟悉泪道阻塞患者全麻护理 3. 了解泪道X线造影技术 4. 了解内倒探通技术与泪器检查	理论	急慢性泪囊炎患者的病情观察要点
		理论	泪道X线造影技术
		操作	眼科手术患者全麻护理
		操作	泪道探通技术
		操作	泪器检查
第9周	1. 掌握结膜疾病的病因及预防 2. 掌握传染性眼病患者的护理 3. 了解免疫性结膜炎患者的安全用药 4. 了解传染性眼病病房终末消毒方法	理论	细菌性结膜炎、慢性结膜炎病因及预防
		理论	传染性眼病患者预防及护理
		理论	传染性眼病病房日常消毒隔离、终末消毒
		理论	免疫性结膜炎的患者用药安全
		操作	空气消毒机的使用方法
		操作	睑结膜结石剔除术

续表

培训时间	培训周目标	培训类型	培训路径内容
第10周	1. 掌握眼睑病患者的疼痛评估及安全用药 2. 掌握眼睑与睫毛位置异常患者护理要点 3. 掌握干眼、睑板腺功能障碍的原因及常见体征的护理 4. 熟悉雷默稳定性检查及泪液分泌量监测 5. 熟悉眼睑按摩试验 6. 了解倒睫拔出术	理论	眼睑与睫毛位置异常患者护理要点
		理论	单纯疱疹、带状疱疹病毒性睑皮疼痛评估及安全用药指导
		理论	倒睫手术后患者用眼指导
		理论	临床常用干眼问卷量表及适用范围
		理论	睑板腺功能障碍相关知识
		理论	强脉冲光在睑板腺功能障碍中的应用
		理论	干眼治疗个案护理
		理论	泪膜稳定性检查
		操作	泪液分泌量检测
		操作	眼睑按摩试验
		操作	倒睫拔出法及电解倒睫
第11周	1. 掌握共同性斜视、非共同斜视的治疗要点 2. 掌握视神经盘水肿和前部缺血性视神经病变患者的护理 3. 熟悉远视、近视、斜视、视野检查方法 4. 了解眼外肌病的概述	理论	眼外肌疾病概述与分类
		理论	共同性与非共同性内斜视及外斜视手术患者局麻护理
		理论	斜视的新进展与中国斜视分类专家共识
		理论	斜视检查
		理论	弱视治疗方法
		理论	远视、近视检查法
		理论	视神经炎患者用药安全
		理论	如何运用护理干预帮助视神经疾病患者缓解疼痛
		理论	视功能障碍的区分
		操作	颞浅动脉旁皮下注射
		应急演练	假道形成的应急预案与流程
第12周	1. 掌握眼外伤的护理评估、常见症状及体征的护理 2. 熟悉眼外伤急诊处理流程 3. 熟悉眼科医源性压力性损伤的预防措施 4. 了解眼科专科疾病研究新进展	理论	眼科专科疾病新共识、新进展
		理论	玻璃体切割术术后患者护理要点
		理论	眼球穿通伤急诊处理原则
		理论	玻璃体切割手术配合
		应急演练	外伤性感染性眼内炎的应急演练
		实践	预防眼科医源性压力性损伤的预防措施
		实践	实践体会交流、征集意见及建议
		实践	结业考核

（二）口腔 / 皮肤疾病专业新护士教学路径单

姓名：　　　　　　　　　　　　　　　　　　　　　　入科时间：

培训时间	培训周目标	培训类型	培训路径内容
第1周	1. 掌握口腔 / 皮肤患者的出入院流程、转运及交接规范，正确的刷牙方法，常用口腔护理溶液的选择及使用 2. 熟悉科室环境、规章制度、工作流程及岗位职责、人文关怀与人文管理 3. 熟悉口腔颌面部的应用解剖与生理 4. 熟悉常用口腔器械的消毒、灭菌及用途 5. 了解口腔科患者出院专科访视制度	入科介绍	口腔 / 皮肤科病房、换药室的环境布局，仪器设备和药品放置位置，带教老师和科室人员介绍
		制度	科室各项规章制度、工作流程及岗位职责
		制度	口腔科患者出院专科访视制度
		理论	口腔 / 皮肤患者的出入院流程、转运及交接规范
		理论	口腔 / 皮肤科患者的人文关怀与人文护理
		理论	口腔颌面部的应用解剖与生理
		理论	常用口腔器械的消毒、灭菌及用途
		理论	常用口腔护理溶液的选择及使用
		理论	口腔科患者护理病历的书写及要求
		操作	正确的刷牙方法
第2周	1. 掌握激光治疗仪操作流程、中药塌渍技术、血培养标本采集、24h 尿蛋白定量标本采集技术 2. 熟悉皮肤科疾病概述、常见皮肤病的预防、影响皮肤健康的因素、皮肤的保健 3. 熟悉皮肤科患者护理病历的书写及要求 4. 了解皮肤科患者出院专科访视制度	理论	皮肤科疾病概述
		理论	影响皮肤健康的因素、皮肤的保健
		理论	常见皮肤病的预防
		理论	皮肤科患者护理病历的书写及要求
		制度	皮肤科患者出院专科访视制度
		操作	血培养标本采集
		操作	24h 尿蛋白定量标本采集技术
		操作	激光治疗仪操作流程
		操作	中药塌渍技术
		实践	新护士小讲课（根据《皮肤性病护理学》第 2 章变态反应性皮肤病患者的护理、第 4 章病毒性皮肤病患者的护理、第 9 章红斑鳞屑性皮肤病患者的护理指定内容）
第3周	1. 掌握口腔颌面部损伤患者的护理及观察要点，口腔颌面外科手术患者围手术期健康教育 2. 掌握口腔科常用护理诊断及护理措施 3. 掌握擦拭法口腔护理技术，牙线的使用方法 4. 熟悉口腔科疾病概述	理论	口腔科疾病概述
		理论	口腔科常用护理诊断及护理措施
		理论	口腔手术患者围手术期健康教育
		理论	口腔科疾病概述
		理论	口腔颌面部损伤患者的护理及观察要点
		操作	擦拭法口腔护理技术
		操作	牙线的使用方法
		实践	1 例颌面部软组织损伤患者的护理查房

续表

培训时间	培训周目标	培训类型	培训路径内容
第4周	1. 掌握口腔颌面部肿瘤术后护理评估、常见症状及病情观察 2. 掌握口腔疾病患者围手术期护理 3. 掌握面神经功能锻炼方法 4. 熟悉口腔颌面部负压引流管的护理及负压引流管非计划拔管的应急预案 5. 了解腮腺肿瘤术后使用口服阿托品片的用药指导 6. 了解气管切开术后患者的护理	理论	口腔颌面部肿瘤术后护理评估
		理论	口腔颌面部肿瘤术后护理要点及病情观察
		理论	口腔颌面部皮肤组织移植、游离皮瓣及复合组织瓣移植术围手术期患者的护理
		理论	腮腺肿瘤术后使用口服阿托品片的用药指导
		操作	气管切开术后患者的护理
		操作	口腔颌面部负压引流管的护理
		操作	面神经功能锻炼
		应急演练	口腔颌面部负压引流管非计划拔管的应急演练
第5周	1. 掌握皮肤的结构及功能，皮肤组织病理检查术后护理 2. 熟悉变态反应性皮肤病患者护理评估、临床表现及护理措施 3. 熟悉过敏性休克应急预案 4. 掌握皮肤科常用护理诊断及护理措施 5. 了解中药药浴技术	理论	皮肤的结构及功能
		理论	皮肤科常用护理诊断及护理措施
		理论	变态反应性皮肤病患者护理评估、临床表现及护理措施
		理论	皮肤组织病理检查术后护理
		操作	中药药浴技术
		应急演练	过敏性休克的应急演练
第6周	1. 掌握口腔颌面部感染患者护理评估、常见症状及护理要点 2. 掌握疼痛的评估方法及临床应用 3. 掌握婴幼儿期、老年人的口腔保健 4. 熟悉口腔颌面部损伤窒息应急演练	理论	口腔颌面部感染患者护理评估、常见症状及护理要点
		操作	疼痛的评估方法及临床应用
		理论	婴幼儿期、老年人的口腔保健
		应急演练	口腔颌面部损伤窒息应急演练
第7周	1. 掌握皮肤科荨麻疹类患者护理评估、常见症状及护理措施 2. 掌握感染性皮肤损伤药物涂擦及换药技术 3. 熟悉皮肤科常见危急值阳性体征及处理措施	理论	皮肤科荨麻疹类患者护理评估、常见症状及护理措施
		理论	皮肤科常见危急值阳性体征及处理措施
		操作	感染性皮肤损伤药物涂擦技术
		操作	感染性皮肤损伤换药技术

续表

培训时间	培训周目标	培训类型	培训路径内容
第8周	1. 掌握皮肤科重症疾病患者病情观察、护理措施及健康教育 2. 掌握疱病清创术医护配合操作流程 3. 熟悉抗组胺药物的主要作用及用药指导	理论	皮肤科重症疾病患者病情观察、护理措施及健康教育
		理论	抗组胺药物的主要作用及用药指导
		实践	1 例天疱疮患者的疑难病例讨论
		实践	疱病清创术医护配合操作流程
第9周	1. 掌握先天性唇 / 腭裂患者的护理评估、护理诊断及护理措施 2. 掌握经气管切开吸痰技术、二人冲洗法口腔护理技术 3. 熟悉口内大出血常用止血方法及口腔疾病患者营养评估 4. 熟悉地塞米松磷酸钠注射液患者的用药指导 5. 了解疑难危重患者 SBAR 交班及护理风险评估	理论	先天性唇 / 腭裂患者的护理评估、护理诊断及护理措施
		理论	口内大出血常用止血方法
		理论	地塞米松磷酸钠注射液的用药指导
		理论	疑难危重患者 SBAR 交班及护理风险评估
		理论	口腔疾病患者营养风险评估
		操作	二人冲洗法口腔护理技术
		操作	经气管切开吸痰技术
第10周	1. 掌握口腔颌面部骨折患者围手术期护理 2. 掌握超声龈上洁治术 3. 掌握口腔恶性肿瘤患者的护理诊断、护理措施及口腔术后护患沟通技巧 4. 了解专科日间手术及出院电话回访的要点	理论	口腔颌面部骨折患者围手术期护理
		理论	口腔术后护患沟通技巧
		操作	超声龈上洁治术
		实践	1 例口腔恶性肿瘤患者的护理查房
		实践	口腔日间手术患者出院后专科电话回访
第11周	1. 掌握皮肤感染患者床单位终末消毒 2. 掌握患者突发病情变化抢救团队配合 3. 掌握重症药疹患者的护理要点 4. 熟悉臭氧水疗仪的临床应用及操作流程 5. 熟悉多重耐药菌感染患者的管理及护理	理论	多重耐药菌感染患者的管理及护理
		操作	皮肤感染患者床单位终末消毒
		操作	臭氧水疗仪的临床应用及操作流程
		操作	患者突发病情变化抢救团队配合
		实践	1 例重症药疹患者的护理查房

续表

培训时间	培训周目标	培训类型	培训路径内容
第12周	1. 掌握专科疾病新共识、新进展 2. 熟悉口腔综合治疗台水路消毒技术 3. 了解四手操作技术规范	理论	专科疾病新共识、新进展
		理论	口腔综合治疗台水路消毒技术规范
		操作	口腔四手操作技术
		实践	专科患教活动
		实践	实践体会交流、征集意见及建议
		实践	结业考核

（三）耳鼻咽喉头颈外科专业新护士教学路径单

姓名：　　　　　　　　　　　　　　　　入科时间：

培训时间	培训周目标	培训类型	培训路径内容
第1周	1. 熟悉科室环境、各项规章制度、工作流程及岗位职责 2. 熟悉耳鼻咽喉头颈外科常见药物的药理作用及使用要点 3. 了解日间手术就诊流程与管理 4. 了解耳鼻咽喉头颈外科患者的转运及交接规范	入科介绍	耳鼻咽喉头颈外科病房、睡眠监测室、内镜室、换药室的环境布局，仪器设备和药品放置位置，带教老师和科室人员介绍
		制度	科室各项规章制度、工作流程及岗位职责
		制度	日间手术就诊流程与管理制度
		理论	耳鼻咽喉头颈外科管理范畴、发展历史、培训目标与展望
		理论	耳鼻咽喉头颈外科常见药物的药理作用及使用要点
		实践	耳鼻咽喉头颈外科患者的转运及交接规范
第2周	1. 掌握耳部解剖结构与生理功能 2. 掌握外耳道滴药技术、外耳道冲洗技术 3. 熟悉耳科患者的围手术期护理要点 4. 了解鼓膜穿刺抽液方法 5. 了解耳部不同部位患者的护理 6. 了解患者出入院流程	理论	患者出入院流程及围手术期护理文书
		理论	耳部解剖与生理功能
		理论	先天性耳病患者护理
		理论	外耳疾病患者的护理
		理论	中耳疾病患者的护理
		理论	内耳疾病患者的护理
		理论	突发性耳聋患者护理
		操作	外耳道滴药技术
		操作	外耳道冲洗技术
		操作	鼓膜穿刺抽液法
		实践	护生小讲课（带教老师根据第5版《眼耳鼻咽喉科护理学》第23章耳科患者的护理指定内容）

续表

培训时间	培训周目标	培训类型	培训路径内容
第3周	1. 掌握鼻部解剖与生理功能 2. 熟悉鼻科疾病患者的围手术期护理 3. 掌握鼻阻力的测定、嗅觉功能检测方法 4. 掌握剪鼻毛技术、鼻腔冲洗技术 5. 熟悉鼻科常见的器械	理论	鼻的应用解剖与生理功能
		理论	鼻科疾病患者的围手术期护理
		操作	认识鼻科常见的器械
		操作	鼻阻力测定、嗅觉功能检测技术
		操作	剪鼻毛技术
		操作	鼻腔冲洗技术
		理论	1 例鼻出血患者的护理查房
		理论	护生小讲课（带教老师根据第 5 版《眼耳鼻咽喉科护理学》第 19 章 鼻科患者的护理指定内容）
第4周	1. 掌握咽科疾病患者的围手术期护理 2. 掌握经鼻雾化吸入技术、喉部雾化吸入技术 3. 掌握睡眠监测技术 4. 了解扁桃体脓肿穿刺技术	理论	咽的应用解剖与生理
		理论	咽科患者的围手术期护理
		操作	鼻咽内窥镜检查操作步骤
		操作	经鼻雾化吸入技术
		操作	喉部雾化吸入技术
		操作	扁桃体脓肿穿刺技术
		操作	睡眠呼吸监测技术
		实践	护生小讲课（带教老师根据第 5 版《眼耳鼻咽喉科护理学》第 20 章 咽科患者的护理指定内容）
第5周	1. 掌握喉科患者的围手术期护理 2. 掌握咽喉科患者各项护理风险评估与风险预防 3.掌握经气管套管吸痰技术、气管切开伤口换药、内套管清洗消毒法 4. 熟悉麻醉咽喉镜的使用方法	理论	喉的应用解剖与生理
		理论	喉癌患者的围手术期护理
		理论	咽喉科患者各项护理风险评估与风险预防
		操作	麻醉咽喉镜的使用方法
		操作	经气管套管吸痰技术
		操作	气管切开伤口换药、内套管清洗消毒法
		实践	护生小讲课（带教老师根据第 5 版《眼耳鼻咽喉科护理学》第 21 章 喉科患者的护理指定内容）
第6周	1. 掌握甲状腺癌患者的围手术期护理 2. 掌握颈部损伤患者的护理 3. 了解颈肩功能训练	理论	甲状腺的解剖与生理
		理论	颈部闭合性损伤、颈部开放性损伤的护理
		理论	腮腺肿瘤的护理
		理论	甲状舌管囊肿患者的护理
		理论	甲状腺癌患者围手术期的护理评估及病情观察
		操作	颈肩功能训练

续表

培训时间	培训周目标	培训类型	培训路径内容
第7周	1. 掌握气管、食管疾病患者的围手术期护理 2. 掌握食管穿孔、食管腐蚀伤患者护理 3. 掌握海姆立克手法	理论	气管、支气管和食管的应用解剖与生理
		理论	气管支气管异物患者的围手术期护理
		理论	食管异物患者的围手术期护理
		理论	食管穿孔患者的护理常规
		理论	食管腐蚀伤患者的护理常规
		操作	海姆立克手法
		实践	规培生小讲课（带教老师根据第5版《眼耳鼻咽喉科护理学》第22章 气管、支气管和食管异物患者的护理指定内容）
第8周	1. 掌握上呼吸道梗阻致呼吸困难患者护理应急预案 2. 熟悉吞咽功能训练的方法	理论	上呼吸道梗阻致呼吸困难患者护理应急预案
		理论	紧急气管切开患者抢救护理流程
		理论	1例喉癌患者的疑难病例讨论
		操作	吞咽功能训练
第9周	1. 掌握急性鼻出血抢救护理应急预案 2. 掌握鼻腔大出血患者应急演练	理论	急性鼻出血患者的护理
		理论	鼻出血的危重患者SBAR交班及护理风险讨论
		应急演练	鼻腔大出血患者应急演练
第10周	1. 掌握气管切开术后呼吸困难护理应急预案 2. 掌握危重患者抢救时的团队配合 3. 掌握气管套管堵管、气管套管脱管应急演练 4. 熟悉急救室、急救车布局	理论	气管切开术后呼吸困难护理应急预案
		理论	急救室、急救车的管理制度
		操作	气囊压力测定技术
		操作	环甲膜穿刺、气管切开手术患者抢救团队配合
		应急演练	气管套管堵管、气管套管脱管应急演练
第11周	1. 掌握气管异物抢救护理应急预案 2. 了解专科日间手术及出院电话回访的要点	理论	常见气道异物致病人群及常见异物
		理论	气管异物抢救护理应急预案
		应急演练	气管异物患者抢救护理应急演练
		实践	参与日间手术及住院患者出院后的专科电话回访
		实践	参与专科患教活动
第12周	1. 掌握甲状腺术后呼吸困难护理应急预案 2. 掌握颈部引流管的护理	理论	甲状腺术后呼吸困难的原因、护理流程
		操作	颈部引流管的护理
		应急演练	甲状腺术后呼吸困难应急演练
		实践	实践体会交流、征集意见及建议
		实践	结业考核

十四、老年医学康复专科新护士临床护理教学路径指引

（一）老年疾病专业新护士教学路径单

姓名：　　　　　　　　　　　　　　　　入科时间：

培训时间	培训周目标	培训类型	培训路径内容
第1周	1. 掌握老年护理概念、基本特征、原则 2. 了解护理职业道德准则 3. 熟悉工作流程 4. 掌握高流量湿化治疗仪操作要点 5. 熟悉常用老年综合评估工具	入科介绍	老年病区病房、康复室的环境布局，仪器设备和药品放置位置，带教老师和科室人员介绍
		制度	科室工作流程及岗位职责
		理论	老年护理概述、日标及原则
		理论	老年护理的道德准则和职业标准
		理论	常用老年综合评估工具
		操作	高流量湿化治疗仪操作
第2周	1. 掌握老年病患者的出入院护理 2. 熟悉老年人文关怀与人文护理 3. 熟悉出院访视制度 4. 掌握有效咳嗽指导训练技术及无创呼吸机辅助通气技术	理论	老年科患者出入院护理
		理论	慢性阻塞性肺疾病的护理及病情观察
		理论	老年科出院患者准备制度
		操作	深呼吸及有效咳嗽指导训练技术
		操作	无创呼吸机辅助通气技术
		实践	新护士小讲课（带教老师根据《老年护理学》第3章老年综合评估相关内容）
第3周	1. 掌握老年冠心病症状、体征的护理及观察要点 2. 了解科内常用心血管药物的药理作用及观察要点 3. 掌握心衰患者辅助检查指标处理方法 4. 掌握血培养标本采集	理论	冠心病的护理及病情观察
		理论	心血管药物的临床应用原则与观察要点
		理论	心力衰竭患者常见辅助检查：心梗三项、BNP等检查的目的及指标解读
		应急演练	1例老年患者突发心衰的应急演练
		操作	血培养标本采集
第4周	1. 掌握老年跌倒防范要点及护理 2. 掌握除颤仪操作方法及跌倒评估方法	理论	跌倒高危患者的护理及健康宣教
		理论	老年人跌倒风险防范
		操作	跌倒评估
		应急演练	1例老年患者发生跌倒的应急演练
		操作	除颤仪操作技术

续表

培训时间	培训周目标	培训类型	培训路径内容
第5周	1. 掌握常见糖尿病的护理 2.老年患者用药原则及饮食、运动指导 3. 掌握手指血糖监测及胰岛素注射技术 4. 掌握低血糖的应急演练	理论	老年糖尿病疾病的护理及病情观察
		理论	老年糖尿病患者的饮食和运动指导
		理论	老年患者用药原则及护理
		应急演练	低血糖的应急演练
		操作	手指血糖监测
		操作	胰岛素注射技术
第6周	1. 熟悉老年患者营养不良的护理 2. 掌握老年患者护理病历的书写要求 3. 熟悉病区物品与药品管理 4. 掌握营养评估量表	理论	老年患者营养不良的护理
		理论	老年患者护理病历的书写要求
		理论	病区物品与药品管理
		操作	老年患者营养评估
第7周	1.熟悉便秘患者的病情观察、合理健康饮食及排便护理 2. 熟悉专科实验室检查结果解读及危急值管理 3. 掌握血气分析采集技术	理论	老年便秘患者的病情观察
		理论	老年患者合理健康饮食及排便护理
		理论	老年病常见危急值阳性体征及处理措施
		操作	大小便标本的留取、痰培养标本留取
		操作	血气分析采集技术
第八周	1. 掌握急性心肌梗死患者风险识别及护理 2. 熟悉心衰患者的管理 3. 掌握密闭式胸腔引流瓶的更换方法	理论	急性心肌梗死患者的护理及病情观察
		理论	血管活性药物风险防范清单使用注意事项
		理论	1 例心衰患者的护理查房
		操作	密闭式胸腔引流瓶的更换
		操作	更换胸腔引流袋
第9周	1. 熟悉老年吞咽障碍筛查及评估 2. 掌握吞咽功能患者吞咽功能锻炼指导、进食注意事项 3. 掌握误吸应急演练 4. 掌握留置胃管操作技术及管道维护	理论	老年吞咽障碍筛查及评估
		理论	患者吞咽功能锻炼指导
		理论	老年患者进食注意事项
		操作	留置胃管操作技术及管道维护
		应急演练	1 例老年患者误吸的应急演练
第10周	1. 掌握老年脑梗死患者的病情观察及语言及运动康复训练 2. 掌握抗凝药物使用及注意事项 3. 掌握密闭式吸痰技术及心搏骤停应急演练	理论	老年脑梗死患者的护理及病情观察
		理论	老年患者抗凝药物使用及注意事项
		理论	老年脑梗死患者的康复语言及运动康复训练
		操作	密闭式吸痰技术
		应急演练	1 例老年患者突发心搏骤停应急演练

续表

培训时间	培训周目标	培训类型	培训路径内容
第11周	1. 熟悉老年骨质疏松患者的护理及饮食护理要点 2. 熟悉老年患者沟通技巧 3. 掌握日常消毒终末消流程	理论	老年骨质疏松患者的护理及病情观察
		理论	老年骨质疏松患者营养及饮食护理
		理论	老年患者沟通技巧及人文关怀
		操作	病房日常消毒隔离、终末消毒
		操作	常用物品消毒方法、消毒液配制方法
第12周	1. 掌握踝泵运动和四肢被动运动方法 2. 熟悉老年肺炎的护理及观察要点 3. 掌握踝泵运动和四肢被动运动方法	理论	老年肺炎的护理及观察要点
		理论	踝泵运动和四肢被动运动方法
		操作	留置导尿技术及管道维护
		实践	实践体会交流、征集意见及建议
		实践	结业考核

（二）全科医学专业新护士教学路径单

姓名：　　　　　　　　　　　　　　　　　　入科时间：

培训时间	培训周目标	培训类型	培训路径内容
第1周	1. 掌握老年人综合评估技术 2. 掌握普通病区收治疑似传染病患者应急处置流程	入科介绍	全科医学病房的环境布局，仪器设备和药品放置位置，带教老师和科室人员介绍
		制度	科室工作流程及岗位职责
		理论	内科疾病护理常规
		理论	发热患者的护理
		理论	老年人综合评估技术
		制度	普通病区收治疑似传染病患者应急处置流程
第2周	1. 掌握沟通技巧及护理文书书写规范 2. 掌握静脉输液工具的选择 3. 掌握血培养、动脉血气、鼻、咽、肛拭子标本采集 4. 掌握病情观察的方法和内容	理论	沟通技巧
		理论	护理文书的书写规范
		理论	静脉输液的工具选择
		理论	疼痛的评估
		理论	病情观察的方法
		理论	病情观察的内容
		操作	血培养标本采集
		操作	动脉血采集技术
		操作	鼻、咽、肛拭子采集技术

续表

培训时间	培训周目标	培训类型	培训路径内容
第3周	1. 掌握呼吸系统疾病的体征及护理要点 2. 掌握排痰仪的使用和叩背排痰的方法 3. 熟悉无创呼吸机的使用 4. 熟悉呼吸操的流程	理论	呼吸系统疾病患者的常见症状、体征与护理
		理论	慢性阻塞性肺疾病患者的护理
		理论	自发性气胸的护理
		理论	有效咳嗽技术操作规范
		理论	无创呼吸机的使用
		操作	排痰仪的使用
		操作	叩背排痰技术
		操作	呼吸操
		应急演练	静脉药物外渗应急预案
第4周	1. 掌握血气分析的解读及俯卧位通气技术 2. 掌握呼吸球囊的检测及使用 3. 熟悉气囊压力的监测技术	理论	肺炎的护理
		理论	呼吸衰竭的护理
		理论	解读血气分析
		理论	高流量氧疗仪的临床应用
		操作	体位引流
		操作	俯卧位通气
		操作	气囊压力监测技术操作规范
		操作	呼吸球囊的检测及使用
第5周	1. 掌握糖尿病患者的症状和护理常规 2. 掌握低血糖的处理 3. 掌握胰岛素笔的注射及胰岛素泵的使用	理论	糖尿病患者的活动与锻炼
		理论	糖尿病患者降糖药的选用原则及联合用药
		理论	糖尿病患者的心理健康
		理论	糖尿病患者的营养饮食指导
		理论	糖尿病患者低血糖的处理
		理论	胰岛素笔的注射方法
		操作	胰岛素皮下泵的使用
		操作	胰岛素泵使用技术操作并发症的预防及处理
		实践	新护士小讲课（带教老师根据《内科护理学》第2章呼吸系统疾病患者的护理中急性呼吸道感染的内容）
第6周	1. 掌握高血压患者的症状及护理 2. 掌握冠心病的饮食指导 3. 掌握床边18导联心电图的操作技术 4. 熟悉心电图的识别	理论	高血压患者的护理
		理论	高血压患者的运动三原则
		理论	口服降压药的分类
		理论	冠心病患者的饮食指导
		理论	6分钟步行试验
		理论	心电图的识别
		操作	床边18导联心电图操作技术

续表

培训时间	培训周目标	培训类型	培训路径内容
第7周	1. 掌握一氧化碳中毒患者的症状及护理 2. 掌握高压氧相关治疗的护理 3. 掌握良肢体位的摆放及肌力的评估 4. 熟悉脑电放生治疗仪的操作 5. 了解八段锦及手指操	理论	一氧化碳中毒患者的护理
		理论	高压氧治疗相关护理
		理论	良肢体位的摆放
		理论	肌力的评估
		操作	脑电仿生治疗仪的操作
		操作	手指操
		操作	八段锦
第8周	1. 掌握气压治疗仪的使用 2. 掌握体位引流的方法 3. 熟悉多重耐药的患者管理及导管相关血栓的预防与护理	理论	导管相关静脉血栓的预防与护理
		理论	多重耐药菌感染患者的管理
		操作	气压治疗仪的使用技术操作
		操作	体位引流操作规范
		应急演练	发生胸腔闭式引流管脱管的应急演练
第9周	1. 掌握失能患者的气道管理及皮肤护理 2. 掌握微波治疗仪的使用方法 3. 熟悉 PICC 的维护	理论	气管切开的护理
		理论	失禁性皮炎的护理
		理论	瞳孔的评估技术
		理论	意识状态的评估技术
		操作	微波治疗仪的使用
		操作	PICC 的维护
		应急预案	发生患者走失的应急预案
		实践	书写一份完整的护理病历
第10周	1. 掌握眩晕综合征的体征及护理 2. 掌握长期卧床首次下床指导 3. 熟悉 12h 或 24h 标本采集的操作 4. 熟悉中药熏蒸仪的使用	理论	眩晕综合征的护理
		理论	长期卧床首次下床活动指导
		操作	下床三部曲
		操作	12h 或 24h 尿标本采集技术操作规范
		操作	中药熏蒸仪的使用
		应急演练	患者发生病情变化的应急预案
第11周	1. 掌握缺血性脑卒中静脉溶栓护理 2. 掌握胃肠减压操作及肠内营养泵的操作技术 3. 熟悉心肺康复的评估技术和洼田饮水试验	理论	缺血性脑卒中静脉溶栓护理
		理论	偏瘫患者的护理
		操作	Allen 试验
		操作	良肢位的摆放
		理论	洼田饮水试验
		操作	心肺康复常用评估技术
		操作	肠内营养泵使用技术操作规范

续表

培训时间	培训周目标	培训类型	培训路径内容
第12周	1. 掌握胰腺炎患者的体征及护理 2. 掌握上消化道出血患者的护理 3. 掌握胃肠减压技术 4. 熟悉各种灌肠技术的操作	理论	胰腺炎患者的护理
		理论	上消化道出血患者的护理
		操作	胃肠减压技术
		操作	大量不保留灌肠技术操作规范
		操作	小量不保留灌肠技术操作规范
		实践	完成一份护理查房或疑难病历讨论
		实践	实践体会交流、征集意见及建议
		实践	结业考核

（三）康复护理专业新护士教学路径单

姓名: 入科时间:

培训时间	培训周目标	培训类型	培训路径内容
第1周	1. 掌握康复的概念、常用康复治疗、护理技术、并发症的预防 2. 掌握科室药品、设备的管理 3. 熟悉科室各项规章制度、消毒隔离制度 4. 熟悉各班岗位职责及工作流程 5. 了解常用康复治疗技术及设备	入科介绍	康复科病房、康复治疗区、康复专科门诊、康复护理门诊的环境布局，仪器设备和药品放置位置，带教老师和科室人员介绍
		制度	科室工作流程及岗位职责
		理论	康复科患者的特点、治疗方法、压力性损伤、跌倒、肩手综合征、足下垂等并发症的预防
		理论	脑卒中及脊髓损伤患者良肢位摆放的目的及注意事项
		理论	清洁间歇导尿的操作技术及注意事项
		制度	科室规章制度、分级防护的标准和要求、备用药、高警示药物的储存及管理、肢体功能障碍患者的安全管理、科室高风险患者的交接班要求
		制度	医疗废物分类及处置流程、急救药物和设备的管理规范
		操作	良肢位摆放、清洁间歇导尿

续表

培训时间	培训周目标	培训类型	培训路径内容
第2周	1. 掌握康复科患者的护理评估及常见症状、体征的护理 2. 掌握各种标本采集技术 3. 熟悉人文关怀与人文护理 4. 了解康复科患者出入院流程及访视制度	理论	康复科患者出入院护理
		理论	康复患者的人文关怀与人文护理
		理论	康复科患者的护理评估、常见症状及体征的护理
		理论	面神经炎、糖尿病周围神经病、尺、桡神经损伤的康复护理
		理论	康复科患者出院访视制度
		理论	骨折、髋、膝关节置换术后、肩关节损伤、膝关节损伤的护理
		操作	留置尿管和间歇导尿患者尿常规、尿培养标本的采集
		操作	关节活动度训练
		操作	轮椅、助行器的选择及使用
		操作	缩唇呼吸、腹式呼吸训练、呼吸肌训练
		实践	新护士小讲课（带教老师根据《康复护理学》第4章常用康复治疗技术、第8章常见呼吸疾病患者康复护理指定内容）
第3周	1. 掌握脑卒中的康复护理 2. 掌握呼吸功能训练 3. 熟悉偏瘫肢体主被动运动 4. 熟悉电动起立床的使用 5. 了解脑卒中常用药物的作用及不良反应	理论	缺血性卒中、出血性卒中的康复护理
		理论	抗凝药物的临床应用与出血倾向的观察
		理论	康复护理中制动与运动的策略
		理论	电动起立床的正确使用
		操作	偏瘫肢体主被动运动、体位转移技术
		操作	卒中患者日常生活活动训练
		操作	有效咳嗽训练，翻身拍背，体位排痰
		实践	1例脑梗死患者的护理查房
		应急演练	突发晕厥的应急演练
第4周	1. 掌握脊髓损伤的康复护理 2. 熟悉神经源性膀胱、神经源性直肠的护理要点 3. 了解尿流动力学检查的目的、意义	理论	脊髓损伤患者的康复护理
		理论	神经源性膀胱、神经源性直肠的管理
		理论	尿流动力学检查的目的、意义
		理论	留置尿管拔管前评估、饮水计划的制订
		操作	良肢位摆放、轴线翻身
		操作	盆底肌功能训练
		操作	清洁间歇导尿

续表

培训时间	培训周目标	培训类型	培训路径内容
第5周	1. 掌握颈、腰椎病患者的康复护理 2. 掌握采用 PIO 格式书写患者护理文书 3. 熟悉患者各项护理风险评估与风险预防 4. 了解颈椎、腰背肌康复训练方法	理论	颈、腰椎病患者的各项护理评估与风险防范
		理论	颈、腰椎病患者的治疗、护理、健康宣教
		理论	颈、腰部疼痛的护理及动态评估要求
		理论	康复科患者护理病历的书写
		操作	锻炼颈椎的运动方式：颈椎操
		操作	腰痛患者的正确姿势、腰背肌康复训练方法
第6周	1. 掌握压力性损伤患者的护理 2. 熟悉病区物品与药品管理 3. 熟悉皮肤损伤的观察与换药技术 4. 了解康复期患者的管理模式与个性化康复训练	理论	卧床患者的翻身与体位管理
		理论	压力性损伤患者的护理
		理论	压力性损伤的预防与减压措施的实施
		理论	病区物品与药品管理
		理论	康复期患者的管理模式与个性化康复训练
		操作	压力性损伤换药技术
第7周	1. 掌握深静脉血栓及肌间血栓形成患者的护理 2.熟悉肩关节半脱位的预防、护理 3. 了解排尿障碍的临床表现及膀胱类型	理论	下肢深静脉血栓的护理及肌间静脉血栓形成患者的康复训练方法
		理论	排尿障碍的临床表现，膀胱功能评估
		理论	肩关节半脱位的预防、护理
		操作	肩带、前臂悬吊带的使用
		操作	膀胱压力、容量测定
		操作	膀胱残余尿量测定
		操作	踝泵运动
第8周	1. 掌握吞咽障碍的护理 2. 熟悉吞咽障碍的训练方法 3. 了解吞咽障碍的营养支持	理论	吞咽障碍的评估
		理论	轻度吞咽障碍口腔进食的护理
		理论	吞咽功能训练
		操作	胃肠内营养输注
		操作	胃残留测定
		操作	洼田饮水试验
第9周	1. 掌握跌倒高风险患者的护理 2. 熟悉防跌倒措施及渐进下床方法 3. 了解患者康复进展及瘫痪肢体肌力变化	理论	跌倒风险评估及高风险患者的护理
		理论	肌力分级及评估方法
		理论	平衡功能、协调功能评估
		理论	防跌倒措施、跌倒损伤分级
		操作	徒手肌力评估
		操作	渐进下床法
		应急演练	患者管道滑脱的应急演练

续表

培训时间	培训周目标	培训类型	培训路径内容
第10周	1. 掌握突发癫痫患者的观察、评估及抢救配合 2. 熟悉急救室、急救车布局 3. 了解提供急救设备和技术的相关科室	理论	继发性癫痫发作的护理
		理论	癫痫发作时舌咬伤的预防
		操作	癫痫发作患者抢救团队配合
		操作	癫痫发作时保持气道畅通的体位摆放
		应急演练	突发癫痫应急演练
		实践	1 例脑术后并发癫痫的护理查房
第11周	1. 掌握泌尿系感染的预防与监测 2. 熟悉科室物品、设备的消毒方法 3. 熟悉多重耐药菌患者病床设置、隔离方式、防护措施等	理论	留置导尿和间歇导尿患者泌尿系感染的预防与诊治
		理论	多重耐药菌感染患者的管理及护理
		理论	间歇导尿患者插管、拔管不顺畅的原因及应对方法
		操作	科室常用仪器、设备的消毒方法
		实践	1 例多重耐药菌感染的护理查房
第12周	1. 掌握中医适宜护理技术 2. 熟悉耳穴定位 3. 了解自主神经反射亢进	理论	中医适宜护理技术如穴位贴敷、耳穴贴压、耳尖放血
		理论	高位脊髓损伤患者自主神经反射亢进
		操作	耳穴定位、耳尖放血
		实践	实践体会交流、征集意见及建议
		实践	结业考核

（四）医养结合专业新护士教学路径单

姓名：　　　　　　　　　　　　　　　　　　入科时间：

培训时间	培训周目标	培训类型	培训路径内容
第1周	1. 掌握相关系统的使用 2. 掌握老年患者的常用评估方法 3 掌握病情观察的内容和方法 4. 熟悉疼痛的评估与护理 5. 熟悉普通病区收治疑似传染病的应急处置流程	入科介绍	医养结合病房、康复室的环境布局，仪器设备和药品放置位置，带教老师和科室人员介绍
		理论	科室工作流程及岗位职责
		理论	医养系统的学习
		理论	医养入住老人的首次评估
		理论	老年人综合评估技术
		理论	病情观察的方法
		理论	病情观察的内容
		理论	疼痛的评估与护理
		理论	普通病区收治疑似传染病患者应急处置流程

续表

培训时间	培训周目标	培训类型	培训路径内容
第2周	1. 掌握护理文书的书写规范及沟通技巧 2. 掌握患者的搬运法及轴线翻身法 3. 掌握肠内营养泵的使用 4. 掌握约束带的使用及膀胱冲洗技术	理论	沟通技巧
		理论	护理文书的书写规范
		理论	发热的护理
		操作	患者搬运法
		操作	轴线翻身
		操作	肠内营养泵的使用
		操作	约束带的规范使用
		操作	膀胱冲洗技术
第3周	1. 掌握冷热疗法的应用及卧床患者更换床单的方法 2. 熟悉老年患者的心理护理及八段锦 3. 了解长护险的政策及医养结合的现状及功能	理论	长护险的政策解读
		理论	老年患者的心理护理
		理论	国内外医养结合养老服务机构现状
		理论	医养结合养老机构的医疗与护理服务
		理论	医养结合养老机构的康复服务
		理论	冷热疗法的应用和影响因素
		操作	为卧床患者更换床单法
		操作	手指操
		操作	八段锦
第4周	1. 掌握洼田饮水试验的方法 2. 了解吞咽困难膳食营养管理中国专家共识 3. 了解洼田饮水试验，掌握胃肠减压操作方法	理论	医养结合养老机构意外伤害的防范与处理
		理论	吞咽困难膳食营养管理中国专家共识
		理论	瞳孔的评估技术
		理论	意识状态的评估技术
		理论	洼田饮水试验
		操作	胃肠减压技术
		操作	有效咳嗽
		应急预案	胃管脱管的应急预案
第5周	1. 掌握呼吸系统疾病的相关体征及护理 2. 掌握俯卧位通气及各种辅助排痰技术	理论	慢阻肺患者肺康复应用
		理论	高流量氧疗仪的临床应用
		操作	俯卧位通气
		操作	体位引流
		操作	有效咳嗽
		操作	叩背排痰法
		操作	排痰仪的使用

续表

培训时间	培训周目标	培训类型	培训路径内容
第6周	1. 掌握心肺功能的评估内容及训练方法 2. 掌握失能患者的气道护理 3. 熟悉三位一体呼吸操 4. 了解气道廓清技术专家共识	理论	气道廓清技术专家共识
		理论	气管切开的护理
		理论	肺功能的评估
		理论	心功能的评估
		操作	主动循环呼吸技术
		操作	经气管吸痰技术
		操作	三位一体呼吸操
		操作	呼吸功能训练技术
		应急演练	气管切开套管意外脱落应急处理
第7周	1. 掌握糖尿病的相关体征及护理 2. 掌握胰岛素笔的皮下注射 3. 掌握低血糖的发生与处理	理论	糖尿病患者的心理健康
		理论	糖尿病患者的营养饮食指导
		理论	糖尿病患者低血糖的处理
		理论	胰岛素笔皮下注射
		理论	发生低血糖的应急预案
		实践	护生小讲课（带教老师根据《老年护理学》中第3章老年综合评估中老人躯体健康评估指定内容）
第8周	1. 掌握心肺康复的意义及实施方法 2. 掌握呼吸训练方法及饮食指导 3. 掌握三位一体呼吸操及体适能的具体评估 4. 熟悉血压的分级 5. 了解烟草依赖的识别与干预	理论	心脏康复的意义
		理论	肺康复的意义
		理论	心脏康复的五大处方
		理论	耐力训练的原则和实施
		理论	心血管疾病与饮食
		理论	心肺运动功能评估之6分钟步行试验
		理论	血压水平分级
		理论	烟草依赖的识别与干预
		操作	体适能的评估（包括30 s站立、30 s屈膝、2 min踏步、座椅体前屈测试）
		操作	良肢体位的摆放

续表

培训时间	培训周目标	培训类型	培训路径内容
第9周	1. 掌握冠心病的饮食指导及危险分层 2. 熟悉慢病的特征与管理 3. 掌握气压治疗仪的使用	理论	冠心病患者的饮食指导
		理论	心血管疾病危险因素的评估
		理论	降压药的分类
		理论	心肺康复患者营养管理与指导
		理论	慢性病的特征及三级预防
		理论	慢性病的管理
		操作	气压治疗仪的使用
		应急演练	医养患者走失的应急预案
第10周	1. 掌握失能患者的康复护理及皮肤护理 2. 熟悉核心训练的方法 3. 熟悉多重耐药感染患者的管理	理论	失能老人心肺康复护理
		理论	冠心病患者的康复护理
		理论	压疮的护理
		理论	失禁性皮炎的护理
		理论	多重耐药菌感染患者的管理
		操作	核心训练的方法
		实践	书写一份完整的护理病历（护理评估、护理诊断/问题、护理措施、护理评价）
第11周	1. 熟悉临终关怀的相关护理 2. 了解死亡的标准与过程 3. 了解尸体的护理及丧亲者的护理	理论	临终关怀的概念与意义
		理论	临终关怀的发展与研究内容
		理论	临终患者的生理评估与护理
		理论	临终患者的心理评估与护理
		理论	死亡的定义、标准及过程分期
		理论	尸体的护理
		理论	丧亲者的护理
		应急预案	患者发生烫伤的应急预案
第12周	1. 掌握长期卧床首次下床的活动指导 2. 熟悉弹力带的使用 3. 了解残疾的发生与预防、运动风险评估	理论	残疾的发生与预防
		理论	运动训练安全策略
		理论	心肺康复的风险评估与处理
		理论	心肺康复—弹力带训练
		操作	长期卧床首次下床活动指导
		实践	组织完成一次老人健康教育讲堂
		实践	实践体会交流、征集意见及建议
		实践	结业考核

十五、手术室及特殊专科新护士临床护理教学路径指引

（一）手术室专业新护士教学路径单

姓名：　　　　　　　　　　　　　　　　入科时间：

培训时间	培训周目标	培训类型	培训路径内容
第1周	1. 熟悉洁净手术室的设计与管理 2. 熟悉手术室护理人员管理 3. 了解手术室护理工作特点、现状与发展 4. 了解手术室工作流程	入科介绍	手术室分区、通道的环境布局，人员进出手术室规范、手术室着装要求，仪器设备和药品放置位置，带教老师和科室人员介绍
		理论	手术室护理工作特点、现状与发展
		理论	手术室内部设施要求
		理论	洁净手术室环境要求
		理论	洁净手术室分级、净化技术
		理论	洁净手术室的使用和管理
		理论	洁净手术室的环境监测
		理论	手术室护理人力资源管理
		理论	手术安排和通知程序
		理论	手术前手术间准备
		理论	手术室信息化管理
		理论	手术室交接班程序
第2周	1. 掌握手术患者护理安全与防护 2. 熟悉手术室物品管理	理论	手术敷料管理
		理论	手术器械管理
		理论	一次性耗材管理
		理论	高值耗材管理
		理论	备用药品及麻醉精神类药品管理

续表

培训时间	培训周目标	培训类型	培训路径内容
第3周	1. 掌握手术室感染控制规范 2. 熟悉常见仪器设备使用及保养	理论	外科手术部位感染预防措施
		理论	手术室常见的消毒灭菌方法
		理论	医院手术室感染监测
		理论	高频电刀单极模式、双极模式原理及应用
		理论	显微镜安全使用
		理论	手术床安全使用
		理论	手术无影灯安全使用
		理论	动力系统安全使用
		理论	自动气压止血仪安全使用、并发症预防
		理论	超声设备系统安全使用
		理论	C 形臂机的安全使用及射线防护
		理论	低温等离子刀的安全使用
		理论	达芬奇机器人 SI 系统
第4周	1. 掌握手术室围手术期护理流程 2. 熟悉手术室应急预案流程	理论	术前访视、术前接患者进入手术室、术前再次核对
		理论	术中护理
		理论	手术后整理、送患者回病房或者 PICU、术后回访
		理论	火灾、地震应急预案及流程
		理论	停电、停水、停气、中心吸引装置故障应急预案及流程
		理论	手术患者突发心搏骤停、输血反应、过敏性休克、空气栓塞等病情变化应急预案及流程
		理论	特异性感染手术应急预案及流程
		理论	社会安全事件
		应急演练	1 例手术患者术中发生过敏性休克的应急演练
第5周	1. 掌握手术室职业暴露安全使用及防护 2. 掌握锐器伤的预防与处理 3. 熟悉血源性疾病职业暴露预防和处理	理论	手术室职业暴露危险因素
		理论	职业暴露防护措施
		理论	激光的安全使用与防护
		理论	X 线的安全使用与防护
		理论	化学物质安全使用及防护
		理论	手术室锐器伤的预防措施
		理论	针刺伤后处理流程
		理论	手术室发生血源性疾病职业暴露的防护和处置程序
		操作	发生 HIV 暴露后应急处理

续表

培训时间	培训周目标	培训类型	培训路径内容
第6周	1. 掌握手术室患者安全管理制度 2. 熟悉手术室质量安全管理评价	理论	手术室质量安全管理体系
		理论	手术室质量安全评价标准
		理论	手术室护理文书书写规范及评价标准
		理论	手术室感染控制评价标准
		理论	手术室工作安全管理制度
		理论	手术室护理安全事件管理制度
		理论	手术安全核查制度
		理论	手术室器械清点制度
		理论	交接班制度
		理论	危重手术患者抢救制度
		理论	输血安全管理制度
		理论	手术室医院感染预防与控制管理制度
		理论	手术室离体标本管理制度
		理论	手术室压力性损伤管理制度
		理论	手术室医务人员职业暴露防护制度
		理论	外来器械管理制度
第7周	1. 掌握手术室无菌技术操作 2. 掌握输液、输血操作技术 3. 掌握术前、术中抗生素的使用	操作	穿无菌手术衣
		操作	戴无菌手套
		操作	铺置无菌器械台
		操作	传递一次性无菌物品
		操作	穿针带线和器械传递
		操作	手术室静脉留置针的操作
		操作	手术患者术中输血流程
		操作	手术中更换液体及血制品
		操作	术前抗生素的使用流程
		操作	术中追加抗生素的操作流程

续表

培训时间	培训周目标	培训类型	培训路径内容
第8周	1. 掌握手术护士安全核查 2. 掌握手术准备及体位安置	操作	手术患者安全核查
		操作	无菌物品灭菌效果的检查
		操作	药品的查对
		操作	手术中口头医嘱的查对
		操作	一次性物品的检查
		操作	手术物品清点
		操作	手术中床边交接班
		操作	手术患者术前评估及术前准备
		操作	安置仰卧位的原则及注意事项
		操作	安置俯卧位的原则及注意事项
		操作	安置截石位的原则及注意事项
		操作	安置坐卧位的原则及注意事项
		操作	安置侧卧位的原则及注意事项
第9周	1. 熟悉手术护室常用仪器设备的使用 2. 掌握手术室标本管理	操作	安装负压吸引器
		操作	高频电刀的使用
		操作	无影灯的使用
		操作	手术床的使用
		操作	超声刀的使用
		操作	电动止血仪肢体止血
		操作	手术显微镜的使用
		操作	手术转运床的使用
		操作	手术室常规标本送检流程
		操作	术中快速冷冻切片标本送检流程
第10周	1. 掌握临床实践——以妇产科手术为例 2. 掌握产科常规手术护理配合流程及护理要点	理论	子宫下段剖宫产术护理要点
		理论	子宫及附件的解剖结构
		理论	妇产科手术常用器械及用物的准备
		理论	巡回护士和洗手护士的职责
		操作	子宫下段剖宫产手术巡回护士及洗手护士配合流程
第11周	1. 临床实践——以妇产科手术为例 2. 掌握妇科常规手术护理配合流程及护理要点	操作	妇科手术护理要点
		操作	腹式子宫切除手术巡回护士和洗手护士配合流程
		操作	卵巢癌细胞减灭手术巡回护士和洗手护士配合流程
		操作	宫颈癌根治手术巡回护士和洗手护士配合流程
		操作	异位妊娠手术巡回护士和洗手护士配合流程

续表

培训时间	培训周目标	培训类型	培训路径内容
第12周	1. 临床实践——以普外科手术为例 2. 掌握内镜微创外科手术的配合技能	理论	腹腔镜器械准备
		理论	腹腔镜手术护理要点
		操作	腹腔镜胆囊切除术巡回护士和洗手护士配合流程
		操作	腹腔镜阑尾切除术巡回护士和洗手护士配合流程
		操作	腹腔镜脾切除术巡回护士和洗手护士配合流程
		操作	腹腔镜直肠癌根治术巡回护士和洗手护士配合流程
		实践	实践体会交流、征集意见及建议
		实践	结业考核

（二）麻醉与围手术期医学科新护士教学路径单

姓名：　　　　　　　　　　　　　　　　入科时间：

培训时间	培训周目标	培训类型	培训路径内容
第1周	1. 熟悉麻醉复苏室的管理 2. 熟悉麻醉科手术室布局及环境 3. 熟悉麻醉复苏室的基本知识、工作流程及规范	入科介绍	麻醉科手术室分区及基本环境布局、人员进出管理规范、着装要求，仪器设备和药品放置位置，带教老师和科室人员介绍
		理论	麻醉学的发展史
		理论	麻醉科的组织结构、任务与管理
		理论	麻醉护士的相关介绍及在麻醉科的作用
		理论	麻醉科护士人力资源管理
		理论	复苏室内部设施要求及环境要求
		制度	麻醉护理工作流程及岗位职责
		理论	麻醉科复苏室职业暴露危险因素及防护

续表

培训时间	培训周目标	培训类型	培训路径内容
第2周	1. 掌握复苏室核心制度 2. 熟悉麻醉复苏室各班次的岗位职责 3. 熟悉 PACU 患者转入转出标准及的工作流程 4. 了解 PACU 患者术后并发症的处理	制度	麻醉护理各班职责、岗位说明书
		制度	手术室安全核查制度
		制度	复苏室交接班制度
		制度	危重患者的抢救制度
		制度	输血安全管理制度
		理论	麻醉科复苏室信息化管理
		理论	手术间工作相关工作流程
		理论	感染防控与检测
		理论	麻醉相关物品消毒灭菌管理规范
		理论	麻醉科护理文书书写规范
		理论	PACU 患者转入转出标准及工作流程
		理论	PACU 患者术后疼痛的管理
		理论	PACU 患者术后恶心呕吐的管理
		理论	PACU 患者术后气道梗阻、低氧血症的管理
		理论	PACU 患者术高血压、低血压的管理
		理论	PACU 患者术后低体温、寒战的管理
第3周	掌握麻醉护理仪器设备的使用及保养	理论	麻醉护理急救设备的使用
		操作	血气分析仪的操作
		操作	心电监护仪的使用
		操作	呼吸机的使用
		操作	除颤仪的使用
		操作	手麻系统的使用
		操作	电子病历系统的使用
		操作	复苏室静脉留置针的操作
第4周	1. 掌握各类麻醉药品的药理作用、适应证、禁忌证及不良反应 2. 掌握麻醉药品的储存、使用、记录等管理规范 3. 熟悉麻醉药品及耗材管理	理论	麻醉科药品及耗材的管理
		理论	特殊类药品及麻醉精神类药品的管理
		理论	麻醉耗材的种类及管理
		操作	麻醉药品的清点
		操作	麻醉耗材的清点及管理
		操作	其他类药品的清点

续表

培训时间	培训周目标	培训类型	培训路径内容
第5周	1. 掌握相关技术操作 2. 掌握麻醉实施的配合工作，检测患者的生命体征 3. 了解患者的麻醉需求，做好麻醉前的准备工作	理论	全麻患者的麻醉护理配合
		理论	气道的应用解剖生理
		理论	困难气道的定义及分类
		理论	如何进行全面麻醉患者的术前访视
		理论	全身麻醉患者的用药规范
		理论	全身麻醉患者的健康宣教
		理论	拔管后喉痉挛的处理
		理论	围手术期体温检测
		操作	可视喉镜的操作
		操作	麻醉机的操作
		操作	暖风机的操作
		操作	体温线的操作
		操作	经鼻、经口腔吸痰技术
第6周	1. 掌握麻醉实施前的准备工作，参与全程麻醉、监测术中患者的生命体征 2. 掌握无菌操作技术 3. 了解麻醉前评估，与患者交流，了解病史，为麻醉医师提供必要信息	理论	椎管内麻醉患者的护理配合
		理论	如何进行椎管内麻醉患者的术前访视
		理论	椎管内麻醉患者的健康宣教
		理论	局麻药中毒的处理
		操作	穿无菌手术衣
		操作	戴无菌手套
		操作	铺置无菌盘
		操作	椎管内麻醉区域的皮肤消毒及铺巾
		应急预案	1 例剖宫产患者椎管内麻醉后出现低血压的处理
第7周	1. 掌握麻醉实施前的准备工作，参与全程麻醉、检测术中患者的生命体征 2. 掌握相关操作技术 3. 了解麻醉前评估，与患者交流，了解病史，为麻醉医师提供必要信息	理论	神经阻滞麻醉的护理配合
		理论	如何进行神经阻滞麻醉患者的术前访视
		理论	神经阻滞麻醉患者的健康宣教
		理论	神经阻滞麻醉相关并发症及处理
		操作	血液回收机的操作
		操作	动脉采血技术
		操作	镇痛泵的操作技术
		操作	注射泵的操作
		应急演练	术中 1 例手术患者局麻药中毒的应急演练

续表

培训时间	培训周目标	培训类型	培训路径内容
第8周	1. 掌握相关技术操作 2. 了解麻醉患者的术前、术后访视	理论	病房麻醉的护理配合
		理论	外出麻醉护理工作特点
		理论	如何进行急症患者的术前访视
		理论	如何进行麻醉患者的术后访视
		理论	无痛分娩的麻醉护理配合及管理规范
		理论	疼痛的分级及处理方法
		理论	如何做好患者的安全转运
		操作	简易呼吸气囊的使用操作
		操作	口咽通气道置入操作技术
		应急演练	1 例拔管后患者呼吸道梗阻的应急预案
第9周	1. 掌握危重患者麻醉相关并发症的应对措施 2. 熟悉 PACU 患者突发意外抢救流程	理论	有创动脉血压监测
		理论	动脉血血气结果的解读
		理论	麻醉恢复期躁动患者的护理
		理论	麻醉苏醒恢复延迟原因及处理方法
		理论	老人及小儿患者恢复期的护理
		理论	术中低体温的预防及处理措施
第10周	1. 掌握麻醉给药技术；静脉注射、吸入、局部麻醉等多种给药方式 2. 了解药物外渗的处理方法	理论	PACU 患者的安全管理
		理论	高风险药物外渗处理流程
		理论	日间手术手术患者的麻醉恢复
		操作	给药途径及方法
第11周	1. 掌握麻醉科手术室消防知识 2. 掌握开放气道的急救技术	理论	火灾、停电、停气的应急预案
		理论	仪器设备故障的应急预案
		理论	手术患者休克的应急预案
		理论	开放气道的急救技术
		应急预案	术后 1 例手术患者发生心搏骤停的应急演练
第12周	1. 掌握患者的护理及安全教育，掌握沟通技巧 2. 完成理论与操作考试，并完成学习评价	理论	学习沟通技巧与团队协作
		理论	护理安全意识与风险防范
		实践	实践体会交流、征集意见及建议
		实践	结业考核

（三）消毒供应中心新护士教学路径单

姓名：　　　　　　　　　　　　　　　　　　　　　入科时间：

培训时间	培训周目标	培训类型	培训路径内容
第1周	1. 熟悉科室环境、建筑布局、大型设备 2. 掌握标准预防措施 3. 熟悉科室各项规章制度、消毒隔离制度 4. 熟悉各班岗位职责及工作流程	入科介绍	消毒供应中心建筑布局、工作流程、管理制度和劳动纪律；带教计划及管理规范，带教老师和科室人员介绍
		理论	消毒供应中心定义、去污区定义、检查包装灭菌区定义、无菌物品存放区定义、植入物和外来医疗器械定义
		制度	科室工作流程
		制度	岗位职责、各岗位工位地点
		理论	清洗、消毒、灭菌定义及原则
		理论	个人防护着装要求
第2周	掌握去污区操作流程	理论	回收、器械分类清洗定义及操作流程
		实践	熟悉临床、手术部器械回收流程
		理论	器械消毒干燥定义及操作流程
		理论	掌握消毒方法及监测
		实践	纯化水、酸化水监测、“84”消毒剂配制及检测
第3周	1. 掌握去污区各类仪器使用 2. 独立操作设备仪器	理论	复用诊疗器械（器具）和物品机械清洗消毒
		操作	清洗消毒器操作规程
		实践	超声清洗机操作
		实践	煮沸消毒机操作
		实践	干燥设备操作
		应急演练	停水、停电、停气的应急演练
第4周	掌握器械检查与保养、包装操作流程	理论	器械检查与保养
		理论	器械包装
		实践	常规器械与手术器械的识别
		操作	常规器械的检查与保养技术
		操作	常规器械的包装技术
第5周	掌握外来器械、眼科器械检查与保养、包装操作流程	理论	外来器械定义及分类
		理论	眼科器械定义及分类
		实践	识别外来器械、眼科器械
		操作	外来器械检查与保养
		操作	眼科器械检查与保养

续表

培训时间	培训周目标	培训类型	培训路径内容
第6周	掌握基础硬式内镜器械识别、拆卸安装	理论	硬式内镜定义及分类
		实践	硬式内镜器械识别
		实践	腹腔镜器械拆卸及安装
		实践	宫腔镜器械拆卸及安装
		实践	泌外、骨科内镜器械拆卸及安装
第7周	软式内镜处置	理论	软式内镜定义及分类
		理论	软式内镜手工清洗消毒
		实践	软式内镜手工清洗消毒
		操作	软式内镜测漏
		操作	软式内镜消毒剂检测及登记
第8周	掌握基础硬式内镜检查及保养	理论	硬式内镜器械检查及保养
		实践	光学镜头检查及保养
		实践	一体电子镜头检查及保养
		实践	禁水皮线、管道检查及保养
		实践	器械及附件检查及保养
第9周	掌握包装技术	理论	不同包装材料的识别及使用
		理论	包装技术
		实践	封口机的使用及检测
		操作	闭合式包装操作
		操作	密封式包装操作
第10周	1. 掌握大型压力蒸汽灭菌原理 2. 熟悉灭菌物品装载 3. 了解不同灭菌周期 4. 了解灭菌过程监测	理论	大型压力蒸汽灭菌器作用与原理
		理论	大型压力蒸汽灭菌器安全检查
		实践	大型压力蒸汽灭菌器的装载步骤与要求
		实践	常用灭菌程序及选择
		实践	观察灭菌程序各阶段参数
第11周	1. 掌握环氧乙烷灭菌方法及原理 2. 了解环氧乙烷灭菌器 3. 了解过氧化氢低温等离子灭菌器 4. 掌握环氧乙烷灭菌监测结果判读	实践	认识环氧乙烷灭菌器
		操作	环氧乙烷灭菌器操作方法
		理论	环氧乙烷灭菌监测结果判断
		操作	环氧乙烷灭菌器日常清洁与保养
		应急演练	环氧乙烷气体接触和泄露应急演练

续表

培训时间	培训周目标	培训类型	培训路径内容
第12周	1. 掌握过氧化氢低温等离子灭菌方法及原理 2. 掌握过氧化氢低温等离子灭菌适用范围 3. 掌握过氧化氢低温等离子灭菌监测结果判读 4. 掌握无菌物品管理	理论	认识过氧化氢低温等离子灭菌器
		操作	过氧化氢低温等离子灭菌器操作方法
		理论	过氧化氢低温等离子灭菌监测结果判断
		理论	掌握过氧化氢低温等离子灭菌适用范围及禁止灭菌物品
		理论	无菌物品管理，包括储存和发放
		实践	结业考核

（四）介入疾病专业新护士教学路径单

姓名： 入科时间：

培训时间	培训周目标	培训类型	培训路径内容
第1周	1. 掌握科室高风险操作、高风险药物管理 2. 熟悉各项规章制度 3. 熟悉介入放射科环境 4. 了解本科各班岗位职责及各班工作流程	入科介绍	介入科病房、胆道镜室、肝功能储备检查室环境布局，仪器设备和药品放置位置，带教老师和科室人员介绍
		制度	学习责班、接诊班、责早班、早责班、消毒班、主班职责及工作流程
		理论	科室高风险操作及药物管理清单、应急预案、常见护理诊断
		制度	粒子防护管理制度、科室人力资源调配制度、科室纪律要求
		操作	铅衣、铅脖、铅裙的正确穿戴
第2周	1.掌握介入患者的护理评估、常见症状及体征的护理 2. 掌握科室常见各种管道的护理 3. 掌握各类系统、各项量表的评估及护理文书PIO书写格式 4. 熟悉人文关怀与人文护理 5. 了解患者出入院流程	理论	熟悉新入院、出院患者流程，PDA使用、HIS系统、移动终端系统及医嘱处理流程，三测单、护理记录单、各项量表的评估及护理病历的书写等
		理论	介入各类疾病患者的人文关怀与人文护理
		理论	介入各类疾病患者的护理评估、常见症状及体征的护理
		理论	科室各种管道的观察、固定及护理
		操作	胃造瘘管营养注入
第3周	1. 掌握科室危急值的书写要求 2. 熟悉各项标本的采集 3. 了解血培养、动脉血气标本采集及送检时的注意事项	理论	介入放射科危急值书写要求
		理论	患者大小便标本的留取、痰培养标本留取
		操作	血培养标本采集及送检注意事项
		操作	血气分析标本采集及送检注意事项

续表

培训时间	培训周目标	培训类型	培训路径内容
第4周	1. 掌握下肢滤器植入患者围手术期护理 2. 掌握静脉血栓患者溶栓的护理 3. 掌握科内常见护理风险点及应急 4. 熟悉科内常用血栓抗凝药物的种类和使用方法	理论	下肢滤器植入患者围手术期的护理
		理论	静脉血栓患者溶栓的护理
		应急演练	肺栓塞的应急演练
		理论	出血、窒息、跌倒、意外拔管护理风险点的学习
		应急演练	患者突发窒息的应急演练
		应急演练	患者意外脱管的应急演练
		理论	静脉溶栓导管的固定及观察
		理论	本科常见溶栓药物的使用及观察要点
第5周	1. 掌握介入放射科常见高风险药物的药理作用及动脉泵入时的观察要点 2. 熟悉特殊药物外渗的紧急处理 3. 熟悉科室常见中心静脉导管（PICC/CVC）的维护 4. 了解血管导管相关感染预防与控制	理论	常见高风险药物血管活性药物、化疗药物的使用及注意事项
		理论	动脉置管的固定及观察
		理论	特殊药物外渗的紧急处理
		理论	血管导管相关感染预防与控制
		操作	中心静脉（PICC/CVC）导管维护
第6周	1. 掌握主动脉夹层患者的护理 2. 掌握主动脉夹层突发破裂的应急 3. 熟悉病区抢救器械、抢救物品及药品的摆放 4. 了解压力性损伤的常规换药	理论	主动脉夹层患者的护理
		应急演练	主动脉夹层突发破裂的应急演练
		理论	科室抢救器械、抢救物品、抢救药品的位置摆放
		操作	压力性损伤的常规换药
第7周	1. 掌握专科护理操作 2. 掌握压迫器意外松脱大出血的应急演练 3. 熟悉TACE围手术期的护理 4. 了解栓塞术后综合征的常见处理方式	操作	拆压迫器
		操作	足背动脉搏动的定位及触及
		应急演练	压迫器意外松脱大出血的应急演练
		理论	TACE围手术期的护理
		理论	栓塞术后综合征的常见处理方式
第8周	1. 掌握危重患者的病情观察及患者约束技术 2. 熟悉患者突发昏迷的应急处理流程 3. 了解疑难危重患者SBAR交班及护理风险讨论	理论	危重患者的病情观察及护理
		理论	消化道出血、感染性休克、肝性脑病危重患者的护理
		理论	疑难危重患者SBAR交班及护理风险讨论
		实践	1例肝癌中晚期患者疑难病例讨论
		操作	患者约束技术规范

续表

培训时间	培训周目标	培训类型	培训路径内容
第9周	1. 掌握患者肝性脑病走失的护理及应急演练 2. 掌握 TIPS 术后的饮食指导 3. 熟悉 TIPS 术后并发症的临床特点 4. 熟悉食管癌患者胃造瘘术后营养支持及心理护理	理论	肝性脑病患者预防走失的护理措施
		应急演练	患者突发肝性脑病后走失的应急演练
		理论	TIPS 术后的饮食指导
		理论	TIPS 术后并发肝性脑病的临床预判及护理
		理论	营养支持技术及动态评分标准
		理论	食管癌患者的营养支持
		理论	食管癌患者的心理护理
		操作	经胃造瘘管注入营养的操作规范
第10周	1. 掌握食管胃底静脉曲张大出血患者的护理 2. 掌握肝硬化腹水患者的护理 3. 熟悉肝硬化腹水患者的饮食指导 4. 了解急救时科室的团队配合	理论	食管胃底静脉曲张大出血患者的护理
		理论	肝硬化腹水患者的护理
		理论	肝硬化腹水患者的饮食指导
		理论	介入放射科急危重症患者抢救团队配合
第11周	1. 掌握主动脉瘤的护理 2. 熟悉主动脉瘤的临床表现 3. 了解主动脉瘤的手术方式	理论	主动脉瘤的护理
		理论	主动脉瘤的临床表现
		理论	主动脉瘤支架植入后的护理
		应急演练	主动脉瘤突发破裂的应急演练
第12周	1. 掌握介入放射科新技术（冷消融、HAIC 技术、胃造瘘）围手术期护理 2. 熟悉 EARS 快速康复在介入放射科的应用	理论	冷消融术后的观察要点及护理
		理论	HAIC 技术（股动脉、桡动脉）及并发症的护理
		理论	胃造瘘管营养支持技术
		理论	ERAS 快速康复在介入放射科的应用
		实践	实践体会交流、征集意见及建议
		实践	结业考核

第三章　进修、规培、轮岗护士临床护理教学路径指引

一、护理部进修、规培、轮岗护士临床护理教学路径指引

护理部进修、规培、轮岗护士教学路径单

姓名：　　　　　　　　　　　　入科时间：　　　　　　　　　　　　出科时间：

培训时间	培训目标	培训类型	培训路径内容
第1个月	1. 医院护理品牌、规章制度 2. 掌握职业暴露处理及上报流程 3. 掌握 HIS 与移动护理使用 4. 掌握各类护理评估 5. 掌握手卫生、心肺复苏操作 6. 了解文献检索及文献管理工具 7. 了解临床护理科研选题	入科介绍	医院介绍、“仁心”护理品牌
		制度	医院外来进修护士管理制度、各项规章制度
		理论	职业暴露处理及上报流程
		理论	HIS 与移动护理使用
		理论	护理评估
		操作	手卫生
		操作	心肺复苏操作
		理论	文献检索及文献管理工具
		理论	临床护理科研选题
		实践	实践体会交流、读书会
第2个月	1. 掌握急诊护理的管理 2. 掌握危重护理的管理 3. 掌握护理文书书写 4. 掌握患者心搏骤停、误吸的应急预案 5. 掌握电除颤、吸痰、海姆立克技术 6. 了解护理文献综述的写作，护理论文的撰写及技巧	理论	急诊护理的管理
		理论	危重护理的管理
		理论	护理文书书写
		应急演练	心搏骤停的应急演练
		应急演练	昏迷的应急演练
		操作	除颤技术
		操作	吸痰技术
		操作	海姆立克技术
		理论	护理文献综述的写作
		理论	护理论文的撰写及技巧
		实践	实践体会交流、读书会

续表

培训时间	培训目标	培训类型	培训路径内容
第3个月	1. 掌握患者跌倒、昏迷应急预案 2. 掌握1例急危重症患者的操作大练兵 3. 熟悉1例急危重症患者的疑难病例讨论 4. 考核	应急演练	跌倒的应急演练
		应急演练	昏迷的应急预案
		操作	1例急危重症患者的操作大练兵
		理论	1例急危重症患者的疑难病例讨论
		实践	座谈交流、征集意见及建议
		考核	结业考核、论文汇报

二、呼吸系统疾病专科进修、规培、轮岗护士临床护理教学路径指引

（一）呼吸系统疾病专业进修、规培、轮岗护士教学路径单

姓名：　　　　　　　　　　入科时间：　　　　　　　　　　出科时间：

培训时间	培训周目标	培训类型	培训路径内容
第1周	1. 掌握常见呼吸系统疾病的分类、病因、发病机制及临床表现 2. 掌握呼吸科常见的吸氧方法及使用 3. 掌握正确的隔离措施及病房收治呼吸道传染病患者的处置流程 4. 熟悉呼吸内科病区、肺功能室、气管镜室布局及仪器位置 5. 熟悉各班岗位职责及工作流程 6. 熟悉科室各项规章制度	入科介绍	呼吸内科病房、肺功能室、内镜室的环境布局，仪器设备和药品放置位置，带教老师和科室人员介绍
		制度	科室工作流程及岗位职责
		制度	呼吸道/接触/空气隔离措施
		理论	病房收治呼吸道传染病患者的处置流程
		理论	呼吸系统的解剖及生理功能
		理论	常见呼吸系统疾病的分类、病因、发病机制及临床表现
		操作	面罩吸氧、储氧面罩吸氧、文丘里面罩氧气吸入

续表

培训时间	培训周目标	培训类型	培训路径内容
第2周	1. 掌握呼吸系统疾病常见症状及体征的护理 2. 掌握呼吸内科常见各种标本采集技术 3. 掌握气道廓清的方法 4. 掌握呼吸内科患者的出入院护理 5. 掌握呼吸困难评分量表的使用	理论	呼吸系统疾病患者出入院护理
		理论	呼吸系统疾病患者的护理评估、常见症状及体征的护理
		理论	主动呼吸循环技术
		理论	呼吸困难评分量表（CAT 评分）
		操作	血培养标本采集
		操作	动脉血气采集技术
		操作	鼻、咽、肛拭子采集技术
第3周	1. 掌握常支气管哮喘的护理 2. 掌握吸入剂的正确使用方法 3. 掌握 6 min 步行试验的方法 4. 掌握支气管哮喘患者的健康指导 5. 熟悉肺功能报告的解读 6. 熟悉哮喘的分期及控制水平用药	理论	支气管哮喘的护理
		理论	肺功能报告的解读
		理论	哮喘的药物治疗方案
		理论	支气管哮喘患者的健康指导
		操作	6 min 步行试验
		操作	常用吸入剂的正确使用方法
第4周	1. 掌握慢性阻塞性肺疾病的护理 2. 掌握呼吸功能锻炼的方法 3. 掌握不同无创呼吸机面罩的选择 4. 了解血气报告分析解读 5. 了解最新慢阻肺介入方法及护理	理论	慢性阻塞性肺疾病的护理
		理论	无创呼吸机的使用
		理论	支气管热成型技术
		操作	呼吸功能锻炼的方法（缩唇呼吸、腹式呼吸）
		理论	慢阻肺患者随访
		操作	呼吸面罩的选择（鼻罩、面罩）及佩戴方法
第5周	1. 掌握支气管扩张的护理 2. 掌握大咯血的应急处理 3. 掌握体位引流方法及注意事项 4. 熟悉专科常见药物配伍禁忌 5. 熟悉支气管动脉栓塞术的护理	理论	支气管扩张的护理常规
		操作	单腔双囊管的插管配合
		理论	支气管动脉栓塞术的护理
		操作	体位引流方法及注意事项
		理论	1 例支气管扩张伴咯血的护理查房
		理论	专科常见止血药物配伍禁忌及注意事项
		操作	电动吸引器的使用
		应急演练	大咯血的应急演练

续表

培训时间	培训周目标	培训类型	培训路径内容
第6周	1. 掌握肺栓塞的护理 2. 掌握 VTE 的行为指引 3. 掌握溶栓治疗的方法及护理 4. 掌握留置气泡技术注射法 5. 熟悉抗凝药物的使用与用药指导	理论	肺栓塞患者的护理
		理论	溶栓治疗
		理论	VTE 行为指引
		实践	1 例肺栓塞患者的护理查房
		理论	常用抗凝药物的使用方法
		理论	凝血指标的监测与健康指导
		操作	留置气泡技术注射法
第7周	1. 掌握肺癌的治疗与护理 2. 掌握常用化疗药物的配伍及使用方法 3. 掌握肺癌的介入治疗与术后护理 4. 掌握中心导管的维护 5. 熟悉放射性粒子植入术后的防护	理论	肺癌患者的护理
		理论	粒子支架植入术
		理论	肿瘤微波消融术
		理论	放射性粒子植入术
		操作	中心静脉导管维护
		操作	化疗药物的配制及注意事项
		操作	放射性粒子植入术后的防护
		应急演练	化疗药物外渗的应急演练
第8周	1. 掌握胸膜疾病的护理 2. 掌握更换胸腔、腹腔引流袋方法 3. 掌握胸腔闭式引流管脱管应急处理	理论	胸膜疾病的护理
		理论	支气管胸膜瘘的护理
		理论	负压式胸腔闭式引流瓶的护理
		理论	胸膜疾病患者常见的护理诊断及护理措施
		操作	更换胸腔、腹腔引流袋
		应急演练	胸腔闭式引流管脱管的应急预案
第9周	1. 掌握危重患者病情观察及抢救配合 2. 掌握机械通气及人工气道、气管插管患者的护理 3. 掌握危重患者的脑部及皮肤护理 4. 熟悉疑难危重患者护理风险和营养支持 5. 熟悉危重患者 SBAR 交班	理论	危重患者病情观察
		理论	急危重症患者抢救团队配合
		理论	疑难危重患者 SBAR 交班及护理风险讨论
		理论	危重患者营养支持技术
		操作	经鼻气管插管固定带的更换
		操作	气管插管患者口腔护理
		理论	重症患者的低温脑保护
		理论	重症患者的皮肤护理
		实践	1 例 ARDS 患者疑难病例讨论

续表

培训时间	培训周目标	培训类型	培训路径内容
第10周	1. 掌握呼吸衰竭的护理 2. 掌握呼吸衰竭的诊断及治疗 3. 掌握气管插管的配合及护理 4. 掌握高流量湿化氧疗仪的临床使用 5. 掌握呼吸机的使用 6. 熟悉急救室、急救车布局	理论	呼吸衰竭患者分型、常见症状及护理
		理论	急救室、急救车的管理制度
		操作	高流量湿化氧疗仪的临床使用
		操作	气管插管的护理配合
		理论	呼吸机模式的选择
		操作	呼吸机管路连接
		理论	呼吸机湿化选择
		应急演练	气管插管意外脱管的应急预案
第11周	1. 掌握人工气道的管理 2. 掌握呼吸球囊的使用方法 3. 掌握呼吸机常见报警原因及处理 4. 熟悉呼吸机的序贯治疗 5. 熟悉呼吸机相关肺炎的预防 6. 熟悉危重患者的转运	理论	人工气道的管理
		理论	有创 / 无创的序贯治疗
		理论	气囊压力监测技术
		操作	密闭式吸痰的操作
		理论	呼吸机相关性肺炎的预防
		操作	呼吸球囊的使用
		操作	有创 / 无创呼吸机常见报警原因及处理
		操作	危重患者的转运
		操作	气管切开护理
第12周	1. 掌握呼吸睡眠监测的操作方法 2. 熟悉经皮肺介入的手术配合 3. 熟悉肺血管的介入配合 4. 了解专科疾病新共识、新进展	理论	肺血管介入的护理
		理论	呼吸介入的新进展
		理论	恶性肿瘤腔内灌注的护理
		理论	经皮肺穿刺的护理
		理论	睡眠呼吸暂停的治疗与护理
		操作	睡眠呼吸监测仪的使用
		理论	呼吸内科全麻下支气管镜检查及术前、术后护理要点及宣教内容
		理论	专科疾病新共识、新进展
		实践	实践体会交流、征集意见及建议
		实践	结业考核

（二）呼吸重症专业进修、规培、轮岗护士教学路径单

姓名： 入科时间： 出科时间：

培训时间	培训周目标	培训类型	培训路径内容
第1周	1. 掌握呼吸重症概念、分类、发病机制、治疗措施 2. 掌握呼吸系统症状的评估、观察与护理（咳嗽、咳痰、呼吸困难、咯血、胸痛） 3. 熟悉科室布局及各项规章制度、医院感染预防与控制制度 4. 熟悉各班岗位职责及工作流程 5. 了解呼吸系统疾病药理学知识	入科介绍	呼吸重症病房及呼吸重症科门诊环境布局，仪器设备和药品放置位置，带教老师和科室人员介绍
		制度	科室工作流程及岗位职责
		理论	呼吸重症概述
		理论	呼吸重症的发病机制及治疗措施
		理论	呼吸系统症状的评估、观察与护理
		制度	科室各项规章制度、医院感染预防与控制制度
		理论	呼吸系统疾病药理学知识
第2周	1. 掌握呼吸重症患者的护理评估、常见症状及体征的护理 2. 掌握呼吸衰竭、重症肺炎、急性呼吸窘迫综合征（ARDS）的护理 3. 掌握血培养、动脉血标本采集技术 4. 熟悉专科监测技术 5. 熟悉临终患者人文关怀与人文护理 6. 熟悉体位引流技术 7. 了解呼吸重症患者出入院流程及访视制度 8. 了解高流量氧疗仪的临床应用	理论	呼吸重症患者出入院护理
		理论	呼吸力学、血流动力学、呼吸功能专科监测技术
		理论	呼吸重症患者的护理评估、常见症状及体征的护理
		理论	呼吸衰竭、重症肺炎、急性呼吸窘迫综合征（ARDS）的护理
		理论	呼吸重症患者出院访视制度
		操作	血培养标本采集、动脉血采集
		理论	临终患者的人文关怀及护理
		操作	体位引流技术
		操作	高流量氧疗仪的临床应用
		实践	规培生小讲课（带教老师根据《急危重症护理学》第4章危重症患者护理指定内容）
第3周	1. 掌握常见感染性呼吸系统疾病的相关知识及护理 2. 掌握大咯血的护理应急处理 3. 掌握胸腔、腹腔引流袋更换技术 4. 熟悉俯卧位通气及呼吸机操作技术	理论	急性呼吸道感染、肺炎、肺脓肿、肺结核、支气管扩张症相关知识及护理
		理论	大咯血的护理应急处理
		操作	更换胸腔、腹腔引流袋技术
		操作	俯卧位通气技术
		操作	有创及无创呼吸机的操作技术
		实践	1例呼吸道感染患者的护理查房
		应急演练	大咯血的应急演练

续表

培训时间	培训周目标	培训类型	培训路径内容
第4周	1. 掌握常见通气障碍性肺疾病相关知识及护理 2. 掌握肺康复健康宣教 3. 熟悉急救车布局及管理制度 4. 了解危重症患者医疗操作中的护理操作配合 5. 了解支气管镜的消毒与维护	理论	慢性阻塞性肺疾病的护理
		理论	重症哮喘的护理
		理论	急救车及急救药品的管理制度
		操作	肺康复训练健康指导
		操作	纤维支气管镜的护理配合
		操作	支气管镜的消毒及维护
第5周	1. 掌握原发性支气管肺癌相关知识及护理 2. 掌握采用PIO格式书写呼吸重症患者护理文书要求 3. 熟悉呼吸重症患者各项护理风险评估与风险预防 4. 了解中心静脉导管维护	理论	跌倒、压疮、自杀、血栓等护理风险评估与风险预防
		理论	原发性支气管肺癌相关知识的护理
		理论	呼吸重症患者护理病历的书写
		应急演练	气管插管非计划性拔管的应急演练
		操作	PICC、CVC管路的维护
第6周	1. 掌握有创动脉血压监测技术 2. 掌握压力性损伤患者的护理 3. 掌握急性胸痛患者的发病机制、评估及护理 4. 熟悉病区物品与药品管理 5. 了解呼吸重症患者的管理模式与个案护理	操作	有创动脉血压监测技术
		理论	压力性损伤患者的护理
		理论	急性胸痛患者的发病机制、评估及护理
		理论	病区物品与药品管理
		理论	呼吸重症健康教育的临床实践与实施
		理论	呼吸重症患者的管理模式与个案护理
		操作	压力性损伤换药技术
第7周	1. 掌握呼吸专科各种管路的评估、观察与护理 2. 掌握人工气道、气管插管患者口腔护理 3. 掌握窒息患者的病因、病情评估及护理 4. 熟悉疑难危重患者护理风险和营养支持 5. 熟悉床旁血气分析仪器的使用 6. 了解疑难危重患者镇静镇痛患者约束技术	理论	呼吸专科各种管路的评估、观察与护理
		理论	危重患者营养支持技术
		操作	床旁血气分析的使用
		理论	窒息患者的病因、病情评估及护理
		实践	镇静镇痛患者约束技术
		实践	气管插管患者口腔护理

续表

培训时间	培训周目标	培训类型	培训路径内容
第8周	1. 掌握空气消毒机、床单位消毒机使用方法 2. 熟悉多重耐药菌种类、隔离方式、防护措施、终末消毒等 3. 熟悉终末消毒流程 4. 了解呼吸重症患者的尸体料理方法	理论	多重耐药菌菌感染的诊治与预防
		理论	多重耐药菌感染患者的管理及护理
		理论	呼吸重症病房日常消毒隔离、终末消毒
		实践	教学工作坊
		操作	患者的尸体料理
		操作	空气消毒机、床单位消毒机使用
第9周	1. 掌握科室常见危重患者的病情观察、评估及抢救配合 2. 掌握发热患者的护理 3. 掌握刺激性药物外渗处理方法 4. 掌握有创呼吸机相关知识 5. 熟悉危重症患者的抢救团队配合 6. 了解重症患者各种评估量表 7. 了解品管圈在护理质量管理中的应用	理论	科室常见危重患者的病情观察、评估及抢救配合
		理论	刺激性药物外渗处理方法
		操作	急危重症患者抢救团队配合
		理论	发热患者的病因、病情评估及护理
		理论	重症患者各种评估量表
		理论	呼吸机的基本设定及调试方法
		理论	呼吸机的报警及故障处理
		理论	重症呼吸机的并发症及处理
		理论	机械通气及人工气道管理
		操作	气囊上滞留物的清除及气囊压力的测量
		实践	品管圈实施报告
第10周	1. 掌握俯卧位通气操作技术 2. 掌握连续性血液净化技术（CRRT）的基本原理及应用 3. 熟悉 CRRT 过程中的电解质监测、报警及故障处理及上下机操作 4. 熟悉疑难危重患者 SBAR 交班 5. 了解呼吸危重症救治与护理新进展	理论	俯卧位通气的护理
		理论	呼吸危重症救治与护理新进展
		理论	疑难危重患者 SBAR 交班及护理风险讨论
		理论	CRRT 的基本原理及应用
		理论	CRRT 中电解质的监测
		理论	CRRT 抗凝剂的选择、报警及故障处理
		理论	CRRT 报警及故障处理
		操作	CRRT 的上机与下机操作
		应急演练	CRRT 过程中发生低血压或心律失常的应急预案
		实践	1 例重症肺炎行 CRRT 患者的疑难病例讨论

续表

培训时间	培训周目标	培训类型	培训路径内容
第11周	1. 掌握体外膜肺氧合技术（ECMO）的基本原理 2. 掌握 ECMO 的管路连接及预冲 3. 熟悉 ECMO 的操作流程 4. 熟悉 ECMO 的应急预案 5. 了解 ECMO 治疗技术及并发症的预防	理论	ECMO 的基本原理
		理论	ECMO 的管路连接及预冲
		操作	ECMO 的管路连接及预冲
		操作	ECMO 的操作流程
		理论	ECMO 治疗技术及并发症的护理
		应急演练	ECMO 流量突然下降或无流量的应急预案
第12周	1. 了解专科疾病新共识、新进展 2. 了解 PDCA 循环在护理质量管理中的应用	理论	专科疾病新共识、新进展
		理论	PDCA 循环在护理质量管理中的应用
		实践	实践体会交流、征集意见及建议
		实践	结业考核

三、循环系统疾病专科进修、规培、轮岗护士临床护理教学路径指引

（一）心血管疾病专业进修、规培、轮岗护士教学路径单

姓名：　　　　　　　　　　入科时间：　　　　　　　　　　出科时间：

培训时间	培训周目标	培训类型	培训路径内容
第1周	1. 掌握普通病房的消毒及配制方法、熟悉终末消毒流程 2. 熟悉循环系统概论、常见疾病的发生、发展与转归 3. 熟悉科室环境、各项规章制度及本科岗位职责 4. 熟悉病区物品与药品管理 5. 了解本科室高风险药物的使用	入科介绍	心血管内科病区、DSA 室的环境布局，仪器设备和药品放置位置，带教老师和科室人员介绍
		理论	循环系统概论、心内科常见疾病的病理生理
		操作	常用物品消毒方法、消毒液配制方法
		操作	普通病房日常消毒隔离、终末消毒
		理论	病区物品与药品管理
		理论	高风险药物的管理及使用

续表

培训时间	培训周目标	培训类型	培训路径内容
第2周	1. 掌握异常心电图的识别及临床判读 2. 掌握心电图机的使用 3. 掌握采用PIO格式书写心内科患者护理文书要求 4. 熟悉科室各类药物的适应证及配伍禁忌 5. 了解心血管内科导管室常规手术	理论	异常心电图的识别及临床判读
		理论	导管室常规手术简介及环境要求
		操作	18 导联心电图操作流程
		理论	心血管内科患者护理文书的书写
		实践	小讲课：异常心电图的临床解读
		理论	心血管内科常用药物的适应证及配伍禁忌
第3周	1. 掌握本学科常见疾病的护理要点、风险点 2. 掌握各种类型急性心肌梗死患者的心电图表现 3. 熟悉急诊PCI患者的健康指导	理论	冠心病、心律失常、心力衰竭、高血压、急性心肌梗死等常见专科病的护理常规
		理论	急性心肌梗死患者术前及术后的护理常规及严重并发症
		理论	急性PCI患者术前宣教及术后护理
		理论	各种类型急性心肌梗死患者的典型心电图表现
		实践	1 例急性心肌梗死患者的护理查房
第4周	1. 掌握高血压患者的护理要点、风险点 2. 熟悉高血压患者并发急性脑出血的处理流程 3. 了解心血管内科常用抗凝药物的药理作用及观察要点	理论	高血压患者的护理常规及风险点
		理论	高血压患者并发急性脑出血的应急处理流程
		理论	常用抗凝药物的用药适应证及并发症
		应急演练	1 例高血压患者护理应急演练
第5周	1. 掌握心律失常的心电图表现及处理流程 2. 掌握电除颤及电复律技术 3. 掌握专科采集技术 4. 熟悉心律失常患者各项护理风险评估与风险预防 5. 了解无导线起搏器	理论	心律失常的类型、心电图表现及处理流程
		理论	常见心律失常类型解读
		理论	心律失常患者各项护理风险评估与风险预防
		操作	动脉血、血气分析采集技术
		操作	非同步电除颤、同步电复律
		实践	1 例无导线起搏器患者的查房
第6周	1. 掌握扩心病患者的护理 2. 掌握开放式及密闭式吸痰技术 3. 掌握压力性损伤及深静脉血栓的处理 4. 熟悉先心封堵术术前、术后护理 5. 了解专科实验室检查项目指标意义	理论	扩心病患者的治疗及临床护理
		理论	压力性损伤患者的护理
		操作	深静脉血栓的预防及处理
		操作	开放式及密闭式吸痰技术
		理论	先心封堵术前宣教及术后护理
		理论	心血管内科专科实验室检查结果解读、危急值管理制度

续表

培训时间	培训周目标	培训类型	培训路径内容
第7周	1. 掌握心肌炎患者的护理 2. 掌握危急心电图识别 3. 掌握疑难危重患者 SBAR 交班及护理风险讨论 4. 熟悉射频消融术相关护理 5. 了解起搏器相关知识	理论	心肌炎的护理常规
		理论	危急心电图的识别
		理论	疑难危重患者 SBAR 交班及护理风险讨论
		理论	起搏器相关知识
		理论	射频消融术前准备及术后护理
		实践	1 例心律失常患者的护理查房
第8周	1. 掌握心源性休克与其他休克类型的区别 2. 掌握主动脉球囊反搏仪在急性心肌梗死合并心源性休克患者中的应用 3. 熟悉中心静脉置管的维护	理论	心源性休克的概念及休克的临床分类
		理论	主动脉球囊反搏仪的使用方法及注意事项
		实践	1 例急性心肌梗死合并心源性休克患者的护理查房
		操作	主动脉球囊反搏仪的操作技术
		操作	中心静脉置管的维护
第9周	1. 掌握心包填塞患者的护理及紧急处理流程 2. 掌握心包穿刺引流患者的护理 3. 熟悉心包引流袋的更换 4. 熟悉高危管路滑脱的应急处理	理论	心包填塞患者的症状及体征、护理常规、紧急处理流程
		理论	心包穿刺引流置管术的护理
		理论	心包引流管的护理
		操作	心包引流袋的更换
		应急演练	心包引流管滑脱的应急预案
第10周	1. 掌握心力衰竭护理常规 2. 掌握各类急救技术及应急配合能力 3. 熟悉高风险药物的使用 4. 了解专科疾病新共识	理论	心力衰竭患者的护理常规
		理论	专科疾病新共识、新进展
		操作	CPR 及呼吸球囊的使用
		理论	常见高风险药物的使用及注意事项
第11周	1. 掌握主动脉夹层的护理 2. 掌握 PCI 术后应急处理 3. 熟悉护理风险管理及意外情况的处理 4. 了解 ECMO 操作及护理	理论	主动脉夹层的护理常规
		应急演练	突发病情变化、猝死、药物外渗、空气栓塞应急演练
		操作	ECMO 在冠心病患者操作中护理配合
		应急演练	经桡动脉 PCI 术后前臂出血及血肿的处理
第12周	1.掌握危重患者的病情观察、评估及抢救配合 2. 掌握无创呼吸机适应证及临床应用 3. 了解心血管相关前沿知识	理论	心脏破裂、猝死、室颤、高度传导阻滞等的发现、识别及抢救处理
		操作	无创呼吸机适应证及常用模式解读
		实践	文献汇报及论文写作讲解
		实践	结业考核

（二）心内科重症疾病专业进修、规培、轮岗护士教学路径单

姓名：　　　　　　　　　　　入科时间：　　　　　　　　　　出科时间：

培训时间	培训周目标	培训类型	培训路径内容
第1周	1. 掌握心内科重症监护室准入条件、探视流程 2. 熟悉循环系统概论、常见疾病的发生、发展与转归 3. 熟悉科室环境、各项规章制度及本科岗位职责	入科介绍	心血管重症病房、DSA室环境布局，仪器设备和药品放置位置，带教老师和科室人员介绍
		理论	循环系统概论、心内科常见疾病的病理生理
		制度	心内科重症监护室准入条件、探视流程
第2周	1. 掌握正常心电图的临床判读 2. 掌握采用PIO格式书写心内重症监护室患者护理文书要求 3. 了解心内科导管室常规手术	理论	正常心电图的临床判读
		理论	导管室常规手术简介及环境要求
		理论	心内科重症监护室患者护理文书的书写
		实践	小讲课（正常心电图的临床解读）
第3周	1. 掌握急性心肌梗死患者的术前及术后护理要点、风险点 2. 掌握各种类型急性心肌梗死患者的心电图表现 3. 熟悉急性心肌梗死患者的健康指导 4. 了解患者后期的心肺康复训练	理论	急性心肌梗死患者的症状及体征识别、并发症
		理论	急性心肌梗死患者术前及术后的护理常规及严重并发症
		理论	急性心肌梗死患者的健康宣教及心肺康复指导
		理论	各种类型急性心肌梗死患者的典型心电图表现
		实践	1例急性心肌梗死患者的护理查房
第4周	1. 掌握高血压急症的护理要点、风险点 2. 熟悉高血压急症并发急性脑出血的处理流程 3. 了解外出陪检流程	理论	高血压急症概念
		理论	高血压急症的护理常规及风险点
		理论	高血压急症并发急性脑出血的应急处理流程
		应急演练	重症患者外出陪检流程
第5周	1. 掌握恶性心律失常的心电图表现及处理流程 2. 掌握电除颤及电复律技术 3. 熟悉恶性心律失常患者各项护理风险评估与风险预防	理论	恶性心律失常的类型、心电图表现及处理流程
		理论	常见心律失常类型解读
		理论	恶性心律失常患者各项护理风险评估与风险预防
		操作	非同步电除颤、同步电复律

续表

培训时间	培训周目标	培训类型	培训路径内容
第6周	1. 掌握扩心病患者的护理 2. 掌握无创呼吸机、有创呼吸机、高流量氧疗仪的适应证及临床应用 3. 掌握开放式及密闭式吸痰技术 4. 掌握医院感染与控制的原则 5. 熟悉压力性损伤患者的护理 6. 熟悉病区物品与药品管理	理论	扩心病患者的治疗及临床护理
		理论	压力性损伤患者的护理
		理论	压力性损伤分期
		理论	病区物品与药品管理
		理论	无创呼吸机、有创呼吸机的适应证及常用模式解读
		理论	重症患者的气道管理、呼吸机相关性肺炎的预防
		操作	开放式及密闭式吸痰技术
		理论	医院感染的发生状况、危险因素及控制的基本原则和措施
第7周	1. 掌握暴发性心肌炎患者的护理 2. 掌握动脉血气标本采集技术 3. 掌握有创动脉血压监测的操作技术 4. 熟悉深静脉血栓的预防措施 5. 熟悉 ECMO 在暴发性心肌炎患者的应用及护理要点	理论	暴发性心肌炎的护理常规
		理论	ECMO 在暴发性心肌炎患者中的应用及护理要点
		操作	有创动脉血压监测
		操作	血气分析标本采集
		理论	深静脉血栓的预防措施
第8周	1. 掌握心源性休克与其他休克类型的区别 2. 掌握主动脉球囊反搏仪在急性心肌梗死合并心源性休克患者中的应用 3. 熟悉中心静脉置管的维护	理论	心源性休克的概念及休克的临床分类
		理论	主动脉球囊反搏仪的使用方法及注意事项
		理论	1 例急性心肌梗死合并心源性休克患者的护理查房
		操作	主动脉球囊反搏仪的操作技术
		操作	中心静脉置管的维护
第9周	1. 掌握急性心包填塞患者的护理及紧急处理流程 2. 掌握心包穿刺引流患者的护理 3. 熟悉心包引流袋的更换 4. 熟悉高危管路滑脱的应急处理	理论	急性心包填塞患者的症状及体征、护理常规、紧急处理流程
		理论	心包穿刺引流置管术的护理
		理论	高危管路（心包引流管、有创动脉血压监测管路等）的护理
		操作	心包引流袋的更换
		应急演练	高危管路滑脱的应急预案
第10周	1.掌握危重患者的病情观察、评估、用药及抢救配合 2. 掌握各类急救技术及应急配合能力 3. 了解血液净化技术及俯卧位通气在重症患者中的应用	理论	心脏破裂、猝死、室颤、高度传导阻滞等的发现、识别及抢救处理
		理论	经微量泵大剂量血管活性药物的使用技巧
		理论	心内科重症监护室抢救药物的适应证及配伍禁忌
		理论	血液净化技术及俯卧位通气在重症患者中的应用
		操作	急危重症患者抢救团队配合
		理论	急救药品及器械在心内科重症患者中的应用

续表

培训时间	培训周目标	培训类型	培训路径内容
第11周	1. 掌握常见突发事件应急处理流程 2. 熟悉护理风险管理及意外情况的处理 3. 高风险药物的临床应用指导	理论	常见高风险药物（多巴胺、胺碘酮、去甲肾上腺素等）的使用及注意事项
		理论	心内科常见疾病护理风险点及临床应急处理措施
		应急演练	常见突发事件应急处理流程（突发病情变化、猝死、药物外渗、空气栓塞）
第12周	1. 掌握心内科重症监护室重症患者的常用评估量表 2. 了解心血管相关前沿知识	理论	重症患者镇静镇痛评分
		理论	专科护理新进展、新指南
		实践	文献汇报及写作讲解
		实践	结业考核

（三）胸心外科疾病专业进修、规培、轮岗护士教学路径单

姓名：　　　　　　　　入科时间：　　　　　　　　出科时间：

培训时间	培训周目标	培训类型	培训路径内容
第1周	1. 掌握急救和专科护理技术操作 2. 熟悉胸心外科常用药品及特殊药品的药理作用及配制 3. 了解胸心外科病房及无陪病房的环境布局，仪器设备和药品放置位置和科室人员情况 4. 了解科室工作流程、岗位职责、规章制度、疾病谱及诊疗范围	入科介绍	胸心外科病房及无陪病房的环境布局，仪器设备和药品放置位置，带教老师和科室人员介绍
		制度	科室工作流程、岗位职责和规章制度
		制度	科室疾病谱及诊疗范围
		理论	出入院患者流程和科室信息化系统的使用
		理论	胸心外科常用药品及特殊药品的药理作用及配制
		操作	简易呼吸球囊的自检与使用
		操作	更换胸腔闭式引流瓶
第2周	1. 掌握除颤仪及肠内营养泵的使用 2. 掌握胸心外科常见疾病的分类和常见症状、体征的护理	理论	肺癌的分类和常见症状、体征的护理
		理论	食管癌的分类和常见症状、体征的护理
		理论	食管癌围手术期的营养支持
		操作	除颤仪的维护和使用
		操作	肠内营养泵的使用和故障的排除
		操作	NRS2002 营养风险筛查
		实践	规培生小讲课（带教老师根据第 7 版《外科护理学》第 22 章指定内容）

续表

培训时间	培训周目标	培训类型	培训路径内容
第3周	1. 掌握临时起搏器的使用 2. 掌握胸心外科常见疾病的分类和常见症状、体征的护理 3. 掌握心脏疾病患者心搏骤停的应急预案与流程	理论	心脏瓣膜病的分类和常见症状、体征的护理
		理论	胸部损伤的分类和常见症状、体征的护理
		操作	临时起搏器的应用和故障的排除
		应急演练	心脏疾病患者心搏骤停的应急预案与流程
第4周	1 掌握动脉血压监测及中心静脉压力监测技术 2. 掌握胸心外科常见疾病的分类和常见症状、体征的护理	理论	冠脉搭桥疾病的分类和常见症状、体征的护理
		理论	气胸的分类和常见症状、体征的护理
		操作	动脉血压监测技术
		操作	中心静脉压力监测技术
		实践	1 例食管癌患者的护理查房
第5周	1. 掌握呼吸机的使用及其故障排除 2. 掌握胸心外科常见疾病的分类和常见症状、体征的护理 3. 熟悉误吸患者的应急预案与处理流程 4. 了解 ERAS 在胸心外科围手术期的应用	理论	主动脉夹层的分类和常见症状、体征的护理
		理论	ERAS 在胸心外科围手术期的应用
		操作	呼吸机的应用和故障的排除
		操作	呼吸音和肠鸣音的听诊
		应急演练	小儿心脏术后误吸的应急演练
第6周	1. 掌握动脉血气分析仪的使用 2. 掌握胸心外科常见疾病的分类和常见症状、体征的护理 3. 熟悉肺部疾病护理 4. 熟悉肺栓塞患者的应急预案与流程 5. 了解纤支镜的使用和护理配合	理论	肺部疾病常见症状及并发症的护理
		理论	胸部损伤的常见症状及体征的护理
		操作	纤支镜的使用和护理配合
		操作	动脉血气分析技术和血气分析仪的使用
		应急演练	肺栓塞患者的应急预案与流程
第7周	1. 掌握经鼻高流量氧气仪的使用 2. 熟悉食管疾病常见护理风险预防及处置 3. 了解血压的来源与四肢血压的测量 4. 了解主动脉夹层导管介入手术的护理配合	理论	食管异物、食管裂孔疝、食管癌的护理
		理论	血压的来源与四肢血压的测量
		操作	主动脉夹层导管介入手术的护理配合
		操作	经鼻高流量氧气湿化治疗
		操作	无创呼吸机的应用和故障的排除

续表

培训时间	培训周目标	培训类型	培训路径内容
第8周	1. 掌握气压仪的使用及经口气管插管吸痰、口腔护理技术 2. 掌握咯血患者的应急预案与处理流程 3. 熟悉心脏疾病护理风险清单 4. 了解胸心外科专科疾病新共识、新进展	理论	心律失常、低心排血量综合征、低氧血症护理
		理论	专科疾病新共识、新进展
		操作	经口气管插管吸痰技术
		操作	经口气管插管口腔护理技术
		操作	气压治疗仪的使用
		应急演练	咯血患者的应急预案与处理流程
第9周	1. 掌握胸心外科各类引流管的护理和动脉测压技术 2. 掌握心脏术后心包填塞患者的应急预案与处理流程 3. 熟悉急救车和急救药品的管理 4. 熟悉胸心外科常见药品风险防范	理论	胸心外科常见药品如去甲肾上腺素、肾上腺素、多巴胺、多巴酚丁胺、硝普钠等风险清单
		理论	急救车和急救药品的管理
		操作	胸心外科心包引流管、纵隔引流管、胸管、空肠造瘘管等引流管的护理
		操作	动脉测压技术
		应急演练	心脏术后心包填塞患者的应急预案与处理流程
第10周	1. 熟悉胸心外科常见操作 2. 熟悉胸心外科各类危急值的护理文书书写 3. 了解胸心外科专科新业务、新技术 4. 了解术后谵妄患者的应急预案与流程	理论	更换胸腔闭式引流瓶操作风险清单
		理论	胃肠减压操作风险清单
		理论	动脉血气采集操作风险清单
		理论	专科新业务、新技术
		操作	胸心外科各类危急值的护理文书书写
		操作	排痰仪的使用
		应急演练	术后谵妄患者的应急预案与流程
第11周	1. 掌握 6 min 步行试验、快速补液试验的评价指标和被动抬腿试验 2. 掌握胸心外科手术后患者的交接流程 3. 熟悉主动脉内球囊反搏技术的知识	理论	主动脉内球囊反搏技术的知识
		操作	6 min 步行试验
		操作	快速补液试验的评价指标和被动抬腿试验
		操作	胸心外科手术后患者的交接流程
		实践	1 例主动脉夹层患者的病例讨论
第12周	1. 掌握胸心外科危重患者的转运流程和转运呼吸机的使用 2. 熟悉体外循环技术的知识	理论	体外循环技术的知识
		操作	胸心外科危重患者的转运流程
		操作	转运呼吸机的使用和故障排除
		实践	实践体会交流、征集意见及建议
		实践	结业考核

（四）血管外科疾病专业进修、规培、轮岗护士教学路径单

姓名：　　　　　　　　　　入科时间：　　　　　　　　　　出科时间：

培训时间	培训周目标	培训类型	培训路径内容
第1周	1.掌握血管外科疾病的分类、临床表现 2.熟悉科室环境、各项规章制度 3.熟悉本科岗位职责及各班工作流程 4.熟悉专科护理文书 5.了解各种专科肢体测量技术	入科介绍	血管外科病房、器械室、换药室的环境布局，仪器设备和药品放置位置，带教老师和科室人员介绍
		制度	科室工作流程及岗位职责
		制度	科室纪律制度及本科室危重患者的交接班制度
		制度	科室介入手术患者转运流程与交接制度
		理论	血管外科患者出入院流程及围手术期护理文书
		操作	四肢肢体肿胀围度的测量技术
第2周	1.掌握血管疾病患者的护理评估及外周静脉疾病的护理 2.熟悉专科常见药物配伍禁忌 3.熟悉血管病患者的人文关怀与心理护理 4.熟悉梯度压力袜的分级及穿脱技术、间歇充气加压装置的使用技术	理论	血管外科开放手术围手术期护理观察
		理论	血管外科腔内手术围手术期护理观察
		理论	血管疾病患者的人文关怀与心理护理
		理论	掌握科室常用药品的配伍禁忌及使用注意事项
		理论	下肢静脉曲张腔内射频闭合术患者的围手术期护理
		理论	雷诺综合征患者的围手术期护理
		操作	梯度压力袜的分类与作用
		操作	间歇充气加压装置的使用技术
第3周	1.掌握颈动脉狭窄、颈动脉体瘤术后常见并发症的识别、预防及紧急处置 2.熟悉利伐沙班的用药指导 3.熟悉颈动脉术后功能锻炼及健康指导 4.了解造影剂肾病的风险预防及处置 5.了解四肢血压监测技术、利伐沙班的用药指导	理论	颈动脉狭窄术后窒息、卒中的识别、预防及紧急处置
		理论	颈动脉体瘤患者的围手术期护理
		理论	造影患者水化治疗的方案及注意事项
		操作	四肢血压监测技术
		操作	利伐沙班的用药指导
		操作	颈动脉术后功能锻炼及健康指导
		实践	1例颈动脉狭窄患者的疑难病例讨论
		应急演练	颈动脉开放手术后突发窒息、卒中应急预案
第4周	1.掌握腹主动脉瘤患者的护理 2.掌握3D打印辅助开窗技术的围手术期护理 3.熟悉止血压迫器的观察及注意事项 4.熟悉高流量吸氧技术及动脉血的采集 5.熟悉破裂腹主动脉瘤抢救的应急预案	理论	腹主动脉瘤患者的护理要点及宣教内容
		理论	3D打印辅助开窗技术的围手术期护理
		理论	止血压迫器的观察及注意事项
		理论	破裂腹主动脉瘤急诊处置与观察
		操作	高流量呼吸湿化治疗仪的使用
		操作	动脉血气的采集
		实践	1例腹主动脉瘤的疑难病例讨论
		应急演练	破裂腹主动脉瘤抢救的应急预案

续表

培训时间	培训周目标	培训类型	培训路径内容
第5周	1. 掌握主动脉夹层患者的护理及主动脉夹层濒于破裂或突发破裂应急预案 2. 掌握主动脉壁间血肿患者的护理 3. 熟悉科室常见血管活性、镇痛药物的临床应用原则与观察要点 4. 了解深呼吸及有效咳嗽指导训练技术、有创血压监测技术	理论	主动脉夹层患者的护理
		理论	主动脉壁间血肿患者的护理
		理论	血管活性药物应用与生命体征控制范围
		理论	镇痛药物的选择及使用
		操作	有创血压监测技术
		操作	熟悉深呼吸及有效咳嗽指导训练技术
		实践	1 例支架双开主动脉夹层患者的疑难病例讨论
		应急演练	主动脉夹层濒于破裂或突发破裂应急预案
第6周	1. 掌握内脏血管疾病的围手术期护理 2. 熟悉血管内导管相关血流感染预防与控制 3. 了解营养的评估方法及护理 4. 了解造口护理技术	理论	肠系膜栓塞患者的围手术期护理
		理论	肾动脉狭窄综合征患者的护理
		理论	血管外科肠外营养的种类及输注方式
		理论	血管内导管相关血流感染预防与控制
		操作	造口护理技术
		操作	营养的评估方法
		实践	1 例肠系膜上动脉夹层的护理查房
第7周	1. 掌握下腔静脉滤器植入患者的围手术期护理要点 2. 掌握静脉血栓溶栓患者的护理 3. 熟悉深静脉血栓抗凝药物的种类及使用方法 4. 了解溶栓导管及皮下引流管的护理 5. 了解深静脉血栓综合征（PTS）的治疗与护理要点	理论	下腔静脉滤器置入术患者的护理
		理论	导管接触性溶栓术患者的护理
		理论	置管溶栓患者凝血功能监测与出血监测
		理论	深静脉血栓综合征（PTS）的治疗与护理要点
		理论	科室常见溶栓药物的临床应用原则与观察要点
		操作	抗凝剂的皮下注射规范
		操作	溶栓导管固定及监测技术
		实践	1 例下腔静脉滤器植入后患者的护理查房
		应急演练	溶栓导管脱管应急演练
第8周	1. 掌握急性动脉栓塞急诊取栓术的围手术期护理 2. 掌握机械吸栓术后的护理要点 3. 熟悉经股动脉入路备皮技术 4. 了解动脉置管的固定技术	理论	急性动脉栓塞患者的围手术期护理
		理论	机械吸栓术后观察要点与护理要点
		理论	动脉溶栓后出血的预防及护理要点
		操作	动脉置管的固定技术
		操作	经股动脉入路备皮技术
		实践	1 例急性动脉栓塞的护理查房
		应急演练	引流管非计划拔管的应急演练

续表

培训时间	培训周目标	培训类型	培训路径内容
第9周	1. 掌握急性肺栓塞患者的风险分层、院内管理和死亡率趋势 2. 掌握急性肺栓塞患者的护理及抢救配合 3. 掌握危重患者的SBAR交班模式 4. 熟悉急救药品的使用及注意事项 5. 了解无创呼吸机的使用技术	理论	急性肺栓塞患者的护理
		理论	急性肺栓塞患者的风险分层、院内管理和死亡率趋势
		理论	患者突发病情变化抢救团队配合
		理论	疑难危重患者SBAR交班及护理风险讨论
		理论	急救药品的使用及注意事项
		操作	无创呼吸机的使用技术
		实践	1例急性肺栓塞的疑难病例讨论
		应急演练	急性肺栓塞的应急演练
第10周	1. 掌握下肢动脉搭桥术患者的围手术期护理 2. 掌握截肢术后患者的护理 3. 熟悉伯格运动的方法 4. 熟悉坏疽肢体伤口换药方法 5. 了解ABI机的使用、VSD引流管的护理	理论	掌握下肢动脉搭桥术患者的围手术期护理
		理论	截肢术后患者的护理及观察要点
		理论	伤口换药敷料选择与方法步骤
		操作	VSD引流管的护理
		操作	伯格运动的方法
		操作	ABI检查仪的监测技术
		实践	1例下肢动脉硬化闭塞症的护理查房
		操作	坏疽肢体伤口换药方法
第11周	1. 掌握周围动脉瘤的护理 2. 掌握疼痛的评估方法及护理 3. 掌握常用物品消毒及消毒液配制方法 4. 熟悉多重耐药菌感染患者的管理及护理 5. 了解静脉曲张硬化剂注射术的护理配合	理论	周围动脉瘤手术患者的护理
		理论	多重耐药菌感染患者的管理及护理
		理论	常用物品消毒方法、消毒液配制方法
		操作	疼痛的评估方法及临床应用
		操作	硬化剂注射术的护理配合
		实践	1例动脉瘤患者的护理查房
第12周	1. 掌握静脉治疗新行标要求 2. 熟悉专科疾病新共识、新进展 3. 了解专科介入手术及出院电话回访的要点	理论	血管外科专科疾病新共识、新进展
		理论	静脉治疗新行标解读
		理论	VTE随诊随访与健康管理指南解读
		实践	参与专科患教活动
		实践	参与介入手术及住院患者出院后的专科电话回访
		实践	实践体会交流、征集意见及建议
		实践	结业考核

四、消化系统疾病专科进修、规培、轮岗护士临床护理教学路径指引

（一）消化性疾病专业进修、规培、轮岗护士教学路径单

姓名：　　　　　　　　　　入科时间：　　　　　　　　　　出科时间：

培训时间	培训周目标	培训类型	培训路径内容
第1周	1. 熟悉科室环境、各项规章制度 2. 熟悉本科岗位职责及各班工作流程 3. 了解内镜的基本构造、清洗消毒工作流程及清洗消毒规范 4. 了解内镜室生物学监测和正确持镜方法	入科介绍	消化内科病区、门诊及内镜中心、生物制剂输注室的环境布局，仪器设备和药品放置位置，带教老师和科室人员介绍
		制度	消化内科病区、内镜中心及门诊的岗位职责、工作流程及科室规章制度
		理论	内镜清洗消毒工作流程，内镜清洗消毒规范
		理论	内镜的基本构造及用途
		理论	科内常用药物的药理作用及使用要点
		理论	急诊内镜出诊箱的用物准备
		操作	正确持镜操作技术
		操作	内镜生物学监测技术
		应急演练	消化内科、内镜室窒息的应急演练
第2周	1. 掌握科室常见疾病护理诊断 2. 掌握专科护理文书PIO格式书写要求 3. 了解上消化道异物取出术的操作流程 4. 了解科室床位预约制度	理论	消化系统常见疾病护理诊断
		制度	消化内科床位预约管理制度
		理论	消化内科三测单、护理记录单、各项量表的评估及护理病历的书写
		操作	上消化道异物取出术的护理配合技术
		实践	规培生小讲课（带教老师根据《内科护理学》第4章消化系统疾病护理指定内容）

续表

培训时间	培训周目标	培训类型	培训路径内容
第3周	1. 掌握科室常见疾病的护理常规 2. 了解幽门螺杆菌四联疗法及消化系统癌症患者的人文关怀与人文护理 3. 了解科室特殊检查的护理 4. 了解科室内镜的结构及使用注意事项	理论	急慢性胃炎、胃癌、消化性溃疡患者的护理
		理论	幽门螺杆菌四联疗法的临床应用原则与不良反应观察
		理论	消化系统癌症患者的人文关怀与人文护理
		理论	胃镜、肠镜检查临床护理路径
		理论	泻药用法及注意事项
		理论	C13、C14 检查临床护理路径
		理论	内镜中心所有内镜主机及内镜型号的使用方法和故障排除
		操作	C13、C14 尿素呼吸试验技术
		操作	内镜的插拔操作技术
		操作	胃肠减压术
		应急演练	消化内镜室低血糖应急演练
第4周	1 掌握科室常见疾病的护理常规 2. 掌握输血相关知识输血不良反应的应急处理流程 3. 熟悉本科室高危药品的管理流程 4. 熟悉科室专科操作	理论	肠结核和结核性腹膜炎患者的护理
		理论	常用抗结核药的用药护理及注意事项
		理论	科室高危药品的管理流程
		制度	输血相关制度
		制度	输血法律法规
		理论	血液的储存及输血不良反应相关知识
		理论	移动护理用血操作流程
		应急演练	患者发生输血不良反应的应急演练
		操作	腹内压的测量技术
第5周	1. 掌握本科各项护理风险评估与风险预防的措施 2. 熟悉本科室胃肠息肉切除术前、术后护理 3. 了解各中心静脉导管的维护、操作及注意事项 4. 了解科室胃肠镜检查的护理配合	理论	各项护理风险评估与风险预防措施
		理论	消化内科内镜下胃息肉、肠息肉切除术的术前、术后护理
		理论	血管内导管相关血流感染的预防与控制
		理论	动静脉置管封管注意事项
		理论	输液港连接操作警示清单
		理论	输液港、CVC、PICC 使用注意事项
		操作	中心静脉导管维护操作技术
		操作	胃镜检查的护理配合技术
		操作	肠镜检查的护理配合技术

续表

培训时间	培训周目标	培训类型	培训路径内容
第6周	1. 掌握科室肠内营养的相关知识及输注技术 2. 掌握炎症性肠病患者的护理及患者大小便标本的留取注意事项 3. 掌握各类生物制剂的配制及输注注意事项 4. 了解肠造口护理技术	理论	肠内营养相关知识
		理论	炎症性肠病患者的护理
		理论	炎症性肠病患者的饮食宣教
		操作	粪便血红蛋白 / 钙卫蛋白采样操作技术
		实践	1 例炎症性肠病患者的护理查房
		操作	各类生物制剂的配制技术及输注注意事项
		操作	肠内营养输注技术
		操作	肠造口护理技术
第7周	1. 掌握科室常见疾病的护理常规 2. 掌握危急值管理及专科实验室检查项目指标意义 3. 熟悉学习内镜附件（活检钳、异物钳）的使用方法 4. 了解病理标本的处理流程	理论	肝硬化、肝性脑病患者的护理
		制度	危急值管理制度
		理论	科室常见危急值阳性体征及处理措施
		理论	危急值处理及 PIO 护理记录的书写
		理论	异物钳的构造
		理论	活检钳的构造
		理论	病理标本的正确处理流程
		操作	活检钳的使用操作技术
		操作	异物钳的使用操作技术
		实践	1 例肝性脑病患者的疑难病例讨论
第8周	1. 掌握科室常见疾病的护理常规 2. 掌握科室各引流管的护理 3. 掌握科室非计划性拔管的应急处理流程 4. 掌握科室专科操作	理论	急性胰腺炎患者的护理
		理论	各种引流管道（胃肠减压管、尿管、腹腔引流管、T 管、PTCD 管）的观察、固定及护理
		理论	更换胸腔、腹腔引流袋操作流程
		操作	更换胸腔、腹腔引流袋操作技术
		理论	胃肠减压管、尿管非计划性拔管风险防范
		应急演练	胃肠减压管、尿管非计划性拔管的应急演练
		实践	1 例急性胰腺炎患者的查房
		操作	大量不保留灌肠术
		操作	鼻肠管盲插置管技术

续表

培训时间	培训周目标	培训类型	培训路径内容
第9周	1. 掌握上消化道出血患者的护理 2. 了解食管胃底静脉曲张的内镜诊治相关知识 3. 了解三腔二囊管的构造及使用注意事项 4. 了解科室新业务的护理配合	理论	上消化道出血患者的护理
		理论	食管胃底静脉曲张破裂出血内镜诊治相关知识
		理论	三腔二囊管止血法
		操作	三腔二囊管置管术
		操作	超声引导下食管胃底静脉曲张弹簧圈植入术的护理配合技术
		应急演练	内镜下治疗时消化道大出血应急演练
		实践	1 例上消化道大出血患者的护理查房
第10周	1. 熟悉内镜设备故障应急演练 2. 了解科室专科手术的护理配合 3. 了解科室无痛胃肠镜的护理配合	操作	无痛内镜检查的护理配合技术
		操作	小肠镜检查的护理配合技术
		操作	胶囊内镜检查的护理配合技术
		操作	经内镜逆行胰胆管造影术（ERCP）的护理配合技术
		应急演练	内镜设备故障应急演练
第11周	1. 熟悉辅助性消化内镜治疗的护理配合 2. 了解消化道运动功能检测	操作	胰胆管结石体外震波碎石术的护理配合
		操作	经皮经肝穿刺胆汁外引流术的护理配合
		操作	肝动脉化疗栓塞术的护理配合
		操作	食管压力测定
		操作	24h 食管 pH 监测
		操作	肛门 – 直肠测压
第12周	1. 了解消化系统专科疾病微创治疗的护理新共识、新进展 2. 了解科室新业务、新技术的护理配合	理论	消化系统专科疾病微创治疗的护理新共识、新进展
		操作	双气囊小肠镜下治疗的护理配合技术
		操作	超声引导下细针抽吸活检术的护理配合技术
		操作	超声引导下胰腺假性囊肿引流术的护理配合技术
		操作	内镜下黏膜切除术（EMR）的护理配合技术
		操作	内镜黏膜下剥离术（ESD）的护理配合技术
		操作	内镜下黏膜隧道肿瘤切除术（STAR）的护理配合技术
		操作	经口内镜下食管括约肌切断术（POEM）的护理配合技术
		实践	实践体会交流、征集意见及建议
		实践	结业考核

（二）胃肠疾病专业进修、规培、轮岗护士教学路径单

姓名：　　　　　　　　　入科时间：　　　　　　　　　出科时间：

培训时间	培训周目标	培训类型	培训路径内容
第1周	1. 掌握本科高风险操作与用药 2. 掌握胃肠道手术患者的转运及交接规范 3. 熟悉胃肠外科科室环境、各项规章制度及规范 4. 了解胃肠外科岗位职责及工作流程 5. 了解胃肠外科体腔热灌注治疗室的消毒隔离制度	入科介绍	胃肠外科病区、体腔热灌注治疗室、造口门诊的环境布局，仪器设备和药品放置位置，带教老师和科室人员介绍
		制度	胃肠外科岗位职责和工作流程
		制度	胃肠外科交接班制度、人力资源制度及纪律要求
		制度	胃肠外科体腔热灌注治疗室消毒隔离管理规范及处置流程
		理论	胃肠外科护理专科指标
		理论	胃肠外科高风险操作及用药
		操作	胃肠外科手术患者的转运及交接流程
第2周	1. 掌握胃肠外科护理文书的书写及各种专科管道的护理 2. 熟悉人文关怀与人文护理 3. 熟悉胃肠外科常见仪器的使用并知晓其故障的处理 4. 了解胃肠外科出入院流程	理论	胃肠外科患者出、入院流程，常见阳性体征护理文书书写
		理论	胃肠外科患者的护理评估、常见症状及体征的护理
		理论	胃肠外科肿瘤患者的人文关怀与人文护理
		理论	三腔胃管、肛管的观察、固定及护理
		操作	肠内营养泵的使用及故障的处理方法
第3周	1. 掌握科室肠内营养管路的使用及管理 2. 熟悉专科常见标本采集技术 3. 了解胃肠镜检查的注意事项	理论	鼻肠管鼻饲并发症的监测与管理
		理论	空肠营养管的适应证与治疗原则
		理论	胃肠镜检查术前肠道准备的指导
		理论	胃肠镜检查术后症状、体征的观察及饮食指导
		操作	大便标本采集
		操作	鼻肠管置管术
第4周	1. 掌握口服清洁肠道的药物方法 2. 熟悉各种灌肠的操作技术及注意事项 3. 了解胃肠外科术后常用的药理作用及观察要点	理论	口服缓泻药聚乙二醇电解质散的用法及注意事项
		理论	抑制胃酸分泌药的使用：如雷利替丁
		理论	促进肠蠕动药的使用：如新斯的明
		理论	中枢性强效镇痛药的使用：如曲马朵
		理论	止血药的使用：如生长抑素
		操作	大量不保留灌肠
		操作	保留灌肠
		操作	经造口灌肠

续表

培训时间	培训周目标	培训类型	培训路径内容
第5周	1. 掌握腹股沟疝围手术期的观察和护理要点 2. 熟悉腹股沟疝术后饮食护理 3. 了解更换负压、腹腔引流袋方法	理论	腹腔镜腹股沟疝患者围手术期的护理评估及病情观察
		理论	腹股沟疝术后腹内压增高的识别、预防及紧急处置
		理论	腹股沟疝患者术后的饮食及生活指导
		操作	留置导尿
		操作	更换负压、腹腔引流袋
第6周	1. 掌握阑尾炎的分类及临床症状 2. 掌握急性阑尾炎围手术期的观察和护理要点 3. 熟悉急性阑尾炎术后并发症 4. 了解更换腹腔引流袋的方法	理论	阑尾炎的分类及临床症状
		理论	急性阑尾炎围手术期的护理评估及病情观察
		理论	急性阑尾炎患者术后并发症的观察与处理
		操作	更换腹腔引流袋
第7周	1. 掌握胃肠道术后常见并发症的识别、预防及紧急处置 2. 掌握 CVC、PORT、PICC 及中长线导管维护技术及健康指导 3. 熟悉胃肠外科护理新业务、新技术 4. 了解 PORT 置管技术	理论	胃术后出血的识别、预防及紧急处置
		理论	胃术后电解质紊乱的观察及护理
		理论	大肠癌术后吻合口瘘识别、预防及紧急处置
		理论	大肠癌术后造口的观察及护理
		操作	植入式静脉输液港（PORT）操作步骤
		操作	中长线导管置管术
		理论	PORT 及中长线导管置管前后的健康指导
		操作	CVC 维护技术规范
		操作	PICC 维护技术规范
		操作	PORT 维护技术规范
		操作	中长线导管维护技术规范
		实践	新护士小讲课（带教老师根据《外科护理学》第 6 版第 25 章至第 31 章指定内容）
第8周	1. 掌握术前造口定位，术后更换造口，造口袋的分类与选择 2. 熟悉专科仪器设备的使用 3. 了解术后功能锻炼和伤口的管理	理论	肠造口定位的部位选择及方法
		理论	造口及周围皮肤常见并发症的观察与护理
		理论	肠造口患者粪水性皮炎的管理模式与个案护理
		实践	肠造口患者健康教育的临床实践与实施
		操作	更换造口袋操作技术及造口袋的分类与选择
		操作	呼吸功能治疗仪行呼吸功能锻炼
		操作	激光治疗仪的操作技术
		应急演练	患者发生消化道出血的应急演练

续表

培训时间	培训周目标	培训类型	培训路径内容
第9周	1. 掌握失禁性皮炎与压疮敷料的选择应用 2. 掌握危重患者约束技术 3. 熟悉胃肠道术后营养支持 4. 熟悉危重患者术后并发症的观察及处理 5. 了解疑难危重患者护理风险和营养支持	理论	失禁性皮炎与压疮敷料的选择应用
		理论	营养支持技术及动态评分标准
		理论	经鼻肠管营养输注治疗规范
		实践	1 例消化道穿孔术后合并肺部感染患者的疑难病例讨论
		实践	完成 1 例胃癌患者的叙事护理
		操作	胃术后躁动患者的约束技术
		操作	中心静脉压（CVP）的测量
第10周	1. 掌握患者突发病情变化的抢救团队配合 2. 熟悉急救药品的使用及注意事项 3. 了解疑难危重患者 SBAR 交班及护理风险评估	理论	急救药品的使用及注意事项
		理论	疑难危重患者 SBAR 交班及护理风险评估
		操作	胃肠外科疾病急危重症患者抢救团队配合
		实践	1 例结肠术后吻合口瘘患者的护理查房
		应急演练	消化道大出血的应急演练
第11周	1. 掌握化疗药物外渗的预防及紧急处置 2. 掌握化疗药物及靶向药物的配制 3. 熟悉化疗药物不良反应的预防及护理 4. 了解胃肠道肿瘤新辅助化疗相关知识	理论	常用化疗药的应用规范及配伍禁忌
		理论	化疗后外周神经毒性反应的预防及护理
		理论	化疗患者胃肠道反应的预防及护理
		理论	胃癌新辅助化疗相关知识
		理论	结直肠癌新辅助化疗相关知识
		操作	化疗药物及靶向药物的配制技术
		应急演练	化疗药物外渗的应急演练
第12周	1. 掌握中长线静脉导管临床应用专家共识 2. 掌握机器人胃癌手术中国专家共识 3. 熟悉新业务、新技术腹腔热灌注治疗 4. 了解互联网+伤口、造口上门服务的行动	理论	中长线静脉道导管临床应用专家共识
		理论	机器人胃癌手术中国专家共识
		理论	肿瘤减灭术 + 腹腔热灌注化疗技术
		实践	中长线导管工作坊（指导完成 1 例置管）
		实践	参与为出院患者行造口延伸服务
		实践	实践体会交流、征集意见及建议
		实践	结业考核

（三）肝胆胰疾病专业进修、规培、轮岗护士教学路径单

姓名：　　　　　　　　入科时间：　　　　　　　　出科时间：

培训时间	培训周目标	培训类型	培训路径内容
第1周	1. 掌握各岗位职责及各班工作流程 2. 熟悉肝胆胰科室环境及各项规章制度 3. 熟悉肝胆胰外科常用药物的药理作用及使用要点 4. 了解肝胆胰解剖学 5. 了解日间手术就诊流程与管理	入科介绍	肝胆胰外科病房、胆道镜室、肝功能储备检查室的环境布局，仪器设备和药品放置位置，带教老师和科室人员介绍
第1周		制度	学习肝胆胰外科责班、值班、责早班、早责班、消毒班、主班各班职责及工作流程
第1周		理论	胆囊结石、胆管结石、肝血管瘤疾病护理路径
第1周		理论	止血药、抗凝剂等药理作用及配伍禁忌
第1周		制度	常见危急值反馈书写规范、科室纪律要求，进修、规培、轮岗护士岗位职责
第1周		制度	肝胆胰外科日间手术就诊流程与管理制度
第2周	1. 掌握新入院患者的收治流程，健康宣教 2. 掌握各种标本采集技术 3. 熟悉人文关怀与人文护理 4. 了解肝胆胰外科部分专科操作	理论	肝胆胰外科患者出入院护理
第2周		理论	肝胆胰外科患者的人文关怀与人文护理
第2周		理论	肝胆胰外科高风险患者的护理评估
第2周		理论	肝胆胰外科常见阳性体征的预判及处理
第2周		操作	血培养标本采集技术
第2周		操作	微波治疗的操作技术及注意事项
第2周		操作	胰腺术后患者留取腹腔穿刺引流液的操作技术
第2周		操作	胃肠减压技术
第2周		实践	规培生小讲课（带教老师根据《普通外科护理学》指定内容）
第3周	1. 掌握护理文书的书写及各种管道的护理 2. 熟悉科室常见仪器的使用并知晓其故障的处理，并能用以指导实践工作	理论	熟悉肝胆胰外科新入院患者、出院患者流程，肝胆胰外科常见阳性体征护理文书书写
第3周		理论	留置胃管、尿管、鼻胆管、腹腔引流管的观察、固定及护理
第3周		操作	体外振动排痰机的使用技术及日常维护
第3周		操作	微波治疗的操作技术及注意事项
第3周		操作	使用压力传感器连接心电监护模块测量中心静脉压的操作技术
第4周	1. 掌握肝功能储备仪的操作流程 2. 熟悉专科实验室检查项目指标意义 3. 熟悉深静脉置管的护理及血栓预防要点 4. 了解肝胆胰外科常见输液通路及导管维护	理论	肝功能储备仪使用时患者准备、导线连接、基本参数设置、日常保养、故障排查等
第4周		制度	肝胆胰专科实验室检查结果解读、危急值管理制度
第4周		操作	PORT 输液港维护技术
第4周		操作	PICC 导管日常维护技术
第4周		操作	中长导管日常维护技术
第4周		操作	中心静脉导管维护技术

续表

培训时间	培训周目标	培训类型	培训路径内容
第5周	1. 掌握肝胆胰外科常见微创手术围手术期护理 2. 熟悉腹腔镜相关手术的术前准备及术后护理	理论	TACE 介入治疗的术前、术后健康宣教
		理论	ERCP 的护理
		理论	腹腔镜胆囊切除术的护理
		理论	腹腔镜肝部分切除术的护理
		操作	脐部清洁操作技术
		理论	肝胆胰外科围手术期气道管理及营养管理
		理论	腹腔镜术后疼痛的预防及护理
第6周	1. 掌握压力性损伤患者的护理 2. 熟悉病区物品与药品管理 3. 了解皮肤损伤换药技术	理论	压力性损伤的不同分期
		理论	减压工具的正确使用
		理论	病区伤口换药物品与药品管理
		操作	压力性损伤换药技术
		理论	压力性损伤患者的护理
第7周	1. 掌握科室常见危重及疑难病情患者的病情观察、评估 2. 熟悉危重患者的规范约束技术 3. 了解上消化道出血止血相关工具的利与弊	理论	常见危重患者的护理（肝癌破裂出血、脾破裂出血、感染性休克、肝昏迷、肝脓肿等）
		应急预案	肝部分切除术后患者突发房颤的应急预案
		操作	肝胆胰术后谵妄患者规范约束技术
		理论	肝胆胰外科肝脓肿患者的病情观察及护理
		理论	急性胰腺炎患者的护理
		理论	肝脾破裂出血患者的护理
		理论	三腔二囊管在上消化道出血治疗中的利与弊
第8周	1. 掌握肝胆胰外科化疗及靶向药物外渗的预防及紧急处理 2. 掌握化疗及靶向药物的配制 3. 熟悉化疗及靶向药物不良反应的预防及护理 4. 了解肝胆胰外科常见化疗及靶向药药理知识	理论	肝胆胰外科常用化疗药的应用规范及配伍禁忌
		理论	肝胆胰外科肝肿瘤介入术后患者胃肠道反应的预防及护理
		理论	肝胆胰外科肝肿瘤介入术后患者肝区疼痛的预防及护理
		操作	化疗及靶向药物的配制技术
		理论	丽伐珠单抗、PD-1 药理知识
		应急演练	发生氟尿嘧啶外渗的应急演练
第9周	1. 掌握疑难危重患者护理风险和营养支持 2. 熟悉危重患者术后并发症的观察及处理	理论	疑难危重患者 SBAR 交班及护理风险讨论
		理论	营养支持技术及动态评分标准
		理论	经鼻肠管营养输注治疗规范
		理论	肝癌破裂出血患者的紧急救治
		理论	预防术后深静脉血栓形成及处理
		应急演练	病区发生 1 例消化道大出血患者的应急演练

续表

培训时间	培训周目标	培训类型	培训路径内容
第10周	1. 掌握科室常见危重患者的抢救配合 2. 熟悉急救室、急救车布局	制度	急救室、急救车的管理制度
		理论	急救药品的药理相关知识
		操作	肝胆胰疾病急危重症患者抢救团队配合技术
		应急演练	胰十二指肠切除患者术后突发房颤的应急演练
第11周	1. 掌握肝移植的护理 2. 熟悉肝移植的指征、适应证、并发症 3. 了解 ERAS 快速康复在肝胆胰外科的应用及进展	理论	ERAS 快速康复在肝胆胰外科的应用
		制度	ERAS 快速康复项目管理制度
		理论	腹腔镜下胆囊切除术快速康复实施方案
		理论	肝移植的指征、适应证、并发症
		理论	同种异体原位肝移植
		理论	肝移植患者术后饮食指导
		实践	1 例肝移植患者的护理查房
		理论	肝移植术后患者出院健康教育
第12周	1. 熟悉肝胆胰外科疾病新技术新共识、新进展 2. 了解胆道镜技术及并发症的预防	理论	PTOBF（经皮肝 I 期胆道造口）治疗胆管结石的新进展
		理论	PTCS（经皮经肝胆道镜）技术及新进展
		操作	硬质胆道镜取石实操技术
		实践	实践体会交流、征集意见及建议
		实践	结业考核

（四）感染性疾病专业进修、规培、轮岗护士教学路径单

姓名：　　　　　　　　　　　入科时间：　　　　　　　　　　　出科时间：

培训时间	培训周目标	培训类型	培训路径内容
第1周	1. 掌握传染病概念、流行病学特征、预防措施 2. 掌握传染病法律依据、传染病分类及管理 3. 掌握医务人员职业暴露预防与处理流程 4. 熟悉各班岗位职责及工作流程 5. 了解传染病病区、发热门诊布局及设施	入科介绍	感染性疾病科病房及发热门诊、肠道门诊、感染性疾病科门诊、人工肝室的环境布局，感染性疾病科三区两通道介绍，仪器设备和药品放置位置，带教老师和科室人员介绍
		制度	科室工作流程及岗位职责
		理论	传染病概述
		理论	传染病的流行过程及影响因素
		制度	卫生法规、传染病防治法
		制度	分级防护的标准和要求、标准预防、防护用品管理规范、呼吸咳嗽礼仪、手卫生、医疗废物管理规范及处置流程、职业暴露的预防与处理流程

续表

培训时间	培训周目标	培训类型	培训路径内容
第2周	1. 掌握个人防护用品穿脱技术 2. 熟悉传染病患者的人文关怀与人文护理 3. 了解发热门诊就诊流程	理论	发热门诊就诊流程与管理
		理论	传染病患者出入院护理
		理论	病毒性肝炎患者出院访视的延续性护理
		理论	传染病患者的人文关怀与人文护理
		操作	个人防护用品如外科口罩、防护口罩、外科手套、一次性隔离衣、防护服、护目镜、面屏、帽子、鞋套等穿脱
第3周	1. 掌握流感、禽流感、新型冠状病毒感染及细菌性肠道性疾病的护理 2. 熟悉传染病常见症状及护理 3. 了解 ECMO 操作技术	理论	流感、禽流感与新型冠状病毒感染的护理
		理论	细菌性肠道性疾病伤寒与副伤寒、细菌感染性腹泻的护理
		理论	传染病患者常见症状、体征的护理
		操作	鼻、咽、肛拭子采集技术
		操作	ECMO 在危重症新冠肺炎患者操作中的护理配合技术
		实践	小讲课（带教老师根据《传染病护理学》指定内容）
第4周	1. 掌握病毒性肝炎的护理 2. 掌握传染病暴发的护理应急处理 3. 熟悉破伤风患者的观察及护理要点 4. 了解科内常用抗菌药物的药理作用及使用要点	理论	病毒性肝炎的护理
		理论	破伤风患者的护理
		理论	抗菌药物的临床应用原则与观察要点
		操作	更换胸腔、腹腔引流袋操作技术
		操作	俯卧位通气操作技术
		应急演练	传染病暴发的应急演练
第5周	1. 掌握常见出疹性疾病、菌血症、败血症、脓毒血症的护理 2. 掌握各种血标本采集技术 3. 熟悉传染病患者各项护理风险评估与风险预防	理论	传染病患者各项护理风险评估与风险预防
		理论	常见出疹性疾病如麻疹、水痘、手足口、带状疱疹的护理
		理论	菌血症、败血症、脓毒血症的护理
		理论	传染病患者病历的书写要求
		操作	血培养标本采集技术
		操作	动脉血、血气分析采集技术
		应急演练	职业暴露的应急演练
第6周	1. 掌握科室常见危重患者的护理 2. 掌握传染病疾病预防及健康教育 3. 了解专科实验室检查项目指标意义	理论	肝性脑病、消化道出血、感染性休克、流行性出血热危重患者的护理
		理论	传染病专科实验室检查结果解读、危急值管理制度
		理论	传染病健康教育的临床实践与实施
		操作	肝昏迷患者约束技术
		应急演练	消化道大出血应急演练

续表

培训时间	培训周目标	培训类型	培训路径内容
第7周	1. 掌握传染病病房感染预防与控制的原则与方法 2. 熟悉疟疾、登革热、狂犬病的传播途径，隔离措施 3. 了解最新版消毒隔离技术规范	理论	传染病病房院内感染的预防与管理
		理论	疟疾、登革热、狂犬病的护理
		理论	消毒隔离技术规范在传染病病房的实践与应用
		操作	冷疗操作技术
		实践	1 例间日疟患者的疑难病例讨论
第8周	1. 掌握肝衰竭、发热伴血小板减少综合征、传染性单核细胞增多症的护理 2. 熟悉 TACE 术患者术后常见并发症观察与护理	理论	肝衰竭患者的护理
		理论	发热伴血小板减少综合征、传染性单核细胞增多症的护理
		理论	TACE 术患者观察与护理
		操作	肝硬化腹水患者腹带的使用技术与观察要点
		实践	1 例急性肝衰竭患者的护理查房
第9周	1. 掌握传染病常见消毒方法与终末消毒流程 2. 熟悉多重耐药菌种类、隔离方式、防护措施、终末消毒 3. 了解多重耐药菌感染患者的管理流程	理论	多重耐药菌感染的诊治与预防
		理论	多重耐药菌感染患者的管理
		理论	传染病病房日常消毒隔离、终末消毒
		操作	常用物品消毒方法、消毒液配制技术及使用方法
		操作	床单位消毒机、空气消毒机操作技术
第10周	1. 掌握疑难危重患者 SBAR 交班 2. 熟悉呼吸机、高流量氧疗仪的临床使用方法 3. 了解传染病专科疾病新专家共识与新进展	理论	专科疾病新专家共识及新进展
		理论	疑难危重患者 SBAR 交班及护理风险讨论
		操作	有创及无创呼吸机操作技术
		操作	高流量氧疗仪的操作技术
		实践	1 例脓毒血症患者的护理查房
第11周	1.掌握机械通气及人工气道、气管插管患者口腔护理 2. 熟悉疑难危重患者护理风险和营养支持 3. 了解传染病患者的尸体料理方法	理论	危重症传染病救治与护理新进展
		理论	危重患者营养支持技术
		操作	机械通气及人工气道护理技术
		操作	气管插管口腔护理技术
		操作	传染病患者的尸体料理操作流程
第12周	1. 掌握中心静脉导管的观察与维护技术 2. 熟悉深静脉置管的护理及血栓预防要点 3. 了解人工肝各种治疗模式及临床适应证、禁忌证以及并发症	理论	人工肝技术临床应用
		理论	人工肝置管患者血栓预防措施及健康指导
		操作	中心静脉导管维护技术
		实践	实践体会交流、征集意见及建议
		实践	结业考核

（五）中医肛肠疾病专业进修、规培、轮岗护士教学路径单

姓名：　　　　　　　　　入科时间：　　　　　　　　出科时间：

培训时间	培训周目标	培训类型	培训路径内容
第1周	1. 熟悉中医肛肠科病区布局及设施 2. 掌握结肠、直肠、肛管的解剖和常见疾病的基本特征 3. 掌握科室所有班次岗位职责和工作流程 4. 掌握科室药品管理制度	入科介绍	中医肛肠科病房、换药室、门诊诊室的环境布局，仪器设备和药品放置位置，带教老师和科室人员介绍
		理论	结肠、直肠、肛管的解剖和生理特点
		制度	各班次岗位职责和工作流程学习
		制度	科室药品管理制度
		操作	中药熏洗、中药坐浴技术
第2周	1. 掌握肛周脓肿、肛瘘、肛裂的护理评估、常见症状及体征的护理 2. 掌握肛周脓肿、肛裂、肛瘘患者手术护理文书 3. 熟悉各种专科标本采集技术 4. 了解肛肠科患者的人文关怀与人文护理	理论	肛周脓肿、肛裂、肛瘘患者的护理评估
		理论	肛周脓肿、肛裂、肛瘘患者常见症状及体征的护理
		理论	肛周脓肿、肛裂、肛瘘患者术后观察要点
		理论	肛周脓肿、肛裂、肛瘘术前、术后护理记录
		理论	肛肠科患者的人文关怀与人文护理
		理论	大肠和肛管疾病患者的护理
		操作	大小便标本采集技术
第3周	1. 掌握痔疮的护理评估、常见症状及体征的护理 2. 掌握痔疮患者手术的护理文书 3. 熟悉吴茱萸热熨烫伤的应急处理	理论	痔疮患者的护理常规
		理论	痔疮患者常见症状及体征的护理
		理论	痔疮术后护理观察要点
		理论	痔疮术前、术后护理记录的书写
		操作	吴茱萸热熨技术
		应急演练	吴茱萸热熨烫伤的应急演练
		实践	1 例坏死性筋膜炎的疑难病例讨论
第4周	1. 掌握直肠息肉的护理评估、常见症状及体征的护理 2. 掌握肠息肉切除后护理 3. 熟悉肠息肉切除后的护理文书书写	理论	结直肠息肉患者的护理常规
		理论	结直肠息肉患者常见症状及体征的护理
		理论	结直肠息肉切除后护理观察要点
		理论	结直肠息肉切除后记录的书写
		理论	微波治疗仪的工作原理及适用范围
		操作	微波治疗仪使用及维护技术
		实践	1 例直肠息肉患者的护理查房
		应急演练	痔疮大出血的应急演练

续表

培训时间	培训周目标	培训类型	培训路径内容
第5周	1. 掌握肠易激综合征、肠炎的护理常规、常见症状及体征的护理 2. 熟悉肠易激综合征、肠炎的护理文书书写	理论	肠易激综合征、肠炎患者的护理
		理论	肠易激综合征、肠炎患者的护理观察要点
		理论	肠易激综合征、肠炎患者护理记录的书写
		理论	掌握药品位置及配制技巧
		理论	掌握不同药物的配伍禁忌及药物的不良反应
		理论	掌握科室高警示药品及注意事项
		操作	老师讲课（《中医护理学》教材第 4 章：经络腧穴基本知识）
		操作	揿针穴位治疗技术
第6周	1. 掌握尿潴留、便秘、腹泻的护理评估、常见症状及体征的护理 2. 掌握大便、小便相关的护理技术 3. 熟悉患者大小便相关的护理文书书写	理论	尿潴留的护理
		理论	便秘的护理
		理论	腹泻的护理
		理论	患者大小便相关的护理文书书写
		理论	尿管的维护及护理观察要点
		操作	导尿操作技术
		操作	各种灌肠技术
		操作	人工辅助通便技术
第7周	1. 掌握治疗室各种仪器的使用 2. 掌握治疗室的 7s 管理规范 3. 掌握伤口换药技术 4. 熟悉低血糖的注意事项	理论	治疗室站灯、无影灯及空气消毒机的使用
		理论	治疗室 7s 管理规范
		理论	低血糖注意事项及处理原则
		操作	肛肠术后伤口换药技术
		实践	小讲课（2020 年 AHA 心肺复苏指南）
		应急演练	患者突发低血糖的应急演练
第8周	1. 掌握肠炎的护理常规、护理评估、常见症状及体征的护理 2. 掌握肠炎患者灌肠后护理观察要点 3. 掌握穴位贴敷操作 4. 熟悉灌肠后的护理文书书写及三测单的绘制 5. 了解耳穴压豆、耳尖放血、耳部按摩操作	理论	肠炎患者的护理常规
		理论	肠炎患者常见症状及体征的护理
		理论	肠炎患者灌肠后护理观察要点
		理论	肠炎患者灌肠后记录的书写及三测单的绘制
		操作	穴位贴敷治疗技术
		操作	耳穴压豆、耳尖放血、耳部按摩技术
		实践	小讲课（耳穴穴位）
		实践	1 例肠炎患者的护理查房

续表

培训时间	培训周目标	培训类型	培训路径内容
第9周	1. 掌握肠息肉切除后大出血应急处理 2. 掌握经穴推拿技术 3. 熟悉肛肠治疗室感染及管理制度 4. 了解中医发展史 5. 了解阴阳学说 6. 了解五行学说	理论	中医发展简史及中医学基本特点
		理论	阴阳学说
		理论	五行学说
		制度	肛肠治疗室感染监测制度
		制度	肛肠治疗室管理制度
		操作	经穴推拿技术
		应急演练	肠息肉切除后大出血的应急演练
第10周	1. 掌握肠镜室管理制度 2. 掌握肠镜检查 3. 熟悉肠镜室肠镜仪器消毒 4. 了解肠镜室感染监测 5. 了解藏象学说、铜砭刮痧	理论	肠镜室肠镜仪器消毒
		制度	肠镜室感染监测制度
		制度	肠镜室管理制度
		理论	藏象学说
		操作	铜砭刮痧技术
		操作	肠镜室配合医生进行肠镜检查技术
第11周	1. 掌握电热砭石热熨技术 2. 了解望诊、问诊、辨证施护 3. 了解中医专科护理发展 4. 了解便秘的中医护理	理论	中医科专科护理发展
		理论	便秘的中医护理
		理论	望诊、问诊
		理论	辨证施护
		操作	电热砭石热熨技术
		实践	1 例便秘患者的中医护理查房
第12周	1. 掌握治疗室医护配合要点 2. 掌握金钱豹拔罐法 3. 熟悉发热的中医护理 4. 了解中医饮食、用药、情志护理	理论	发热的中医护理
		理论	中医饮食、用药、情志护理
		理论	治疗室配合医生换药、拆线、治疗
		操作	金钱豹拔罐技术
		实践	实践体会交流、征集意见及建议
		实践	结业考核

五、神经系统疾病进修、规培、轮岗护士临床护理教学路径指引

（一）神经内科疾病专业进修、规培、轮岗护士教学路径单

姓名：　　　　　　　　　　　入科时间：　　　　　　　　　　　出科时间：

培训时间	培训周目标	培训类型	培训路径内容
第1周	1. 掌握神经系统基本概念、常见病因，主要临床表现及特点 2. 掌握消防安全的相关要求 3. 熟悉卒中中心绿色通道布局、神经内科门诊、病区分布及神经电生理功能室的设施 4. 了解各班的岗位职责及工作流程	入科介绍	神经内科病房、治疗室、睡眠监测室、神经功能检查室的环境布局，仪器设备和药品放置位置，带教老师和科室人员介绍
		制度	各班岗位职责及工作流程
		理论	神经系统概念，神经系统疾病的常见病因和主要临床表现
		理论	神经系统的结构功能与疾病的关系
		操作	肌力的评估、瞳孔的观察、意识的评估
第2周	1. 掌握神经系统患者护理评估、常见症状及体征的护理 2. 熟悉常用仪器设备的操作技术 3. 了解各专科标本采集技术	理论	神经系统疾病患者出入院护理
		理论	神经系统疾病患者人文关怀及人文护理
		理论	神经系统疾病患者护理评估的重点
		理论	神经系统常见症状及体征的护理
		操作	无创颅内压监测分析仪
		操作	空气波压力治疗仪
		操作	动脉血标本采集技术
		实践	规培生小讲课（带教老师根据《内科护理学》第9章指定内容）
第3周	1. 掌握缺血性脑卒中患者的护理 2. 熟悉科内常用溶栓类药物的药理作用及使用要点 3. 了解脑血管疾病患者康复护理评估与指导	理论	短暂性脑缺血发作、脑梗死的护理
		理论	急性脑血管病的识别与救治
		理论	脑血管疾病的预防
		理论	溶栓类药物应用原则、观察要点及护理
		理论	运动、言语、吞咽、日常生活活动能力康复护理评估
		理论	脑栓塞患者软瘫期、痉挛期、恢复期、后遗症症期康复护理措施
		操作	偏瘫患者良肢位摆放
		实践	1例缺血性脑卒中患者的护理查房

续表

培训时间	培训周目标	培训类型	培训路径内容
第4周	1. 掌握出血性脑卒中患者的护理 2. 熟悉神经系统患者脱水治疗技术方法、流程及关键环节 3. 了解脑血管疾病患者康复护理评估与指导	理论	脑出血、蛛网膜下腔出血患者的护理
		理论	常用脱水药物、脱水治疗流程及护理监测
		理论	平衡、认知、感觉功能康复护理评估
		操作	步行训练及助行器的使用
		操作	坐位及坐位平衡训练
第5周	1. 掌握中枢系统感染疾病的护理 2. 熟悉意识障碍患者各项护理风险评估与风险预防 3. 熟悉经口气管插管患者的口腔护理操作流程 4. 了解腰椎穿刺术的医护配合	理论	意识障碍患者护理风险评估与风险预防
		理论	病毒性脑膜炎、结核性脑膜炎、化脓性脑膜炎的护理
		理论	腰椎穿刺术的医护配合
		操作	经口气管插管患者的口腔护理
第6周	1. 掌握发作性疾病患者的护理 2. 掌握转运途中突发病情变化发生的应急处理流程 3. 熟悉癫痫持续状态患者紧急处理 4. 了解抗癫痫药物的药理作用及使用要点	理论	癫痫、偏头痛患者的护理
		理论	抗癫痫药物的药理作用及使用要点
		理论	癫痫持续状态患者的紧急处理
		应急演练	转运途中突发病情变化发生的应急演练
		实践	1 例癫痫持续状态患者的疑难病例讨论
第7周	1. 掌握呼吸衰竭患者的风险评估与风险预防 2. 熟悉保护性约束技术操作流程 3. 了解专科实验室检查项目指标意义	理论	呼吸衰竭临床表现与护理常规
		操作	躁动患者保护性约束
		理论	脑脊液指标意义
第8周	1. 掌握脑疝护理应急处理 2. 掌握帕金森患者的护理 3. 熟悉神经系统患者误吸发生的因素及处理原则 4. 了解帕金森患者的康复护理指导	理论	帕金森患者的护理
		理论	熟悉神经系统患者误吸发生的因素及处理原则
		理论	帕金森患者的康复护理指导
		操作	帕金森患者下肢功能训练
		实践	1 例帕金森患者的护理查房
		应急演练	脑疝的应急演练

续表

培训时间	培训周目标	培训类型	培训路径内容
第9周	1. 掌握认知功能障碍患者的评估及护理 2. 熟悉科室认知障碍患者安全管理 3. 熟悉阿尔茨海默病康复护理措施 4. 了解认知功能康复护理评估	理论	阿尔茨海默病、血管性痴呆患者的护理
		理论	简易精神状态量表、蒙特利尔认知评估量表
		理论	认知功能障碍患者的安全护理措施
		理论	认知功能障碍康复护理评估
		操作	阿尔茨海默病记忆功能训练
		实践	参观神经内科记忆专科门诊
第10周	1. 掌握科室常见危重患者的病情观察、评估及抢救配合 2. 熟悉急救车布局、急救药品种类及使用方法 3. 熟悉突发病情变化的应急处理流程 4. 了解血浆置换技术 5. 了解急性酒精中毒、代谢性脑病患者	理论	急性酒精中毒、代谢性脑病患者的护理
		理论	血浆置换技术
		理论	重症肌无力危象的抢救流程及医护配合
		制度	神经内科急救药品、器械管理规范
		操作	血液净化技术
		应急演练	突发病情变化的应急演练
第11周	1. 掌握神经系统患者营养支持管理 2. 掌握神经系统患者饮食健康指导 3. 熟悉科内常见管路的护理 4. 熟悉气管插管意外脱管的应急处理流程 5. 了解中心静脉导管维护	理论	常见管路的护理常规
		理论	神经系统患者饮食健康指导与宣教
		理论	神经系统患者营养支持技术
		操作	中心静脉导管维护
		实践	1例代谢性脑病患者的护理查房
		应急演练	气管插管意外脱管的应急演练
第12周	1. 掌握功能障碍患者出院指导 2. 熟悉神经系统患者出院后延伸服务项目及流程等 3. 了解高压氧舱治疗的护理常规	理论	功能障碍患者出院指导
		理论	延伸服务（留置胃管、留置尿管的置管与更换）的执行流程
		理论	高压氧舱治疗的护理常规及注意事项
		实践	高压氧舱参观学习
		实践	实践体会交流、征集意见及建议
		实践	结业考核

（二）神经内科重症专业进修、规培、轮岗护士教学路径单

姓名：　　　　　　　　　　　　入科时间：　　　　　　　　　　　　出科时间：

培训时间	培训周目标	培训类型	培训路径内容
第1周	1. 掌握神经系统基本概念、常见病因，主要临床表现及特点 2. 熟悉卒中中心绿色通道布局、神经内科病区分布及神经电生理功能室的设施 3. 了解各班的岗位职责及工作流程 4. 了解消防安全的相关要求	入科介绍	经内科重症病房、隔离病房的环境布局，仪器设备和药品放置位置，带教老师和科室人员介绍，卒中中心绿色通道布局及救治流程
		理论	神经系统概念，神经系统疾病的常见病因和主要临床表现
		理论	神经系统的结构功能与疾病的关系
		制度	各班工作流程及岗位职责
		操作	肌力的评估、瞳孔的观察、意识的评估
第2周	1. 掌握神经系统患者护理评估、常见症状及体征的护理 2. 掌握神经系统疾病患者出入院护理流程 3. 掌握 SBAR 交接班流程 4. 熟悉专科仪器设备的操作技术 5. 了解各专科标本采集技术	理论	神经系统疾病患者出入院护理
		理论	神经系统疾病患者护理评估的重点
		制度	神经危重症患者 SBAR 交接班流程
		操作	无创颅内压监测分析仪
		操作	空气波压力治疗仪
		操作	动脉血采集技术
		实践	小讲课（带教老师根据《内科护理学》第9章指定内容）
第3周	1. 掌握神经系统常用诊疗技术及护理 2. 掌握神经系统常见症状及体征的护理 3. 熟悉危重症患者医护操作配合 4. 了解拜阿司匹林、氯吡格雷的药理作用及使用要点	理论	腰椎穿刺术、脑血管造影、脑血管介入治疗、脑室穿刺和穿刺引流术及护理
		理论	神经系统常见症状及体征的护理
		理论	拜阿司匹林、氯吡格雷的药理作用及使用要点
		操作	气管插管术的医护配合
		实践	1例急性脊髓炎患者的护理查房
第4周	1. 掌握呼吸机撤离技术、俯卧位通气的医护配合 2. 掌握呼吸机相关性肺炎的预防措施 3. 掌握人工气道患者的护理流程 4. 熟悉有创/无创呼吸机、高流量氧疗仪的使用 5. 熟悉神经内科重症监护病房仪器设备管理规范 6. 了解动脉血气项目指标意义	理论	呼吸机撤离技术的医护配合
		理论	呼吸机相关性肺炎的预防
		制度	神经内科重症监护病房仪器设备管理规范
		理论	呼吸机模式应用、参数设置、报警处理
		理论	呼吸机管路的管理
		理论	人工气道患者的护理
		理论	动脉血气分析的判读
		理论	俯卧位通气患者的医护配合及护理要点
		操作	高流量氧疗技术

续表

培训时间	培训周目标	培训类型	培训路径内容
第5周	1. 掌握脑血管疾病患者的护理 2. 熟悉神经系统患者脱水治疗技术方法、流程及关键环节 3. 熟悉溶栓类药物应用原则、观察要点及护理 4. 了解脑血管疾病患者早期康复护理评估与指导	理论	脑梗死、脑出血、蛛网膜下腔出血患者的护理
		理论	常用脱水药物、脱水治疗流程及护理监测
		理论	脑血管造影及介入治疗围手术期护理
		理论	溶栓类药物应用原则、观察要点及护理
		理论	脑血管疾病早期康复护理措施
		操作	阿替普酶的配制与静脉输注
第6周	1. 掌握重症肌无力的护理 2. 掌握重症肌无力危象的抢救流程及医护配合 3. 熟悉科室常见危急值临床意义及处理方案 4. 了解神经系统危重症患者营养支持管理 5. 了解中长线导管维护流程 6. 了解动脉血压监测操作流程	理论	重症肌无力患者的护理
		理论	重症肌无力危象的抢救流程及医护配合
		理论	危重症患者营养支持技术
		实践	1 例重症肌无力危象患者的疑难病例讨论
		操作	中长线导管维护
		理论	常见危急值临床意义及处理方案
		操作	动脉血压监测
第7周	1. 掌握脑疝发生的护理应急处理 2. 熟悉免疫球蛋白药理作用及使用的观察要点 3. 了解亚低温治疗的脑保护策略 4. 了解冰毯机的操作流程	理论	免疫球蛋白药理作用及使用的观察要点
		理论	免疫球蛋白冲击治疗的护理
		理论	亚低温脑保护专家共识新进展
		操作	冰毯机
		应急演练	脑疝的应急演练
第8周	1. 掌握危重症患者各种管路的置入指征、评估及维护要点 2. 熟悉患者转运时突发病情变化的应急演练 3. 了解隐球菌性脑膜炎的护理	理论	动脉穿刺置管的护理
		理论	PICC 的置管与护理
		理论	鼻空肠管的置管与护理
		理论	隐球菌性脑膜炎的护理
		操作	鼻空肠管置管
		应急演练	患者转运时突发病情变化的应急演练
第9周	1. 掌握神经系统疾病并发症的护理 2. 熟悉中心静脉压监测技术 3. 熟悉支气管镜吸引术的医护配合 4. 了解代谢性脑病护理	理论	低蛋白血症、失用综合征、腹内压增高、中心静脉导管相关性血流感染的护理
		理论	代谢性脑病护理
		理论	支气管镜吸引术的医护配合
		操作	中心静脉压监测
		实践	教学工作坊

续表

培训时间	培训周目标	培训类型	培训路径内容
第10周	1. 掌握癫痫持续状态患者护理及急救 2. 熟悉抗癫痫药物的药理作用及使用要点 3. 熟悉脑电图在癫痫持续状态中的应用及护理 4. 了解躁动患者保护性约束操作流程	理论	癫痫持续状态患者的护理及急救
		理论	脑电图在癫痫持续状态中的应用及护理
		理论	抗癫痫药物的药理作用及使用要点
		操作	躁动患者保护性约束
		实践	参观脑电图室
第11周	1. 掌握吉兰－巴雷综合征的护理 2. 掌握自主神经功能障碍患者的风险评估与风险预防 3. 熟悉患者转运途中突发病情变化应急演练 4. 了解神经系统危重症患者营养支持管理	理论	吉兰－巴雷综合征的护理
		理论	危重症患者营养支持技术
		理论	吉兰－巴雷综合征呼吸肌麻痹的抢救流程
		理论	自主神经功能障碍患者的风险评估与风险预防
		应急演练	患者转运途中突发病情变化应急演练
第12周	1. 掌握终末消毒流程 2. 熟悉神经系统患者出院后延伸服务项目及流程等 3. 熟悉多重耐药菌种类、隔离方式、防护措施、终末消毒等 4. 了解空气消毒机、床单位消毒机、紫外线灯使用方法 5. 了解特殊感染患者收治及管理流程	理论	延伸服务（留置胃管、留置尿管的置管与更换）的执行流程
		理论	消毒液的配制
		理论	多重耐药菌种类、隔离方式、防护措施、终末消毒
		理论	特殊感染患者收治及管理流程
		操作	空气消毒机、床单位消毒机、紫外线灯
		实践	实践体会交流、征集意见及建议
		实践	结业考核

（三）神经外科专业进修、规培、轮岗护士教学路径单

姓名：　　　　　　　　　　入科时间：　　　　　　　　　　出科时间：

培训时间	培训周目标	培训类型	培训路径内容
第1周	1. 掌握 GCS 的评估、瞳孔的观察 2. 熟悉科室环境、各项规章制度，熟悉本科岗位职责及各班工作流程 3. 了解本科各种管道的观察、固定及护理	入科介绍	神经外科病房、换药室的环境布局，仪器设备和药品放置位置，带教老师和科室人员介绍
		制度	科室各项规章制度、工作流程及岗位职责
		理论	胃肠减压管、空肠营养管、头部引流管、腰大池引流管、尿管、气管插管的观察、固定及护理
		操作	瞳孔的观察
		操作	GCS 的评估

续表

培训时间	培训周目标	培训类型	培训路径内容
第2周	1. 掌握脑外伤护理、脑膜瘤，患者围手术期的护理要点 2. 掌握科室常见仪器的使用 3. 熟悉恶性肿瘤人文关怀与心理护理 4. 熟悉专科护理文书的书写规范 5. 了解人工气道的护理 6. 了解患者出入院流程	理论	患者出入院流程及围手术期护理文书
		理论	恶性肿瘤患者的人文关怀与心理护理
		理论	脑外伤患者围手术期的护理评估及病情观察，患者出入院流程及围手术期护理文书
		理论	脑膜瘤患者围手术期的护理评估及病情观察
		理论	微量泵、营养泵、输液泵、有创呼吸机、电动吸痰器的使用
		操作	气管切开护理
		实践	护生小讲课（带教老师根据《外科护理学》第13章、14章、15章的指定内容）
第3周	1. 掌握脑外伤术后常见并发症的识别、预防及紧急处置 2. 掌握颅内压增高管理策略 3. 熟悉人工气道（气管插/套管）的口腔护理 4. 熟悉ICP的监测与护理 5. 了解神经外科重症患者院内转运途中发生病情变化的应急预案 6. 了解中心静脉导管维护	理论	脑外伤术后出血的识别、预防及紧急处置
		理论	颅内压增高管理策略
		理论	ICP的监测与护理
		操作	人工气道的口腔护理
		操作	PICC的维护与使用
		操作	有效咳嗽指导训练技术
		实践	1例神经外科脑外伤患者疑难病例讨论
		应急演练	神经外科重症患者院内转运途中发生病情变化的应急预案
第4周	1. 掌握鞍区肿瘤垂体腺瘤经鼻蝶窦入路切除患者临床护理路径 2. 掌握垂体瘤术后加速康复外科护理 3. 熟悉垂体瘤术后垂体危象风险防范及处置 4. 熟悉深呼吸及有效咳嗽指导训练技术 5. 了解控制尿量药物的用药规范	理论	垂体腺瘤经鼻蝶窦入路切除患者临床护理路径
		理论	垂体瘤术后垂体危象风险防范及处置清单
		理论	垂体瘤术后加速康复外科护理
		理论	鞍区肿瘤患者临床护理路径
		操作	垂体后叶素、醋酸去氨加压素（弥凝片）的用药指导
		操作	深呼吸及有效咳嗽指导训练技术
		实践	制作垂体瘤健康处方或科普视频
第5周	1. 掌握神经外科常见疾病如出血性脑卒中的护理评估及病情观察 2. 掌握神经重症患者肠内营养血糖的综合管理 3. 掌握经气管插/套管吸痰技术 4. 熟悉脑积水防范及应急处置 5. 了解神经重症患者镇静镇痛的实施	理论	出血性脑卒中护理评估及病情观察
		理论	脑积水防范及应急处置清单
		理论	神经重症患者肠内营养血糖的综合管理
		理论	神经重症患者镇静镇痛的实施
		操作	经气管插/套管吸痰技术
		操作	胸部排痰训练
		实践	1例出血性脑卒中患者的疑难病例讨论

续表

培训时间	培训周目标	培训类型	培训路径内容
第6周	1. 掌握疼痛的评估方法及护理 2. 掌握三叉神经痛的护理及健康指导 3 熟悉三叉神经痛微血管减压手术的围手术期护理 4. 熟悉后颅窝肿瘤患者围手术期吞咽障碍管理 5. 了解吞咽障碍 / 误吸早期筛查率	理论	三叉神经痛手术治疗的护理及健康指导
		理论	三叉神经痛微血管减压手术的围手术期护理
		理论	后颅窝肿瘤患者围手术期吞咽障碍管理
		操作	疼痛的评估方法及临床应用
		操作	吞咽障碍的评估及进食管理
		实践	参与一级质控吞咽障碍 / 误吸早期筛查率
第7周	1. 掌握神经外科常见疾病如颅内动脉瘤患者 的护理评估及病情观察 2. 掌握支架辅助动脉瘤栓塞术后抗血小板药物服用风险的预防及规范 3. 熟悉神经重症患者早期活动实践 4. 熟悉抗痉挛体位的摆放 5. 了解口服双抗药的用药规范及注意事项 6. 了解脑疝的应急演练	理论	颅内动脉瘤患者的护理评估及病情观察
		理论	掌握支架辅助动脉瘤栓塞术后抗血小板药物服用风险清单
		理论	神经重症患者早期活动实践
		理论	口服双抗药的用药规范及注意事项
		操作	抗痉挛体位的摆放
		应急演练	脑疝的应急演练
第8周	1. 掌握脊髓疾病的护理常规 2. 熟悉椎管占位疾病的护理风险点 3. 熟悉脊柱脊髓术后体位管理 4. 了解引流管非计划拔管的应急演练	理论	椎管占位的围手术期的护理及观察要点
		理论	脊髓损伤的围手术期护理及观察要点
		操作	轴线翻身
		操作	良肢位摆放
		操作	肌力的评估
		应急演练	引流管非计划拔管的应急演练
第9周	1. 掌握神经重症患者肠内营养实施规范 2. 熟悉专科常见压力性损伤及难愈合创面的处理 3. 了解区域性脑卒中患者的RAAOW智能化健康管理平台的构建	理论	专科常见压力性损伤及难愈合创面案例分享
		理论	神经重症患者肠内营养实施规范
		理论	危重患者的营养支持
		操作	压力性损伤处理方案（换药技术）
		操作	肠内营养输注 (肠内营养泵的使用)
		操作	使用区域性脑卒中患者的RAAOW智能化健康管理平台

续表

培训时间	培训周目标	培训类型	培训路径内容
第10周	1. 掌握患者突发病情变化的抢救团队配合 2. 熟悉急救药品的使用及注意事项 3. 了解疑难危重患者 SBAR 交班及护理风险评估	理论	急救药品的使用及注意事项
		理论	疑难危重患者 SBAR 交班及护理风险评估
		操作	患者突发病情变化抢救团队配合
		实践	1 例颅内动脉瘤患者的护理查房
		应急演练	患者发生猝死的应急预案与流程
第11周	1. 掌握科内各种类型呼吸机的使用及故障处理 2. 熟悉呼吸机相关性肺炎规范化管理策略 3. 了解盲插鼻肠管及专科仪器设备应用	理论	呼吸机临床应用
		理论	呼吸机参数报警的原因分析及处理
		理论	呼吸机相关性肺炎规范化管理策略
		操作	机械通气模式选择及参数设置
		操作	呼吸机故障排除
		实践	参观学习肠内营养小组盲插鼻肠管
第12周	1. 掌握专科疾病新共识、新进展 2. 熟悉专科患教 3. 熟悉神经外科神经外科“神采飞扬”六心护理项目 4. 了解出院电话回访的要点	理论	神经外科重症护理管理专家共识解读
		理论	中国神经外科术后加速康复外科（ERAS）专家共识解读
		理论	参与延伸护理服务、互联网 + 护理服务
		实践	参与专科患教活动
		实践	参与住院患者出院后的专科电话回访
		实践	实践体会交流、征集意见及建议
		实践	结业考核

六、泌尿与生殖系统进修、规培、轮岗护士临床护理教学路径指引

（一）肾病内科专业进修、规培、轮岗护士教学路径单

姓名：　　　　　　　　　　　入科时间：　　　　　　　　　　　出科时间：

培训时间	培训周目标	培训类型	培训路径内容
第1周	1. 掌握内瘘术后患者的护理及设施 2. 掌握肾脏的结构、功能，慢性肾脏病的分期 3. 熟悉肾病内科病区布局，各班岗位职责及工作流程、各项规章制度 4. 了解肾内科患者的人文关怀与人文护理	入科介绍	肾病内科病房、腹透门诊、腹透操作间的环境布局，仪器设备和药品放置位置，带教老师和科室人员介绍
		制度	科室工作流程及岗位职责
		理论	肾脏的解剖结构、功能、慢性肾脏病的分期
		理论	肾内科患者的人文关怀与人文护理
		制度	科室各项规章制度
		操作	内瘘术后健康宣教及红外线治疗
第2周	1. 掌握肾内科患者常见体征及肾小球肾炎的护理 2. 掌握肾内科各种标本采集技术 3. 熟悉专科常见药物用法及注意事项	理论	肾内科患者常见症状及体征（水肿、高血压）的护理
		理论	肾小球肾炎临床症状及护理常规
		理论	激素、降压药物、免疫抑制剂药物的临床应用原则与观察要点
		操作	血培养标本采集、尿常规、尿培养、24h尿蛋白定量等标本的留取
		实践	1例肾小球肾炎患者的护理查房
第3周	1. 掌握肾病综合征的护理 2. 掌握肾穿刺患者的围手术期护理以及肾穿刺术后出血的识别、预防及紧急处置 3. 掌握中心静脉导管非计划拔管应急处理 4. 掌握肾病综合征患者因水肿突发心衰的处理措施 5. 了解肾穿刺病理分型	理论	肾病综合征患者的护理
		理论	肾穿刺的病理分型
		操作	肾病综合征患者血栓预防措施及健康指导
		操作	肾病综合征患者因水肿突发心衰的处理措施
		操作	肾穿刺患者的围手术期护理
		操作	掌握肾穿刺术后出血的识别、预防及紧急处置
		应急演练	中心静脉导管非计划拔管应急演练

续表

培训时间	培训周目标	培训类型	培训路径内容
第4周	1. 掌握尿路感染疾病的护理 2. 掌握电解质紊乱患者的护理及紧急处理 3. 掌握中心静脉导管维护技术 4. 熟悉肾内科各项护理风险评估与风险预防	理论	肾内科各项护理风险评估与风险预防清单
		理论	尿路感染患者的临床症状及护理常规
		理论	电解质紊乱患者的护理
		操作	中心静脉导管维护技术
		应急演练	低钾及高钾患者的应急演练
第5周	1. 掌握慢性肾脏病临床症状、护理及透析指征 2. 掌握各种手术术前及术后护理 3. 了解日间手术就诊流程与管理	理论	慢性肾脏病临床症状及护理
		理论	慢性肾脏病透析指征
		制度	日间手术就诊流程与管理制度
		操作	腹膜透析置管术前及术后护理
		操作	动静脉内瘘吻合术术前及术后护理
		操作	动静脉内瘘球囊扩张术术前及术后护理
		操作	中心静脉置管术前及术后护理
		操作	动静脉内瘘修复术术前及术后护理
第6周	1. 掌握利妥昔单抗药物注射操作规范及注意事项 2. 熟悉慢性肾衰竭患者营养评估及营养指导 3. 了解慢性肾衰竭患者的并发症及预防	理论	慢性肾衰竭患者的并发症及预防
		理论	慢性肾衰竭患者贫血、高血压治疗最新指南
		理论	慢性肾衰竭患者钙磷代谢紊乱的临床表现及治疗原则
		理论	慢性肾脏病营养失调及各分期的营养支持治疗
		操作	利妥昔单抗注射操作规范及注意事项
		操作	慢性肾衰竭患者营养评估
第7周	1. 掌握科室常见危重患者的病情观察、评估、SBAR交班、抢救配合以及患者转运技术 2. 熟悉急救室、急救车布局 3. 了解疑难危重患者护理风险和营养支持	理论	危重症肾病患者救治与护理新进展
		理论	急救室、急救车的管理制度
		操作	肾内科急危重症患者抢救团队配合
		操作	疑难危重患者 SBAR 交班及护理风险讨论
		操作	危重症患者转运技术
		操作	肾内科危重患者营养支持技术
		操作	CRRT 在危重症患者操作中的护理配合
第8周	1. 掌握人工血管内瘘的特点及护理 2. 熟悉急性肾衰竭患者及糖尿病患者的护理 3. 熟悉急性肾衰竭的液体管理 4. 了解专科实验室检查项目指标意义及危急值管理 5. 了解不宁腿综合征的管理	理论	急性肾衰竭患者的护理
		理论	糖尿病肾病患者的护理
		理论	肾内科专科实验室检查结果解读、危急值管理制度
		理论	肾内科常见危急值阳性体征及处理措施
		理论	患者不宁腿综合征的管理
		理论	早期液体管理对急性肾衰竭进展的影响
		操作	人工血管内瘘的特点及护理

续表

培训时间	培训周目标	培训类型	培训路径内容
第9周	1. 掌握慢性肾衰竭的替代治疗及优缺点 2. 掌握腹膜透析平衡实验及透析充分性 3. 掌握结肠水疗操作技术	理论	慢性肾衰竭的替代治疗
		理论	血液透析、腹膜透析及肾移植的优缺点
		理论	腹膜透析平衡实验及透析充分性的评估
		操作	腹膜透析平衡实验及透析充分性检查标本的采集
		操作	结肠水疗操作技术
第10周	1. 掌握血液净化治疗的护理 2. 掌握腹膜透析相关操作技术 3. 掌握腹膜透析管漂管后的紧急处理 4. 掌握保护性约束技术 5. 熟悉科室常见危重患者阳性体征及护理措施	理论	血液净化治疗的护理
		理论	代谢性脑病、消化道出血、感染性休克、急性心力衰竭危重患者的护理
		理论	腹膜透析液各种类型及用途
		实践	1例腹膜炎患者的疑难病例讨论
		操作	腹膜透析换液操作技术
		操作	更换腹膜透析外接短管操作
		操作	腹膜透析漂管后的紧急处理
		操作	代谢性脑病患者约束技术
		理论	腹膜透析患者的管理
		理论	腹膜透析患者康复措施及生活质量评估
		实践	互联网$^{+}$对患者进行延伸服务（更换腹膜透析外接短管及外出口换药）
		操作	自动化腹膜透析操作技术
		应急演练	腹膜透析外接口污染及滑脱应急演练
第11周	1. 熟悉腹膜炎、血液透析导管相关性感染的预防及护理 2. 了解最新专家共识及指南 3. 了解透析护士所需的能力以及护理敏感指标的构建	理论	腹膜透析相关性腹膜炎患者的临床症状及护理常规
		理论	血液透析导管相关性感染的预防及治疗新策略
		理论	透析专科护士的能力需求与培养
		理论	肾内科护理敏感指标构建与应用
		理论	腹膜透析相关性腹膜炎的专家共识及指南
		理论	专科疾病新共识、新进展
		实践	实践体会交流、征集意见及建议
		实践	结业考核

（二）泌尿系统专业进修、规培、轮岗护士教学路径单

姓名：　　　　　　　　　　入科时间：　　　　　　　　　　出科时间：

培训时间	培训周目标	培训类型	培训路径内容
第1周	1. 掌握各岗位职责及各班工作流程 2. 掌握急救室、急救车的管理制度 3. 掌握入院、出院患者流程 4. 掌握泌尿系统的解剖、生理和病理知识 5. 熟悉泌尿外科环境及各项规章制度 6. 熟悉病区物品与药品管理	入科介绍	泌尿外科病房、膀胱镜室的环境布局，仪器设备和药品放置位置，带教老师和科室人员介绍
		制度	科室工作流程及岗位职责
		制度	急救室、急救车的管理制度
		理论	入院、出院患者流程
		理论	泌尿系统的解剖、生理和病理知识
		理论	病区物品与药品管理
第2周	1. 了解门诊布局及工作流程 2. 了解门诊膀胱镜检操作前物品准备及注意事项 3. 了解尿动力检查的意义及操作流程 4. 了解体外冲击波碎石前后注意事项及碎石中的病情观察 5. 了解男科操作项目的介绍	理论	门诊的布局及工作流程
		理论	膀胱镜检操作前物品准备流程及注意事项
		理论	尿动力检查的意义及操作流程
		理论	体外冲击波碎石前后注意事项及碎石中的病情观察
		理论	阴茎硬度检测流程
		理论	脱敏治疗流程
		理论	负压助勃流程
		理论	自动取精流程
		操作	膀胱灌注
第3周	1. 掌握专科护理文书书写要求及规范 2. 掌握导尿管的种类及护理 3. 掌握留置尿管的并发症及处理流程 4. 掌握前列腺增生疾病围手术期护理要点 5. 熟悉各种管道的观察、固定及护理	理论	专科护理文书书写要求及规范
		理论	导尿管的种类及护理
		理论	留置尿管的并发症及处理流程
		理论	前列腺增生疾病围手术期护理要点
		理论	留置胃管、尿管、膀胱造瘘管、肾造瘘管、腹膜后/盆腔引流管的观察、固定及护理
		操作	尿培养标本采集
		操作	更换引流袋
第4周	1. 掌握泌尿外科危重症患者的病情观察及护理要点 2. 熟悉特殊检查适应证和禁忌证 3. 熟悉前列腺穿刺活检患者护理常规 4. 熟悉肾造瘘穿刺术后观察要点及注意事项 5. 熟悉泌尿外科专科护理指标	理论	患者突发感染/过敏/出血性休克患者的护理
		理论	静脉尿路造影适应证和禁忌证
		理论	肾动脉造影适应证和禁忌证
		理论	前列腺穿刺活检患者护理常规
		理论	肾造瘘穿刺术后观察要点及注意事项
		理论	泌尿外科专科护理质量指标的构建
		操作	提肛运动指导训练技术
		操作	电动吸引器的使用

续表

培训时间	培训周目标	培训类型	培训路径内容
第5周	1. 掌握常用物品消毒及消毒液配制方法 2. 掌握多重耐药菌感染患者的管理及护理 3. 掌握急性肺栓塞的识别及紧急处理 4. 掌握专科技术 5. 了解不同药物的配伍禁忌及药物不良反应	理论	常用物品消毒方法、消毒液配制方法
		理论	多重耐药菌感染患者的管理及护理
		理论	急性肺栓塞的识别及紧急处理
		理论	不同药物的配伍禁忌及药物不良反应
		应急演练	急性肺栓塞的应急演练
		操作	动脉血、血气标本采集技术
		操作	手指血糖监测技术
		应急演练	患者突发低血糖应急演练
第6周	1. 掌握肾上腺疾病临床护理路径 2. 掌握肾上腺危象的识别 3. 掌握患者突发病情变化抢救团队配合 4. 熟悉 VTE 的防治与护理	理论	肾上腺疾病切除术临床护理路径
		理论	肾上腺危象的识别
		应急演练	1 例突发肾上腺危象患者的救治应急演练
		理论	VTE 的防治与护理
		操作	踝泵运动技术
		操作	空气压力泵的使用
		操作	抗凝剂的皮下注射规范
		操作	患者突发病情变化抢救团队配合
第7周	1. 掌握肾结石的分类 2. 掌握结石分析报告对患者进行健康指导 3. 熟悉常见血管活性药物的使用及注意事项 4. 了解泌尿外科尿路结石手术方式及护理要求 5. 了解结石成分红外光谱检测技术 6. 了解日间手术及住院患者出院后专科电话回访的要点	理论	肾结石的分类
		理论	常见血管活性药物的使用及注意事项
		理论	经皮肾镜钬激光碎石术护理要求
		理论	输尿管钬激光碎石术 / 输尿管软镜钬激光碎石术护理要求
		理论	膀胱机械碎石术护理要求
		应急演练	1 例经皮肾镜钬激光碎石术后大出血应急演练
		实践	结石成分红外光谱检测技术
		实践	通过结石分析报告对患者进行健康指导
		实践	参与日间手术及住院患者出院后专科电话回访
第8周	1. 掌握膀胱灌注的注意事项及操作规范 2. 掌握膀胱冲洗目的及冲洗时观察要点 3. 熟悉膀胱镜检术的配合和护理 4. 熟悉输尿管镜输尿管支架取出术健康指导	理论	膀胱灌注的注意事项及操作规范
		理论	膀胱冲洗目的及冲洗时观察要点
		理论	膀胱镜检查的注意事项及护理
		理论	留置输尿管支架管（双 J 管）期间注意事项
		理论	输尿管镜输尿管支架取出术（日间手术）健康指导
		操作	膀胱冲洗技术

续表

培训时间	培训周目标	培训类型	培训路径内容
第9周	1. 熟悉导尿管相关性尿路感染的发生状况、危险因素及控制的基本原则和措施 2. 熟悉导尿管相关性尿路感染的预防与控制	理论	导尿管相关性尿路感染的发生状况、危险因素及控制的基本原则和措施
		理论	导尿管相关性尿路感染的预防与控制
		实践	1 例肾结石术后感染患者的护理查房
		应急演练	引流管非计划性拔管应急演练
第10周	1. 掌握泌尿系损伤手术患者临床护理路径 2. 掌握膀胱癌手术患者临床护理路径 3. 熟悉膀胱造口的护理 4. 熟悉造口袋的分类与选择 5. 熟悉常见膀胱造口并发症的预防及处理 6. 熟悉尿路造口患者的健康宣教、生活指导	理论	泌尿系损伤手术患者临床护理路径
		理论	膀胱癌手术患者临床护理路径
		理论	膀胱造口的护理
		理论	造口袋的分类与选择
		理论	常见膀胱造口并发症的预防及处理
		理论	尿路造口患者的健康宣教、生活指导
		操作	更换尿路造口袋
第11周	1. 掌握疑难危重患者 SBAR 交班及护理风险评估 2. 了解肾移植术前评估和准备 3. 肾移植术后并发症护理 4. 了解肾移植术后口服药及饮食指导 5. 了解肾移植术后出院健康指导	理论	疑难危重患者 SBAR 交班及护理风险评估
		理论	肾移植术前评估和准备
		理论	肾移植术后并发症护理
		理论	肾移植术后口服药及饮食指导
		理论	肾移植术后出院健康指导
第12周	1. 熟悉患教活动 2. 了解专科疾病新共识、新进展 3. 了解 ERAS 快速康复在泌尿外科中的应用及意义 4. 完成理论及操作考试，并完成学习评价	理论	ERAS 快速康复在泌尿外科中的应用及意义
		理论	机器人辅助下前列腺根治性切除术中国专家共识解读
		实践	参与专科患教活动
		实践	实践体会交流、征集意见及建议
		实践	结业考核

七、血液与免疫系统进修、规培、轮岗护士临床护理教学路径指引

（一）血液内科专业进修、规培、轮岗护士教学路径单

姓名：　　　　　　　　入科时间：　　　　　　　　出科时间：

培训时间	培训周目标	培训类型	培训路径内容
第1周	1. 掌握血液系统患者的出入院流程、转运及交接规范 2. 熟悉科室环境、各项规章制度 3. 熟悉血液系统疾病的临床表现及护理要点，血液病的分类 4. 了解血液系统的解剖及生理功能 5. 了解血液科常见标本采集项目及要求	入科介绍	血液内科病房、层流洁净病房、层流洁净病床、单采室、PICC置管室、血友病门诊、的环境布局，仪器设备和药品放置位置，带教老师和科室人员介绍
		制度	科室各项管理制度、护理岗位职责及工作流程
		制度	层流洁净病床消毒隔离制度
		制度	日间化疗管理制度
		理论	血液系统患者的贫血、出血、感染、淋巴结肿大护理要点
		理论	血液系统的解剖及生理功能
		理论	血液病的分类
		理论	血液科常见标本采集项目及要求
		操作	血液系统患者的出入院流程、转运及交接规范
第2周	1. 掌握各类贫血患者的护理要点 2. 掌握高流量呼吸治疗技术 3. 掌握输血流程，输血不良反应的观察及应急处理 4. 了解成分输血及输血时间 5. 了解蔗糖铁注射液静脉输注的风险管理	理论	缺铁性贫血患者的护理评估及病情观察
		理论	再生障碍性贫血患者的护理评估及病情观察
		理论	溶血性贫血患者的护理评估及病情观察
		理论	蔗糖铁注射液静脉输注的风险管理
		理论	专科护理文书的书写规范
		理论	输血不良反应观察及应急处理
		操作	密闭式静脉输血技术及闭环管理
		操作	高流量呼吸治疗技术
		应急演练	错型输血引发急性溶血反应
		实践	规培生小讲课（带教老师根据《内科护理学》第6章血液系统疾病患者的护理指定内容）

续表

培训时间	培训周目标	培训类型	培训路径内容
第3周	1. 掌握ITP、TTP患者的护理要点 2. 掌握血小板减少并发症的识别、预防及紧急处置 3. 掌握阳性体征记录书写规范、ITP出血评分量表 4. 熟悉血小板保存箱的操作流程 5. 了解专科实验室检查结果的临床意义及危急值管理	理论	免疫性血小板减少性紫癜（ITP）患者的护理评估及病情观察
		理论	血栓性血小板减少性紫癜(TTP)患者的护理评估及病情观察
		理论	血小板减少引发大出血的识别、预防及紧急处置
		理论	阳性体征记录书写规范
		理论	血液专科实验室检查结果解读、危急值管理制度
		理论	ITP出血评分量表
		操作	血小板保存箱的操作流程
第4周	1. 掌握MM患者的护理要点 2. 掌握口腔黏膜炎评估单 3. 掌握生物安全柜的使用、口腔冷疗技术、人影图片定位法、空气夹层注射法	理论	多发性骨髓瘤（MM）患者的护理评估及病情观察
		理论	专科质量监测指标 -- 化疗后口腔感染发生率
		理论	口腔黏膜炎专科评分量表
		操作	血液科常见化疗药物的安全使用
		操作	口腔冷疗技术
		操作	人影图片定位法
		操作	空气夹层注射法
第5周	1. 掌握NHL患者的护理要点 2. 掌握PICC/PORT维护流程及常见并发症的处理 3. 熟悉联合化疗药物执行顺序、PICC/PORT置管前后的健康指导	理论	淋巴瘤(NHL)患者的护理评估及病情观察
		理论	联合化疗时药物执行顺序管理
		理论	PICC/PORT的维护流程和常见并发症的处理
		操作	PICC/PORT置管前后的健康指导
		操作	PICC维护技术规范
		操作	PORT维护技术规范
		实践	患教会："淋巴瘤日"
第6周	1. 掌握急慢性白血病的护理要点 2. 熟悉大便分类法、冰毯机、短波紫外线治疗技术 3. 熟悉化疗药物（硼替佐米、三氧化二砷）的不良反应及护理、口服药（奥布替尼、维奈克拉）作用与注意事项 4. 了解骨髓穿刺、腰椎穿刺术后护理	理论	急性白血病患者的护理评估及病情观察
		理论	慢性白血病患者单抗护理评估及病情观察
			化疗后骨髓抑制期的预防及护理
		理论	血液肿瘤常见化疗药物的不良反应及护理
		理论	科内常用口服药物的药理作用及注意事项
		理论	骨髓穿刺术后护理
		理论	腰椎穿刺术及鞘内注射后的护理
		理论	专科质量监测指标——化疗后肛周感染发生率
		理论	专科评分量表布里斯托大便分类法
		操作	冰毯机的操作流程
		操作	短波紫外线治疗技术
		应急演练	化疗药物外渗的应急处理流程

续表

培训时间	培训周目标	培训类型	培训路径内容
第7周	1. 掌握血友病患者的护理要点 2. 掌握凝血因子注射技术 3. 熟悉血友病患者的健康宣教	理论	血友病患者的护理评估及病情观察
		理论	血友病患者居家自我治疗的健康宣教
		操作	凝血因子注射技术
		实践	患教会：血友病患者自我注射
		实践	1 例血友病患者的护理查房
第8周	1. 掌握层流洁净床的使用 2. 熟悉造血干细胞移植术后患者的护理要点、间充质干细胞回输技术 3. 了解 GVHD 的护理要点	理论	造血干细胞移植术后患者的护理评估及病情观察
		操作	间充质干细胞回输技术及注意事项
		操作	层流洁净床的使用及日常保养
		实践	1 例造血干细胞移植术后患者的疑难危重病例讨论
第9周	1. 掌握血细胞分离单采患者的护理要点 2. 熟悉血细胞分离单采技术、血浆置换技术 3. 了解 CAR-T 治疗	理论	CAR-T 细胞治疗患者的护理评估及病情观察
		理论	血细胞分离单采患者的护理
		理论	干细胞采集患者的饮食指导
		操作	血细胞分离单采技术
		操作	血浆置换技术
		操作	CAR-T 细胞回输护理及注意事项
第10周	1. 掌握患者突发病情变化（咯血）抢救团队配合、无创呼吸机的使用 2. 熟悉急救药品的使用及注意事项 3. 了解 MDROS 患者的护理	理论	急救药物的使用及注意事项
		理论	多重耐药菌感染患者的管理及护理
		理论	血管内导管相关血流感染预防与控制
		操作	无创呼吸机的操作流程
		应急演练	患者突发病情变化（咯血）抢救团队配合
第11周	1. 掌握移植患者 SBAR 交班及护理风险评估 2. 熟悉造血干细胞移植的分类、护理要点 3. 了解造血干细胞分装、净化、冻存、回输技术	理论	造血干细胞移植的分类
		理论	造血干细胞移植患者的护理评估及病情观察
		理论	造血干细胞移植患者的饮食管理
		理论	移植患者 SBAR 交班及护理风险评估
		操作	造血干细胞分装、体外净化、冷冻技术
		操作	造血干细胞回输技术
第12周	1. 熟悉移植患者的出院管理 2. 了解骨髓血采集 3. 完成结业考核	理论	造血干细胞移植患者的出院管理
		操作	健康供者骨髓血采集术
		实践	参与出院后患者的专科电话回访
		实践	实践体会交流、征集意见及建议
		实践	结业考核

（二）血液净化专业进修、规培、轮岗护士教学路径单

姓名：　　　　　　　　　　　入科时间：　　　　　　　　　　　出科时间：

培训时间	培训周目标	培训类型	培训路径内容
第1周	1. 熟悉科室及医院相关的规章制度及劳动纪律 2. 了解血透工作职责及各班次工作程序 3. 了解血透室工作环境、各传染病分区 4. 了解透析患者的管理	入科介绍	血液净化室环境布局、工作流程、岗前培训的目的、内容与安排
		制度	医院及科室相关规章制度
		理论	各班次工作职责
		理论	透析患者接诊制度
		制度	透析患者管理规章制度
		理论	新入透析患者健康宣教
		理论	透析室陪护及家属探视时间管理
第2周	1. 掌握血透治疗的适应证及禁忌证 2. 熟悉血液透析、血液透析滤过、血液灌流的概念、原理 3. 熟悉血液透析远期并发症的管理	理论	血液净化方式 HD、HDF、HP 概念及原理
		理论	血液透析滤过前、后稀释法的区别
		理论	血液灌流的适应证及禁忌证
		理论	急慢性肾衰竭血透治疗的适应证及禁忌证
		理论	血液透析、血液透析滤过、血液灌流的并发症及处理
		理论	血液透析远期并发症防治和管理
第3周	1. 掌握患者治疗结束后机器消毒程序 2. 了解各类透析器、透析管路 3. 了解血透管路预冲及安装方法 4. 了解血透机的基本构造及监测系统 5. 了解血透机常见报警及处理方法	理论	各种透析器、透析管路的特点以及区别
		理论	透析结束后机器内外部消毒方法及目的
		理论	血透质控标准与要求（sop）
		理论	血透机的基本构造及监测系统
		理论	血透机常见报警及处理方法
		操作	床边示教机器报警处理
		理论	透析管路安装流程
		操作	透析管路预冲方法及注意事项
第4周	1. 熟悉血透信息系统的应用及故障排除方法 2. 了解水处理的工作原理及设备故障原因及处理 3. 了解透析液的构成 4. 了解集中供液相关内容	理论	水处理间实地讲解工作原理
		理论	水处理设备故障原因及处理
		理论	集中供液的配制方法及质量管理
		理论	集中供液系统消毒管理
		理论	集供液水质监测要求
		理论	血透信息系统的应用
		操作	血透信息系统的登记以及故障排除方法
		实践	1 例长期血液透析患者营养管理护理查房

续表

培训时间	培训周目标	培训类型	培训路径内容
第5周	1. 掌握血液透析时常见抗凝方案 2. 掌握普通肝素以及低分子肝素的使用方案及配制 3. 熟悉无肝素透析的操作方法以及观察注意事项 4. 了解枸橼酸钠抗凝的原理以及使用方法	理论	血液透析时常见抗凝方案
		理论	各种抗凝方案的适应证
		理论	普通肝素以及低分子肝素的使用方案
		理论	无肝素透析的适应证以及观察要点
		理论	枸橼酸钠抗凝的原理及监测指标
		操作	使用枸橼酸抗凝时管路连接方法
		操作	低分子肝素以及普通肝素溶液的配制
第6周	1. 熟悉透析室常规药品的种类 2. 熟悉促红素、铁剂的使用方法及注意事项 3. 了解左卡尼汀的适应证 4. 了解尿激酶、帕立维生素D的使用方法	理论	血透室常用药物的种类
		理论	促红素的使用原则以及要点
		理论	铁剂的使用注意事项和方法
		理论	左卡尼汀的使用注意事项和方法
		理论	尿激酶的使用方法及注意事项
		理论	帕立维生素D的使用及注意事项
第7周	1. 掌握建立血管通路的意义 2. 掌握血透常用血管通路的种类 3. 熟悉深静脉置管的护理 4. 熟悉动静脉内瘘健康宣教及注意事项 5. 熟悉动静脉内瘘评估要点 6. 了解动静脉内瘘居家护理及注意事项	理论	血液透析患者为何要建立血管通路
		理论	临时性血管通路有哪几种，其特征如何
		理论	带隧道带涤纶套中心静脉导管的护理要点
		操作	中心静脉导管评估及换药处理
		理论	动静脉内瘘术后健康宣教
		理论	动静脉内瘘术后随访时机
		理论	动静脉内瘘首次使用注意事项
		理论	动静脉内瘘穿刺失败及渗血应急处理
		理论	动静脉内瘘物理评估要点
		理论	动静脉内瘘的成熟与使用
		理论	动静脉内瘘居家护理及注意事项
		实践	1例动静脉内瘘堵塞的护理查房

续表

培训时间	培训周目标	培训类型	培训路径内容
第8周	1. 掌握透析期间的观察护理要点 2. 掌握血透患者沟通技巧 3. 掌握动静脉内瘘穿刺方法 4. 熟悉管路凝血的分类以及处理方法 5. 熟悉动静脉内瘘及移植血管的护理 6. 熟悉深静脉留置导管溶栓的方案以及频率，透析治疗中管路滑脱的应急处理 7. 了解带隧道带涤纶套中心静脉导管常见并发症	理论	血透期间的护理观察要点
		理论	如何与血透患者进行有效沟通
		理论	透析管路凝血分级标准
		操作	透析治疗中凝血的应急处理
		理论	移植内瘘血管的护理要点
		理论	移植内瘘血管常见并发症及处理
		操作	动静脉内瘘、移植内瘘的穿刺评估要点
		理论	带隧道带涤纶套中心静脉导管常见并发症
		理论	如何处理留置导管内血栓形成
		操作	透析治疗中管路滑脱的应急处理
第9周	1. 掌握血透患者的饮食护理要点 2. 掌握常见的高钾、低钾、高磷、低磷食物分类 3. 熟悉干体重的概念并熟悉调整方法 4. 熟悉常见高蛋白食物 5. 熟悉高钾、低钾、高磷、低磷的临床表现及处理办法	理论	血透患者饮食护理要点
		理论	透析患者血红蛋白管理要求
		理论	常见高钾、低钾食物分类表
		理论	干体重的评估与监测
		理论	干体重的意义及调整方法
		理论	高钾、低钾的临床表现及处理办法
		理论	高磷、低磷血症临床表现及处理办法
		理论	高磷远期并发症及处理
		理论	常见高蛋白食物分类表
第10周	1. 掌握透析中常见急性并发症的种类及临床表现 2. 掌握低血压、低血糖、局部痉挛、失衡综合征、空气栓塞的处理方法 3. 掌握透析中心律失常的种类 4. 熟悉低血压、肌肉痉挛的应急	理论	掌握血透中急性并发症的种类以及临床表现
		理论	透析中低血压先兆症状、典型临床表现和处理方法
		理论	透析中低血糖先兆症状、典型临床表现和处理方法
		理论	透析中肌肉痉挛处理方法
		理论	失衡综合征的分类、发生原因、处理方法
		理论	空气栓塞的发生原因、处理方法
		理论	透析中常见心律失常的种类
		应急演练	低血压、肌肉痉挛

续表

培训时间	培训周目标	培训类型	培训路径内容
第11周	1.掌握充分透析的概念及意义 2.熟悉各种特殊血液净化方法的原理、目的、禁忌证以及适应证：包括CVVHDF、SCUF、DFPP、胆红素吸附、血脂分离等 3.了解诱导透析、单纯超滤、序贯超滤的应用原理以及目的	理论	临床常见的特殊血液净化种类
		理论	特殊血液净化模式原理
		理论	特殊血液净化禁忌证及适应证
		理论	特殊血液净化治疗的观察要点
		理论	特殊血液净化治疗抗凝方案选择
		操作	CRRT各机器上、下机的正确操作流程
		理论	单纯超滤及序贯超滤的概念
		理论	透析充分性概念及意义
		理论	透析充分性评估标准
		实践	1例特殊血液净化治疗患者的护理查房
第12周	1.掌握科室各项紧急应急预案 2.上岗前理论＋操作考核	理论	血透室空气栓塞、溶血、管路滑脱、体外循环凝血等应急预案
		实践	实践体会交流、征集意见及建议
		实践	结业考核

（三）风湿免疫疾病进修、规培、轮岗护士教学路径单

姓名：　　　　　　　　入科时间：　　　　　　　　出科时间：

培训时间	培训周目标	培训类型	培训路径内容
第1周	1.掌握风湿性疾病概述及分类 2.熟悉风湿免疫科病区布局及设施 3.熟悉科室规章制度、科室各班次、工作流程及岗位职责 4.熟悉风湿免疫科患者出入院流程 5.了解科室常用药物、高风险药品种类及风险点 6.了解风湿性疾病患者的人文关怀与人文护理	入科介绍	风湿免疫科病房及门诊的环境布局，仪器设备和药品放置位置，带教老师和科室人员介绍
		理论	科室各项规章制度、各班次工作流程及岗位职责
		理论	风湿免疫科病区患者出入院流程
		理论	风湿性疾病的概述及病因
		理论	风湿性疾病的范畴和分类
		理论	风湿性疾病常用药物
		理论	风湿性疾病高风险药品种类及风险点
		理论	风湿性疾病患者的人文关怀与人文护理
		实践	完成1例风湿免疫科患者入院手续办理，指引患者及陪护熟悉病区环境及知晓入院注意事项

续表

培训时间	培训周目标	培训类型	培训路径内容
第2周	1. 掌握风湿性疾病的常见护理诊断及问诊要点 2. 熟悉风湿性疾病的病理特点 3. 熟悉常见关节炎的特点以及特异性临床表现 4 熟悉风湿性疾病疼痛评估工具选择及应用 5. 熟悉专科标本采集技术 6. 了解专科实验室检查指标的临床意义	理论	风湿性疾病的病理特点
		理论	风湿性疾病中常见关节炎的特点
		理论	常见弥漫性结缔组织病的特异性临床表现
		理论	风湿性疾病常见护理问诊要点
		实践	风湿免疫性疾病常见护理诊断 PIO 格式书写
		理论	风湿性疾病患者疼痛评估工具的选择策略
		实践	风湿性疾病患者关节疼痛护理评估量表实践
		理论	24h 蛋白尿的临床意义及规范采集
		理论	风湿性疾病实验室特异性检查指标及临床意义
		实践	规培生小讲课（带教老师根据第 7 版《内科护理学》第 8 章风湿性疾病患者的护理指定内容）
第3周	1. 掌握类风湿关节炎的发病机制和临床表现 2. 熟悉类风湿关节炎的护理问诊要点及查体 3. 熟悉类风湿关节炎患者关节护理 4. 了解类风湿关节炎活动度评估与缓解标准评估	理论	类风湿关节炎的发病机制和临床表现
		理论	类风湿关节炎护理评估问诊要点及查体
		理论	类风湿关节炎患者关节常规护理与要点
		理论	类风湿关节炎活动性评分标准解读
		实践	DAS28 评分测定
		理论	类风湿关节炎缓解标准解读
		实践	完成 1 例类风湿关节炎伴肺间质病变患者的护理查房
第4周	1. 掌握干燥综合征常见临床表现与护理评估 2. 熟悉干燥综合征专科操作与医护配合 3.熟悉干燥综合征患者皮肤、黏膜的护理 4.了解干燥综合征患者口干、眼干症状护理及眼部超声雾化操作流程	理论	干燥综合征患者临床表现
		理论	干燥综合征国际分类（诊断）标准与类风湿关节炎、系统性红斑狼疮鉴别诊断
		理论	干燥综合征患者皮肤、黏膜护理评估
		理论	干燥综合征患者皮肤护理
		操作	静态唾液总流率与动态唾液总流率监测
		操作	泪液分泌试验采集技术
		实践	唇腺活检医护配合采样
		理论	唇腺活检患者术后护理要点
		理论	干燥综合征（眼干、口干等症状）护理
		操作	眼部超声雾化
第5周	1. 掌握白塞病患者皮肤损伤评估 2. 熟悉白塞病国际诊断标准护理评估运用 3. 熟悉白塞病皮肤溃疡护理 4. 了解白塞病护理查体与护理诊断，诊断性试验	理论	白塞病患者皮肤损伤程度护理评估
		理论	白塞病国际诊断标准与临床护理实践评估
		理论	白塞病致口腔溃疡、生殖器溃疡的护理
		实践	白塞病患者护理查体与护理诊断
		操作	诊断性试验——针刺反应试验

续表

培训时间	培训周目标	培训类型	培训路径内容
第6周	1. 掌握成人斯蒂尔病患者皮肤护理 2. 熟悉成人斯蒂尔病弛张热护理及营养护理 3. 熟悉成人斯蒂尔病的疼痛护理 4. 了解成人斯蒂尔病的鉴别诊断	理论	成人斯蒂尔病的概述及临床表现
		理论	护理诊断思维与疾病症状结合佐证疾病在成人斯蒂尔病的诊断运用
		实践	运用护理查体与护理诊断协助诊断成人斯蒂尔病
		理论	成人斯蒂尔病患者弛张热护理及营养护理
		实践	成人斯蒂尔病患者 Koebner 现象皮肤护理
		实践	患者关节与肌痛护理评估
第7周	1. 掌握强直性脊柱炎疑似患者护理问诊、查体技巧 2. 熟悉强直性脊柱炎疑似患者关节问诊及评估 3. 熟悉强直性脊柱炎专科检查操作及医护配合查体（下肢“4字”试验）	理论	护理问诊、查体与护理诊断为强直性脊柱炎临床诊断提供线索
		理论	患者全身关节护理问诊及评估
		实践	骨盆按压、骶髂关节评估与椎旁肌肉压痛评估
		操作	枕壁试验操作
		操作	胸廓扩展操作
		操作	Schober 试验医护配合
		实践	为患者行下肢“4字”试验
第8周	1. 掌握系统性红斑狼疮的概念 2. 掌握系统性红斑狼疮护理问诊与评估 3. 熟悉系统性红斑狼疮分类标准 4. 熟悉系统性红斑狼疮的临床表现与护理诊断 5. 了解系统性红斑狼疮心理评估	理论	系统性红斑狼疮概述
		理论	系统性红斑狼疮的临床表现与护理诊断
		理论	美国风湿病学会（ACR）推荐系统性红斑狼疮分类标准
		理论	神经精神狼疮的全过程整体护理与心理评估
		实践	健教小课堂——让家属成为狼疮护理“专家”
		理论	系统性红斑狼疮病情活动性、病情轻重程度护理问诊与评估
		实践	系统性红斑狼疮病情活动性 SLEDAI 评分表实践
		实践	系统性红斑狼疮病情活动性且重度病情患者制订护理计划单
第9周	1. 掌握大动脉炎跌倒风险识别与护理评估 2. 熟悉大动脉炎患者的护理问诊与护理诊断 3. 了解大动脉炎的临床分型 4. 了解大动脉炎动脉搏动点评估与肢体运动评估	理论	大动脉炎概述及临床分型
		理论	大动脉炎的护理问诊要点、全身体格检查与护理诊断
		理论	大动脉炎缺血风险识别与护理评估
		理论	大动脉炎跌倒高风险因素识别
		实践	风湿免疫科大动脉炎跌倒风险评估
		操作	大动脉炎动脉搏动点评估与持续肢体运动评估
		操作	胸廓出口综合征的识别、血管闭塞性脉管炎识别

续表

培训时间	培训周目标	培训类型	培训路径内容
第10周	1. 掌握狼疮危象的概念与临床表现 2. 掌握狼疮危象识别与应急处理 3. 熟悉疑难危重患者 SBAR 交班及护理风险评估 4. 熟悉狼疮危象心理护理支持 5. 熟悉狼疮危象患者对症护理与日常生活护理 6. 了解狼疮危象患者互换沟通技巧及健康宣教 7. 了解叙事护理	理论	狼疮危象概念与临床表现
		理论	狼疮危象识别与应急处理
		理论	疑难危重患者 SBAR 交班及护理风险评估
		实践	狼疮危象患者及家属护患沟通技巧及健康宣教
		理论	狼疮危象患者消除心理恐惧与自我认知病情
		实践	狼疮危象患者叙事护理实践
		实践	狼疮危象患者对症护理与日常生活护理
		实践	1 例重症狼疮患者的护理查房
第11周	1. 掌握风湿性疾病常用免疫抑制剂、生物制剂的用法与护理观察评估要点 2. 熟悉风湿性疾病中医辅助治疗技术 3. 熟悉风湿性疾病生物制剂过敏的应急演练要点	理论	免疫抑制剂临床应用原则与不良反应观察
		理论	生物抑制剂临床应用原则与不良反应观察
		操作	穴位贴敷治疗
		操作	红外线理疗技术
		操作	中频理疗仪使用
		操作	中药熏蒸机的使用
		操作	揿针穴位技术
		应急演练	生物抑制剂过敏反应应急演练
		实践	1 例全身多关节疼痛患者疑难病例讨论
第12周	1. 熟悉甲襞微循环检查的临床意义 2. 熟悉关节腔穿刺医护配合及术后护理要点 3. 熟悉专科疾病新共识、新进展 4. 了解专科出院电话回访的要点 5. 了解患教活动的流程	理论	甲襞微循环检测的临床意义
		理论	超声引导下关节腔注射医护配合
		理论	关节腔穿刺术后关节运动护理
		理论	中国风湿性疾病健康管理指南
		实践	参与住院患者出院后的专科电话回访
		实践	为出院患者测评出院准备
		实践	参与专科患教活动
		实践	实践体会交流、征集意见及建议
		实践	结业考核

（四）肿瘤专业进修、规培、轮岗护士教学路径单

姓名：　　　　　　　　入科时间：　　　　　　　　出科时间：

培训时间	培训周目标	培训类型	培训路径内容
第1周	1. 掌握肿瘤相关基础知识 2. 掌握肿瘤放疗护理常规 3. 掌握高风险药物经外周静脉输注管理规范 4. 掌握化疗药物用药错误风险防范 5. 熟悉科室环境、各项规章制度 6. 熟悉岗位职责及各班工作流程 7. 熟悉麻醉、第一类精神药品管理制度	入科介绍	肿瘤科病房、置管室、PICC门诊、放疗中心、淋巴水肿专科护理门诊及日间门诊的环境布局，仪器设备和药品放置位置，带教老师和科室人员介绍
		制度	各班岗位职责及工作流程，医嘱处理流程
		制度	高风险药物经外周静脉输注管理规范
		理论	肿瘤学概述
		理论	肿瘤放射治疗护理常规
		理论	化疗药物用药错误风险防范
		制度	麻醉药品、第一类精神药品管理制度，麻醉药品、第一类精神药品空安瓿/废帖管理制度
第2周	1. 掌握肿瘤患者护理评估 2. 掌握化学治疗护理常规 3. 掌握中心静脉导管使用及维护技术 4. 掌握实物安全柜的使用 5. 熟悉静脉通路评估与输液工具的合理选择 6. 熟悉化疗职业防护相关知识 7. 了解放射性皮炎的护理常规	理论	肿瘤患者的护理评估
		理论	肿瘤患者化学治疗护理常规
		理论	静脉通路评估与输液工具的合理选择
		理论	化学性废物的处置与职业防护
		操作	生物安全柜的使用
		操作	PICC/CVC的使用及维护
		理论	肿瘤患者放射性皮炎的护理
第3周	1. 掌握鼻咽癌的护理常规 2. 掌握气管切开护理、留置胃管与鼻饲技术 3. 熟悉静脉炎的评估与护理 4. 熟悉口腔黏膜炎的护理 5. 熟悉头颈部放疗患者的功能锻炼 6. 了解紫外线短波治疗仪在肿瘤护理中的应用	理论	鼻咽癌护理常规
		理论	口腔黏膜炎的预防及护理
		理论	静脉炎的分级、护理及预防
		操作	头颈部放疗患者的功能锻炼与健康教育
		操作	气管切开护理
		操作	紫外线短波治疗仪的临床应用
		操作	留置胃管及鼻饲技术
第4周	1. 掌握肺癌的护理常规 2. 掌握常用化疗药物的配制及护理要点 3. 掌握胸腔闭式引流的护理 4. 熟悉大咯血的应急处理 5. 熟悉上腔静脉综合征的护理	理论	肺癌的护理
		理论	常用化疗药物的配制及护理要点
		理论	上腔静脉综合征临床表现、护理及应急处理
		理论	肺癌患者康复护理技术
		操作	胸腔闭式引流的护理
		实践	小讲课（带教老师根据《肿瘤内科治疗护理手册》指定内容）
		应急演练	大咯血应急演练

续表

培训时间	培训周目标	培训类型	培训路径内容
第5周	1. 掌握乳腺癌的护理常规 2. 掌握恶心、呕吐护理常规 3. 掌握输液泵、注射泵的使用 4. 熟悉化疗药物外渗、溢出的应急处理 5. 熟悉乳腺癌康复护理技术 6. 了解淋巴水肿综合治疗和穴位贴敷在恶心呕吐中的应用	理论	乳腺癌的护理
		理论	淋巴水肿综合治疗
		理论	乳腺癌康复护理技术
		理论	化疗副反应：恶心、呕吐的护理
		操作	中医适宜技术：穴位贴敷
		操作	输液泵、注射泵的使用及常见故障的处理
		应急演练	化疗药物外渗、溢出的应急演练
第6周	1. 掌握食管癌的护理 2. 掌握化疗后骨髓抑制的护理，Ⅲ、Ⅳ度血小板减少的紧急处置 3. 掌握经皮胃/空肠造瘘管的护理 4. 熟悉肿瘤患者营养筛查与评估 5. 熟悉吞咽障碍康复护理技术 6. 了解百级层流洁净床	理论	食管癌的护理常规
		理论	化疗副反应：骨髓抑制的护理
		理论	肿瘤患者营养筛查及风险评估
		理论	吞咽障碍康复护理技术
		操作	百级层流洁净床的使用
		操作	经皮胃/空肠造瘘管的护理
		应急演练	肿瘤化疗致Ⅲ、Ⅳ度血小板减少的应急演练
第7周	1. 掌握肠癌的护理 2. 掌握癌痛的评估与护理 3. 掌握阿片类药物中毒的应急处理 4. 掌握更换造口袋技术 5. 熟悉阿片类药物、伊立替康副作用的观察与护理 6. 熟悉肠造瘘、膀胱造瘘的护理 7. 了解自控式镇痛泵的使用	理论	肠癌的护理
		理论	癌痛的评估与护理
		理论	阿片类药物副作用的观察与护理
		理论	伊立替康使用风险防范识别、处置及健康宣教
		操作	更换造口袋
		操作	自控式镇痛泵的使用
		应急预案	阿片类药物中毒的预防及应急处理
第8周	1. 掌握宫颈癌的护理 2. 掌握灌肠操作 3. 掌握芬太尼透皮贴剂的安全使用 4. 熟悉放射性肠炎、预防及护理 5. 熟悉腹泻水样便成人患者肛管引流操作 6. 熟悉亮丙瑞林/曲普瑞林配制及注射	理论	宫颈癌的护理
		理论	放射性肠炎的预防及护理
		理论	芬太尼透皮贴剂使用风险防范与处置
		操作	灌肠术
		操作	大便失禁、腹泻水样便成人患者肛管引流操作
		操作	亮丙瑞林/曲普瑞林配制及注射
		实践	1 例肿瘤终末期癌痛患者的疑难病例讨论

续表

培训时间	培训周目标	培训类型	培训路径内容
第9周	1. 掌握胃癌的护理 2. 掌握留置胃管与鼻饲技术 3. 掌握无创呼吸机的使用 4. 熟悉紫杉醇类药物过敏的紧急处理 5. 熟悉血管导管相关血流感染的防控措施及护理要点 6. 熟悉白蛋白紫杉醇配制及相关周围神经炎的护理	理论	胃癌的护理
		理论	血管导管相关血流感染的防控
		理论	白蛋白紫杉醇配制及相关周围神经炎的护理
		操作	无创呼吸机的使用
		操作	留置胃管与鼻饲技术
		应急演练	应急演练（紫杉醇类化疗药物过敏）
第10周	1. 掌握肿瘤靶向、免疫治疗的用药及护理 2. 掌握经皮穿刺肝动脉介入术 / 经皮穿刺肺活检术的观察及护理 3. 熟悉上腔静脉综合征的护理 4. 熟悉电解质紊乱的护理 5. 了解胃肠外营养安全输注专家共识	理论	肿瘤常用靶向 / 免疫治疗药物的配制与使用
		理论	肿瘤靶向 / 免疫治疗的护理
		理论	经皮穿刺肺活检的观察及护理
		理论	上腔静脉综合征的护理
		理论	经皮穿刺肝动脉介入术的观察及护理
		理论	胃肠外营养安全输注专家共识
		理论	电解质紊乱的护理
第11周	1. 掌握血管导管相关静脉血栓的预防及处理 2. 掌握危重患者的病情观察与护理文书 3. 掌握 PORT 维护技术 4. 熟悉肺栓塞的观察与护理 5. 熟悉中心静脉导管堵管的处理 6. 了解经外周静脉穿刺中心静脉导管（PICC）置入术 7. 独立完成 1 例肿瘤患者的护理查房	理论	血管导管相关静脉血栓的评估、预防及护理
		理论	肺栓塞的紧急处理
		理论	危重患者的病情观察、护理文书
		操作	PORT 维护技术
		操作	中心静脉导管堵塞溶栓技术
		实践	超声引导下经外周静脉置入中心静脉导管（PICC）置入术
		实践	1 例恶性肿瘤患者的护理查房（带教老师根据各病区亚专业常见病种指定内容）
第12周	1. 掌握 PHQ-9 评估方法 2. 熟悉护患沟通技巧 3. 熟悉肿瘤患者的心理护理 4. 熟悉肿瘤患者自杀风险防范与应急处理 5. 了解安宁疗护及临终关怀 6. 完成理论及操作考核、双向评价	理论	肿瘤患者自杀风险预防
		理论	安宁疗护案例分享
		应急演练	患者自杀应急演练
		操作	PHQ-9 评估
		实践	浅谈护患沟通技巧
		实践	实践体会交流、征集意见及建议
		实践	结业考核

八、骨骼肌肉运动系统进修、规培、轮岗护士临床护理教学路径指引

（一）骨科专业进修、规培、轮岗护士教学路径单

姓名：　　　　　　　　　　入科时间：　　　　　　　　　　出科时间：

培训时间	培训周目标	培训类型	培训路径内容
第1周	1. 掌握骨科基础知识及骨科加速康复技术 2. 掌握科室规章制度、各班次岗位职责、工作流程 3. 熟悉骨科特殊器械卫材 4. 了解骨科患者的护理查体	入科介绍	骨科病房、换药室、手术室的环境布局，仪器设备和药品放置位置，带教老师和科室人员介绍
		制度	科室工作流程、岗位职责及规章制度
		理论	骨科加速康复技术的应用现状与发展前景
		理论	骨科加速康复技术的应用推广
		理论	骨科常用的影像学检查方法
		理论	骨科患者的护理查体
第2周	1. 掌握护理文书的书写及各种管道的二次固定方法、意外脱管的应急处理 2. 掌握骨科常见疾病的围手术期护理 3. 熟悉人文关怀与人文护理	理论	各种管道的二次固定方法及防脱管措施
		理论	各类评估单的高风险值及动态评估时机、预防措施
		理论	骨科患者的人文关怀与人文护理
		理论	四肢骨折患者的护理
		理论	关节镜患者的术后护理
		理论	髋膝关节置换患者的护理
		操作	骨科围手术期患者的术前指导
		实践	规培生小讲课（带教老师根据《外科护理学》第31章、第34章指定内容）
		应急演练	切口引流管滑脱的应急处理

续表

培训时间	培训周目标	培训类型	培训路径内容
第3周	1. 掌握急诊创伤患者的护理要点及病情观察要点 2. 熟悉科内常见抗凝药物的注意事项及不良反应 3. 熟悉骨科常见康复仪器及康复技术 4. 了解科内常用药物的药理作用及观察要点 5. 了解骨科危重患者的观察要点 6. 了解 VSD 相关护理措施	理论	骨盆骨折患者的护理
		理论	失血性休克患者急救及处理
		理论	创伤后脂肪栓塞患者的急救及处理
		理论	创伤后呼吸窘迫综合征的急救及处理
		理论	瞳孔的观察及临床
		操作	肌力评估技术
		理论	1 例髋关节置换的护理查房
		理论	科内常见抗凝药的注意事项及不良反应的处理
		操作	TDP 烤灯的操作演示
		操作	IPC 气压泵的操作演示
		操作	VSD 持续负压引流的护理及故障排除
		操作	更换 VSD 负压引流瓶及切口引流袋的更换方法
		操作	VSD 负压引流装置漏气的处理方法
		操作	中药封包——包扎技术
		应急演练	骨科患者突发失血性休克的应急处理流程
第4周	1. 掌握骨科常见疾病的护理 2. 掌握骨科患者深静脉血栓的管理 3. 了解骨科常见助行工具的使用方法	理论	股骨头坏死患者的护理
		理论	半月板损伤、前后交叉韧带损伤、骨性关节炎的护理
		理论	科内 VTE 风险评估常见问题及处理
		操作	骨科围手术期患者血栓预防措施及健康指导
		操作	拐杖、助行器的使用方法及健康指导
第5周	1. 掌握骨科患者合并基础疾病围手术期的护理风险评估与风险预防 2. 掌握采用 PIO 格式书写护理文书要求 3. 熟悉骨科患者术后呕吐的护理要点 4. 了解中心静脉导管维护 5. 了解骨科患者的压力性损伤的预防及处理	理论	骨科患者合并高血压、心脏病、糖尿病的围手术期各项护理风险评估与风险预防
		理论	围手术期患者护理病历的书写
		理论	骨科患者压力性损伤患者的预防及处理措施
		理论	骨科患者术后呕吐的护理要点
		操作	中心静脉导管的维护
第6周	1. 掌握骨科术后谵妄患者的护理 2. 熟悉科室常见危重患者阳性体征及护理措施	理论	关节置换患者术后谵妄的护理
		理论	科室常见危重患者的阳性体征及护理措施
		理论	1 例髋关节置换患者的疑难病例讨论
		操作	谵妄患者约束技术

续表

培训时间	培训周目标	培训类型	培训路径内容
第7周	1. 掌握骨科患者特殊标本的留取方法 2. 了解专科实验室检查项目指标意义及危急值管理	理论	专科实验室检查结果解读、危急值管理制度
		理论	骨科常见危急值阳性体征及处理措施
		操作	患者24h尿蛋白、痰培养标本留取方法
		操作	血培养标本采集
		操作	动脉血、血气分析标本采集
第8周	1. 掌握失用性骨质疏松患者的预防及护理 2. 熟悉科室新业务、新技术的开展 3. 了解骨科适用的中医适宜技术	理论	1例髋关节置换患者的疑难病例讨论
		理论	PRP技术在骨科疾病中的应用
		理论	骨搬运技术
		理论	失用性骨质疏松患者的预防及护理
		操作	揿针在骨科的应用
第9周	1. 掌握骨科危重患者的交接班流程 2. 掌握更换引流瓶/袋的方法 3. 了解骨科疑难危重患者护理风险和营养支持	理论	疑难危重患者SBAR交班及护理风险讨论
		理论	危重患者营养支持技术
		操作	密闭式胸腔引流瓶的更换
		操作	更换胸腔、腹腔引流袋
第10周	1. 掌握髋膝关节置换患者预康复管理流程 2. 熟悉骨科科研选题及文献检索 3. 了解骨科患者跌倒后应急处理流程	理论	髋膝关节置换患者的预康复流程介绍
		理论	骨科科研选题
		理论	文献检索方法
		操作	呼吸功能训练方法
		操作	髋膝关节出院指导
		应急演练	骨科患者发生跌倒后的应急处理
第11周	1. 熟悉PRP技术在骨科疾病中的应用 2. 熟悉骨搬运技术 3. 熟悉骨科患者合并血友病患者的护理要点 4. 熟悉专科疾病新共识、新进展 5. 了解移动介护技术	理论	PRP技术在骨科疾病中的应用
		理论	骨搬运技术
		理论	骨科患者合并血友病患者的护理要点
		理论	骨科专科疾病新共识、新进展
		操作	移动介护技术
		实践	教学工作坊

续表

培训时间	培训周目标	培训类型	培训路径内容
第12周	1. 熟悉护患沟通技巧、精益管理在骨科病房的应用 2. 熟悉肩关节镜术后功能锻炼指导	理论	护患沟通技巧
		理论	精益管理在骨科病房的应用
		操作	肩关节镜术后功能锻炼指导
		实践	骨科护理门诊见习
		实践	个案汇报
		实践	实践体会交流、征集意见及建议
		实践	结业考核

（二）脊柱外科专业进修、规培、轮岗护士教学路径单

姓名：　　　　　　　　　　入科时间：　　　　　　　　　　出科时间：

培训时间	培训周目标	培训类型	培训路径内容
第1周	1. 掌握病区基本情况、专科特色 2. 掌握脊柱外科基础理论知识及常见疾病的护理要点 3. 掌握脊柱外科专科操作技术评估 4. 熟悉脊柱外科病区环境及术后病房、手术室布局及设施 5. 熟悉脊柱外科常用影像学和实验室检查	入科介绍	脊柱外科病区、手术室、术后病房的环境布局，仪器设备和药品放置位置，带教老师和科室人员介绍
		制度	科室工作流程及岗位职责
		理论	腰椎间盘突出、腰椎滑脱、脊柱结核、颈椎病等疾病的护理要点
		理论	医患沟通技巧
		理论	脊柱外科疾病常见的影像学检查、实验室检查判读
		理论	脊柱的解剖知识与生理特点
		操作	肌力评估技术
第2周	1. 掌握护理文书的书写 2. 掌握专科护理操作技术 3. 熟悉科室常见仪器的使用并知晓其故障的处理，并能用以指导实践工作 4. 熟悉脊柱手术围手术期的护理要点	理论	新入院、出院患者流程
		理论	医嘱处理流程，三测单、护理记录单、各项量表的评估及护理病历的书写等
		理论	腰椎间盘突出症患者围手术期护理
		理论	颈椎病患者围手术期护理
		理论	脊柱骨折患者围手术期护理
		理论	骨质疏松疾病的概述、临床表现与治疗原则
		操作	腰围及颈托的佩戴
		操作	踝泵运动的方法
		操作	轴线翻身技术：“一”字形翻身
		操作	间歇性压力泵、红蓝光治疗仪的使用
		实践	小讲课（带教老师根据《脊柱外科护理学》第3章 脊柱结构的力学性能指定内容）

续表

培训时间	培训周目标	培训类型	培训路径内容
第3周	1. 掌握颈椎手术患者的护理 2. 掌握经口咽手术患者的护理 3. 掌握专科护理操作技术 4. 熟悉脊柱外科专科操作流程	理论	颈椎前路手术、颈椎后路手术患者的护理
		理论	经口咽手术患者的护理
		理论	1 例脊柱骨折致截瘫患者的护理查房
		操作	支具的佩戴
		操作	皮牵引技术、骨牵引技术
		应急演练	颈前路手术术后血肿致呼吸困难的应急演练
第4周	1. 掌握脊柱外科患者各项护理风险评估与风险预防 2. 熟悉脊柱外科常见并发症的护理 3. 解下肢深静脉血栓滤网置入术后的护理	理论	脊柱外科风险症状及体征目录
		理论	脊柱外科下肢深静脉血栓风险评估
		理论	常见并发症（颈部术后血肿、胸腰椎术后活动性出血、脑脊液漏、切口感染）的护理
		操作	下肢深静脉血栓滤网置入术后的护理
		操作	引流管脱落的应急预案及流程
第5周	1. 掌握脊柱侧弯、脊柱结核患者的护理 2. 掌握脊柱外科脊柱术后团队配合心肺复苏及电除颤技术 3. 熟悉高位截瘫患者的护理及应急处理 4. 了解脊柱内镜手术的护理	理论	脊柱侧弯患者围手术期护理
		理论	脊柱结核患者围手术期护理
		理论	脊柱内镜手术围手术期的护理
		理论	高位截瘫患者的护理
		操作	发生脊柱术后窒息医护心肺复苏技术、电除颤技术
		操作	高位截瘫致呼吸困难的应急处理
第6周	1. 掌握脊柱专科疾病的临床表现及治疗原则 2. 熟悉操作技术如皮牵引、骨牵引技术的操作 3. 熟悉跌倒、深静脉血栓、压力性损伤的预防及处理措施 4. 熟悉脊柱外科专科应急预案流程 5. 了解骨科护理用具的意义与规范性管理	理论	寰枢椎脱位、颈椎骨折的概述、临床表现及治疗原则
		理论	皮牵引及骨牵引技术的适应证、禁忌证
		理论	脊柱外科专科操作皮牵引、骨牵引轴线翻身法
		理论	脊柱外科专科操作皮牵引、骨牵引期间的观察要点
		理论	骨牵引的护理要点及注意事项
		理论	了解骨科护理用具的意义与规范性管理
		操作	患者牵引弓意外滑脱的应急预案及处理流程

续表

培训时间	培训周目标	培训类型	培训路径内容
第7周	1. 掌握进口咽手术的口腔护理 2. 掌握疑难危重患者 SBAR 交班 3. 熟悉机械通气及人工气道、经口咽手术患者的口腔护理 4. 了解疑难危重患者护理风险和营养支持 5. 了解专科疾病专家共识新进展	理论	专科疾病专家共识新进展
		理论	危重症患者的救治与护理新进展
		理论	疑难危重患者 SBAR 交班及护理风险讨论
		理论	危重患者营养支持技术
		操作	机械通气及人工气道
		操作	经口咽手术的口腔护理
		实践	1 例脊髓损伤疑难病例讨论
		应急演练	突发心搏骤停应急演练
第8周	1. 掌握脊髓损伤的分类与救治 2. 熟悉医学科研论文撰写的基本要求 3. 了解护理创新性思维与技巧	理论	医学科研论文撰写的基本要求
		理论	护理创新思维与技巧
		理论	脊髓损伤的分类与分级
		理论	脊髓损伤急救与治疗
		操作	脊柱损伤患者搬运操作流程
		实践	实践体会交流、征集意见及建议
		实践	结业考核
第9周	1. 掌握呼吸训练的方法 2. 掌握下肢深静脉血栓的预防和护理 3. 熟悉经口咽手术患者的口腔护理 4. 熟悉脊柱外科颈部术后呼吸困难的应急演练 5. 了解疑难危重患者护理风险和营养支持	理论	围手术期肺康复及体位护理
		理论	压力性损伤的预防和护理
		理论	脊柱外科常见的手术方式及护理
		理论	危重患者营养支持技术
		操作	呼吸功能锻炼操作
		操作	经口咽手术患者的口腔护理
		应急演练	颈部术后呼吸困难的应急演练
第10周	1. 掌握科室常见危重患者的病情观察、评估及抢救配合 2. 熟悉急救室、急救车布局 3. 了解脊神经根阻滞技术 4. 了解脊柱肿瘤患者护理	理论	脊柱外科常见的手术方式及护理
		理论	脊柱外科急救室、急救车的管理制度
		理论	脊神经根阻滞技术
		操作	脊柱外科急危重症患者抢救团队配合
		操作	脊柱专科查体神经功能评估技术
		实践	1 例脊柱肿瘤患者的护理查房

续表

培训时间	培训周目标	培训类型	培训路径内容
第11周	1. 掌握快速康复管理指标 2. 熟悉快速康复护理管理培训计划、专科病种实施方案、护理临床路径 3. 熟悉患者术后快速康复的护理	理论	快速康复护理管理培训计划、专科病种实施方案
		制度	脊柱内镜手术室制度
		理论	脊柱内镜手术患者快速康复执行清单
		理论	腰椎融合术后快速康复的护理实践
		理论	快速康复围手术期的护理知识
		理论	脊柱外科患者的疼痛评估和护理流程
		操作	脊柱患者术后床上功能锻炼的方法
		操作	脊柱外科损伤患者搬运操作风险清单、颅骨牵引钉道护理操作风险清单、脊柱外科风险药物使用清单
第12周	1. 掌握脊柱外科并发症的预防及护理 2. 熟悉 CVC 置管维护技术 3. 了解脊柱外科专业前沿进展	理论	脊柱外科专科疾病创伤性脊柱脊髓损伤康复治疗的专家共识
		理论	脊柱外科脊髓损伤并发症的预防与护理
		操作	中心静脉导管（CVC）置管与维护技术
		实践	新护士实践体会交流、征集意见及建议
		实践	结业考核

（三）烧伤整形创面修复专业进修、规培、轮岗护士教学路径单

姓名：　　　　　　　　　　入科时间：　　　　　　　　　　出科时间：

培训时间	培训周目标	培训类型	培训路径内容
第1周	1. 掌握烧伤的概念、常见烧伤原因及分类 2. 掌握烧伤整形创面修复外科门诊就诊流程 3. 熟悉烧伤隔离监护室病房设置与消毒 4. 了解烧伤整形创面修复外科病区班次职责与工作流程 5. 了解烧伤患者探视制度	入科介绍	烧伤整形创面修复外科病房、门诊、换药室的环境布局，仪器设备和药品放置位置，带教老师和科室人员介绍
		制度	烧伤患者探视制度
		理论	烧伤隔离监护病房设置与消毒隔离
		理论	烧伤概论：常见烧伤原因、分类
		理论	烧伤整形创面修复外科病区各班次职责与工作流程

续表

培训时间	培训周目标	培训类型	培训路径内容
第2周	1. 掌握皮肤的结构及生理功能 2. 熟悉皮肤烧伤患者常见症状及护理 3. 熟悉烧伤评估的内容及方法	理论	皮肤的组织结构及生理功能
		理论	皮肤烧伤患者常见症状及体征的护理
		理论	烧伤面积评估（中国新九分法、手掌法）
		理论	烧伤深度评估
		理论	烧伤的严重程度分类
		理论	烧伤患者专科护理诊断
		实践	护士小讲课（带教老师根据《急危重症护理学》第10章环境及理化因素损伤指定内容）
第3周	1. 掌握烧伤非手术创面处理原则 2. 掌握Ⅰ、Ⅱ、Ⅲ度烧伤的特点与护理措施 3. 熟悉烧伤创面的换药用物、包扎方法、体位摆放护理 4. 了解烧伤急诊入院流程与应急护理	理论	烧伤急诊入院流程与应急护理
		理论	烧伤非手术创面处理原则及护理
		理论	Ⅰ度烧伤的特点与护理措施
		理论	浅Ⅱ度、深Ⅱ度烧伤的特点与护理措施
		理论	Ⅲ度烧伤的特点与护理措施
		理论	烧伤包扎疗法的要点与护理
		实践	烧伤常用换药器械及用物
		实践	完成Ⅰ度、浅Ⅱ度烧伤患者创面换药
		操作	烧伤患者体位摆放护理
第4周	1. 掌握烧伤患者体液渗出期的护理要点 2. 熟悉烧伤治疗专科设备应用 3. 熟悉烧伤患者深Ⅱ度创面换药与常见创面治疗方法 4. 了解烧伤临床过程	理论	烧伤患者临床过程
		理论	烧伤患者体液渗出期的机制与影响因素
		理论	烧伤患者体液渗出期的护理要点
		理论	重症烧伤患者液体复苏通路建立策略与血流导管相关性感染护理预防措施
		理论	《基于护士主导的多学科联动降低血管内导管相关血流感染发生率精益改进实践》学习
		理论	烧伤早期液体复苏计划单
		理论	烧伤半暴露、暴露疗法的操作与护理
		实践	制订1例大面积烧伤患者液体复苏计划
		操作	大型远红外治疗仪操作
		操作	悬浮床操作
		操作	医护配合深Ⅱ度烧伤患者创面换药

续表

培训时间	培训周目标	培训类型	培训路径内容
第5周	1. 掌握烧伤患者急性感染期的机制、识别及护理要点 2. 掌握烧伤创面标本采集方法 3. 熟悉烧伤患者感染预防管理制度、保护性隔离措施要点、消毒设备与终末消毒 4. 熟悉翻身床的操作 5. 了解烧伤抗感染专科用药	理论	烧伤患者急性感染期的机制、识别及护理要点
		制度	烧伤患者感染预防管理制度
		理论	烧伤患者保护性隔离
		理论	重症烧伤后感染性休克患者的护理与管理
		理论	烧伤患者多重耐药菌感染防控与最新指南
		理论	烧伤专科抗菌药物的临床应用原则
		理论	磺胺嘧啶银粉与磺胺嘧啶银霜外用药物的应用
		操作	翻身床操作
		操作	烧伤隔离监护病房消毒设备应用与终末消毒
		操作	创面培养标本采集
		操作	医护配合Ⅲ度烧伤患者创面换药
		实践	1 例高热创面患者疑难病例讨论
第6周	1. 掌握烧伤患者创面修复期的特点与护理要点 2. 熟悉烧伤创面修复常见手术术后观察及护理 3. 了解烧伤手术器械及手术方式 4. 了解大面积烧伤患者浸浴治疗技术	理论	烧伤患者创面修复期的特点与护理要点
		理论	烧伤患者术前护理风险评估与风险预防
		理论	烧伤患者切痂后创面护理
		理论	烧伤常见手术器械及手术方式
		理论	烧伤供皮区与取皮术后护理
		理论	皮肤软组织扩张术后护理
		理论	植皮术与持续封闭式负压吸引
		操作	大面积烧伤患者浸浴治疗技术
		实践	持续负压引流护理
		实践	植皮术后病情观察与护理
第7周	1. 掌握烧伤患者康复期特点与护理要点 2. 熟悉烧伤患者康复评定、关节活动范围评定 3. 熟悉烧伤患者的瘢痕预防方法、要点及瘢痕评定方法 4. 了解矫形器、支具、压力衣的应用	理论	烧伤创面康复期的特点与护理要点
		理论	烧伤后康复运动护理
		理论	烧伤患者康复评定
		操作	矫形器与支具应用与护理
		理论	压力治疗与压力衣穿戴护理
		操作	穿脱压力衣
		操作	指导患者行患部运动康复
		实践	护患小讲课（“烧烫伤恢复的敌人——瘢痕”）
		实践	烧伤患者关节活动范围评定
		实践	增生性瘢痕的评定
		实践	为 1 例烧伤恢复期患者制订康复运动计划单

续表

培训时间	培训周目标	培训类型	培训路径内容
第8周	1. 掌握烧伤患者的饮食指导 2. 熟悉烧伤患者的营养支持 3. 熟悉烧伤患者及家属的心理康复常用方法 4. 了解烧伤患者的全过程管理	理论	烧伤全过程管理概述
		理论	烧伤后营养支持护理
		理论	烧伤患者及家属的心理护理
		操作	烧伤患者心理评估
		实践	烧伤患者饮食指导
		实践	叙事护理实践
第9周	1. 熟悉特殊烧伤部位的创面护理 2. 熟悉特殊部位烧伤患者的排便、排尿护理与尿路感染预防 3. 了解烧伤患者疼痛管理	理论	头、面颈部、手部、会阴部等特殊部位烧伤的护理
		理论	臀部烧伤患者排便护理与尿路感染预防
		理论	会阴烧伤患者尿路感染预防
		操作	会阴烧伤患者尿管置入与会阴护理
		理论	烧伤疼痛管理与镇痛护理技术
		操作	医护配合烧伤创面舒适化换药
第10周	1. 掌握特殊人群创面护理要点 2. 掌握特殊人群创面预防护理技术 3. 了解瘢痕整复术后护理要点 4. 了解特殊类型烧伤护理	理论	多种基础疾病慢性创面患者营养支持护理的注意事项
		理论	慢性创面患者血糖管理护理
		理论	小儿、老年烧伤患者的病情观察与护理要点
		理论	压力性损伤的预防护理及换药技术
		理论	深静脉预防与抗凝药物应用护理
		理论	慢性创面患者的管理模式与个案护理
		理论	瘢痕整复术后护理要点
		理论	电击伤的护理
		理论	化学烧伤的护理
		操作	小儿烧伤护理评估实操
		实践	1例血糖控制不佳慢性创面患者的护理查房
第11周	1. 掌握重症烧伤患者护理要点及风险评估 2. 掌握大面积烧伤患者液体复苏护理计划 3. 熟悉重症烧伤患者应急处置措施及护理 4. 了解重症烧伤转运准备	理论	重症烧伤患者护理要点及风险评估清单
		理论	重度烧伤的营养支持
		理论	吸入烧伤患者的气道管理策略
		操作	气道烧伤行气管切开患者的吸痰护理
		操作	重症烧伤患者外出检查转运准备
		应急演练	气管套管意外脱管的应急演练
		应急演练	气道烧伤患者窒息的应急演练

续表

培训时间	培训周目标	培训类型	培训路径内容
第12周	1. 掌握瘢痕常见护理及处理方法 2. 熟悉烧伤后肢体水肿护理要点 3. 了解烧伤患者出院准备评估 4. 了解烧伤患者延续性护理	理论	烧伤后肢体水肿的护理要点
		理论	烧伤瘢痕常见护理与处理方法（瘢痕瘙痒、瘢痕起水疱、皮肤护理、瘢痕按摩技术）
		理论	出院后的家庭居家护理常识与家庭心理护理
		实践	护士结业小讲课（烧伤临床护理过程归纳）
		实践	重症烧伤患者出院准备评估
		实践	身边的护理专家行动——让家长成为烧伤患儿的护理“专家”
		实践	为出院患者上门指导瘢痕增生的预防护理及康复锻炼
		实践	实践体会交流、征集意见及建议
		实践	结业考核

九、内分泌与代谢系统进修、规培、轮岗护士临床护理教学路径指引

（一）内分泌与代谢性疾病进修、规培、轮岗护士教学路径单

姓名：　　　　　　　　　入科时间：　　　　　　　　　出科时间：

培训时间	培训周目标	培训类型	培训路径内容
第1周	1. 掌握内分泌与代谢性疾病基础护理操作 2. 熟悉病房环境、物品药品位置 3. 熟悉内分泌科规章制度、各班职责与工作流程 4. 熟悉内分泌与代谢性疾病患者的沟通要点 5. 熟悉内分泌与代谢性疾病患者的人文关怀与人文护理	入科介绍	内分泌科病区、检查室、糖尿病护理门诊的环境布局，仪器设备和药品放置位置，带教老师和科室人员介绍
		理论	内分泌科常用物品、药品及其放置位置
		理论	内分泌科规章制度、各班职责与工作流程
		理论	内分泌与代谢性疾病患者的沟通要点
		理论	内分泌与代谢性疾病患者的人文关怀与人文护理

续表

培训时间	培训周目标	培训类型	培训路径内容
第2周	1. 掌握糖尿病定义、分型、临床表现及护理 2. 掌握糖尿病常用药物的种类、机制、使用方法、不良反应及服用准确的管理 3. 掌握糖尿病相关基础护理操作 4. 掌握糖尿病“七驾马车”的管理 5. 了解糖尿病常见专科试验及检查结果的临床意义	理论	糖尿病定义、分型及临床表现
		理论	不同类型糖尿病常见症状及体征的护理
		理论	糖尿病口服药物的种类、机制、使用方法、不良反应及服用准确的管理
		理论	胰岛素的种类、用法及注意事项
		理论	糖尿病“七驾马车”——健康教育、饮食、药物、运动、自我监测、并发症的预防、心理的管理
		理论	口服葡萄糖耐量试验
		理论	中华护理学会团体标准——胰岛素皮下注射
		理论	胰岛素笔皮下注射技术
		操作	降糖药物口服给药术
		操作	胰岛素泵皮下注射风险清单
		实践	1 例糖尿病患者的护理查房
第3周	1. 掌握糖尿病急、慢性并发症的护理 2. 掌握糖尿病酮症患者血气分析标本采集技术 3. 了解外科巡泵的护理与管理	理论	糖尿病酮症酸中毒的识别与应急处理
		理论	糖尿病高渗性昏迷的识别与应急处理
		理论	糖尿病乳酸性酸中毒的识别与应急处理
		理论	糖尿病足的预防与护理
		理论	低血糖的预防、识别与处置清单
		理论	中国胰岛素泵院内护理质量专家共识
		理论	了解外科巡泵的护理与管理
		操作	胰岛素泵的使用
		实践	1 例糖尿病酮症酸中毒患者疑难病例讨论
		应急演练	低血糖昏迷的应急演练
第4周	1. 掌握甲状腺常见疾病的护理 2. 掌握甲状腺危象、黏液性水肿昏迷的预防、识别与应急处理 3. 熟悉常见抗甲状腺药物及甲状腺激素类药物的用法、注意事项及不良反应 4. 熟悉 ^{131}I 治疗的方法、原理、注意事项及不良反应	理论	原发甲状腺功能亢进症常见症状及体征的护理
		理论	Graves 眼病的护理
		理论	甲状腺功能减退症常见症状及体征的护理
		理论	甲状腺炎的分类及常见类型的护理
		理论	甲状腺毒症性心脏病的预防、识别及应急处理
		理论	甲状腺危象的预防与应急处理、运用 BWPS 评分量表识别甲状腺危象
		理论	黏液性水肿昏迷的识别与应急处理
		理论	常见抗甲状腺药物的用法及注意事项
		理论	常见甲状腺激素类药物的用法及注意事项
		理论	^{131}I 治疗的方法、原理、注意事项及不良反应

续表

培训时间	培训周目标	培训类型	培训路径内容
第5周	1. 掌握原发性骨质疏松症患者的护理 2. 掌握甲状旁腺常见疾病的护理 3. 掌握双膦酸盐类药物的使用 4. 掌握葡萄糖酸钙的用法及注意事项 5. 掌握骨质疏松症的健康指导 6. 掌握骨质疏松症患者 24h 尿标本的采集	理论	原发性骨质疏松症的分类及护理
		理论	原发性甲状旁腺功能亢进症的护理
		理论	甲状旁腺功能减退症的护理
		理论	阿仑膦酸钠的服用方法及注意事项
		理论	输注唑来膦酸的注意事项及常见不良反应的护理
		理论	葡萄糖酸钙的用法及注意事项
		理论	骨质疏松症的饮食、运动、康复、心理指导
		理论	糖尿病乳酸性酸中毒的预防、识别与应急处理
		操作	骨质疏松症患者 24h 尿标本采集技术
第6周	1. 掌握痛风急性发作期的护理 2. 掌握痛风患者的健康指导 3. 掌握痛风患者关节疼痛的局部用药 4. 熟悉血脂异常和脂蛋白异常血症常见症状及体征的护理 5. 熟悉肥胖症常见症状及体征的护理	理论	痛风急性发作期的护理
		理论	痛风患者的饮食、运动、药物、康复、心理指导
		理论	痛风患者关节疼痛的局部敷药最新用法及疗效
		理论	血脂及脂蛋白的分类及功能
		理论	BMI、腰围、腰 / 臀比的计算方法及判断标准
		理论	血脂异常和脂蛋白异常血症的护理
		理论	肥胖症的护理
第7周	1. 掌握垂体常见疾病护理 2. 掌握垂体危象的识别与应急处理 3. 熟悉去氨加压素的用法	理论	垂体瘤常见症状及体征的护理
		理论	席汉综合征常见症状及体征的护理
		理论	尿崩症常见症状及体征的护理
		理论	垂体危象的识别与应急处理
		理论	去氨加压素的用法及停药指征
		实践	1 例糖尿病合并垂体术后患者疑难病例讨论
第8周	1. 掌握肾上腺疾病的护理 2. 掌握肾上腺疾病相关急症的识别与应急处理 3. 熟悉肾上腺皮质激素的用法及注意事项	理论	库欣综合征的定义、临床表现及常见症状及体征的护理
		理论	原发性肾上腺皮质功能减退症的护理
		理论	原发性醛固酮增多症常见症状及体征的护理
		理论	嗜铬细胞瘤常见症状及体征的护理
		理论	肾上腺危象的表现与应急处理
		理论	内分泌性高血压急症的应急处理
		理论	低血容量性休克的抢救流程
		理论	血管活性药物使用风险清单
		理论	氢化可的松输注的注意事项
		理论	口服地塞米松或泼尼松的注意事项

续表

培训时间	培训周目标	培训类型	培训路径内容
第9周	掌握内分泌科功能试验的原理、做法及注意事项	理论	皮质醇生理波动试验
		理论	地塞米松抑制试验
		理论	静脉生理盐水滴注试验
		理论	卡托普利试验
		理论	醛固酮体位试验
		理论	禁水－加压试验
		理论	胰岛素低血糖兴奋生长激素试验的原理、做法、注意事项
第10周	1. 掌握内分泌与代谢性疾病风险管理 2. 掌握内分泌科危急值管理 3. 掌握抗凝剂的皮下注射规范 4. 熟悉深静脉血栓、压力性损伤高风险患者的护理 5. 了解专科实验室检查结果的临床意义	理论	内分泌与代谢性疾病风险管理清单
		理论	危急值管理制度
		理论	专科危急值（低血钾、高血钾、低血钠、高血钠、低血钙）识别、预防与紧急处理
		理论	深静脉血栓的预防与应急处理
		理论	压力性损伤的预防与应急处理
		理论	内分泌专科实验室检查结果解读
		理论	抗凝剂的皮下注射规范
		应急演练	急性肺栓塞应急演练
第11周	1. 掌握PIO格式及护理诊断书写护理病历 2. 熟悉内分泌疑难危重患者SBAR交班护理风险评估 3. 熟悉各种管道的护理	理论	内分泌与代谢性疾病患者护理病历的书写
		理论	内分泌疑难危重患者SBAR交班及护理风险评估
		操作	尿管、胃管的置管、固定与护理，非计划性拔管的预防与应急处理，尿管相关性感染的预防
		操作	PICC、输液港的使用与护理，非计划性拔管的预防与应急处理，PICC、输液港相关性感染的预防
		应急演练	非计划拔管应急预案及流程
第12周	1. 熟悉专科疾病新共识、新进展 2. 了解内分泌专科磁性护理 3. 熟悉糖尿病足最新诊疗指南 4. 熟悉眼底及足病筛查	理论	专科疾病新共识、新进展
		理论	了解内分泌专科磁性护理
		操作	糖尿病足的伤口换药
		操作	眼底及足病筛查
		实践	实践体会交流、征集意见及建议
		实践	结业考核

（二）甲乳外科专业进修、规培、轮岗护士教学路径单

姓名： 入科时间： 出科时间：

培训时间	培训周目标	培训类型	培训路径内容
第1周	1. 掌握甲状腺及乳腺手术患者的转运及交接规范 2. 熟悉科室各项规章制度、工作流程及岗位职责 3. 熟悉专科常用药物（如葡萄糖酸钙注射液、低分子肝素钙 / 钠注射液等）的药理作用及使用要点 4. 熟悉专科护理文书的书写 5. 了解日间手术就诊流程与管理制度	入科介绍	甲乳外科病房、日间手术室、淋巴水肿护理门诊的环境布局，仪器设备和药品放置位置，带教老师和科室人员介绍
		制度	科室各项规章制度、工作流程及岗位职责
		制度	日间手术就诊流程与管理制度
		理论	甲状腺及乳腺手术患者出入院流程及围手术期护理文书
		理论	甲乳外科常用药物的药理作用及使用要点
		操作	甲状腺及乳腺手术患者的转运及交接技术
第2周	1. 掌握甲状腺癌、乳腺癌患者的护理评估及围手术期的护理 2. 掌握 PICC/PORT 维护技术规范及健康指导 3. 掌握误吸的识别、预防及紧急处置 4. 熟悉 PICC/PORT 维护流程及并发症的处理	理论	甲状腺癌患者围手术期的护理评估及病情观察
		理论	乳腺癌患者围手术期的护理评估及病情观察
		理论	PICC/PORT 维护流程及并发症的处理
		操作	PICC 及 PORT 置管前后的健康指导技术
		操作	PORT 维护技术
		操作	PICC 维护技术
		实践	规培生小讲课（带教老师根据《外科护理学》第 16 章颈部疾病、第 17 章乳腺疾病护理指定内容）
第3周	1. 掌握甲状腺癌术后常见并发症的护理 2. 掌握基础代谢率的测定、深呼吸及有效咳嗽指导训练技术 3. 熟悉左甲状腺素钠片（优甲乐）的用药指导 4. 了解快速康复理念在甲状腺术后护理中的运用	理论	甲状腺术后出血的识别、预防及紧急处置
		理论	甲状腺术后甲状旁腺功能减退的护理
		理论	甲状腺术后乳糜漏的观察及护理
		理论	快速康复理念在甲状腺癌围手术期的运用
		操作	左甲状腺素钠片（优甲乐）的用药指导技术
		操作	基础代谢率的测定技术
		操作	深呼吸及有效咳嗽指导训练技术
		应急演练	甲状腺术后出血致呼吸困难的应急演练
		实践	1 例甲状腺术后乳糜漏患者的护理查房
第4周	1. 掌握上肢淋巴水肿臂围测量 2. 掌握乳腺癌术后出血的识别、预防及紧急处置 3. 熟悉乳腺癌术后的功能锻炼及淋巴水肿的防治要点 4. 了解乳腺癌的个案护理及乳房自我检查方法	理论	乳腺癌患侧上肢功能锻炼及健康指导
		理论	乳腺癌术后上肢淋巴水肿的防治要点
		理论	乳腺癌患者的全病程管理模式与个案护理
		操作	上肢淋巴水肿臂围的测量技术
		操作	乳房的自我检查技术
		应急演练	乳腺癌术后出血应急演练
		实践	1 例乳腺癌根治术后患者的护理查房

续表

培训时间	培训周目标	培训类型	培训路径内容
第5周	1. 掌握基础代谢率的测定、深呼吸及有效咳嗽指导训练技术 2. 掌握甲状腺癌术后功能锻炼及健康指导 3. 熟悉甲状腺功能亢进术后并发症的和观察及护理 4. 了解甲状腺功能亢进的用药规范及优甲乐的用药指导	理论	甲状腺功能亢进围手术期的病情观察及护理要点
		理论	甲状腺功能亢进的用药规范
		理论	甲状旁腺功能亢进围手术期的病情观察及护理要点
		操作	甲状腺癌术后功能锻炼及健康指导技术
		操作	更换负压引流球操作技术
		应急演练	甲状腺术后低钙致手足抽搐的应急演练
第6周	1. 掌握微波治疗仪的使用 2. 熟悉甲乳专科实验室检查结果的临床意义 3. 熟悉乳腺微创旋切术的围手术期护理 4. 了解急性乳腺炎及非哺乳期乳腺炎的护理要点	理论	乳腺微创旋切术的围手术期护理
		理论	急性乳腺炎的非手术治疗的护理
		理论	非哺乳期乳腺炎的病程及护理要点
		制度	甲乳专科实验室检查结果解读、危急值管理制度
		操作	疼痛的评估方法及临床应用
		操作	微波治疗仪的使用技术及注意事项
第7周	1. 掌握经口、经颏、经腋等不同入路腔镜甲状腺围手术期的护理要点 2. 掌握抗凝剂及赫赛汀皮下制剂的注射规范 3. 熟悉乳房重建围手术期的护理 4. 了解乳腺癌内分泌、靶向治疗	理论	不同入路腔镜甲状腺围手术期的护理要点
		理论	乳房重建围手术期的护理及观察要点
		理论	乳腺癌内分泌治疗相关知识
		理论	乳腺癌靶向治疗相关知识
		操作	抗凝剂的皮下注射技术
		操作	赫赛汀皮下制剂的注射技术
		实践	1 例乳房重建患者的疑难病例讨论
第8周	1. 掌握甲状腺及乳腺术后引流管的护理及居家指导 2. 熟悉乳腺癌患者的营养支持及伤口管理 3. 了解 ^{131}I 治疗相关知识及甲状腺结节微波消融术	理论	^{131}I 治疗甲状腺癌相关知识
		理论	甲状腺结节微波消融术的预见性护理
		理论	乳腺癌患者的营养支持
		理论	乳腺癌术后患者的伤口管理
		实践	甲状腺及乳腺术后引流管的护理及居家指导
		应急演练	引流管非计划拔管的应急演练
第9周	1. 掌握常用化疗药的应用规范及配伍禁忌 2. 掌握化疗药物及靶向药物的配制 3. 熟悉化疗药物不良反应的预防及护理 4. 熟悉乳腺癌患者的人文关怀与心理护理 5. 了解乳腺癌靶向治疗相关知识	理论	常用化疗药的应用规范及配伍禁忌
		理论	化疗后骨髓抑制的预防及护理
		理论	化疗患者胃肠道反应的预防及护理
		理论	乳腺癌患者的人文关怀与心理护理
		操作	化疗药物及靶向药物的配制技术
		操作	生物安全柜内的使用及维护技术
		应急演练	化疗药物外渗的应急演练

续表

培训时间	培训周目标	培训类型	培训路径内容
第10周	1. 掌握血管内导管相关血流感染预防与控制措施 2. 熟悉淋巴水肿综合消肿治疗（CDT） 3. 了解义乳的选择与佩戴相关知识	理论	血管内导管相关血流感染预防与控制
		理论	甲乳外科专科护理质量指标的构建与管理
		操作	义乳的选择与佩戴技术
		实践	参观学习淋巴水肿综合消肿治疗（CDT）
		实践	完成 1 例乳腺癌患者的叙事护理
第11周	1. 掌握急性肺栓塞的识别及紧急处理 2. 掌握患者突发病情变化抢救团队配合 3. 熟悉甲状腺危象的识别及急救护理 4. 熟悉疑难危重患者 SBAR 交班及护理风险评估	理论	甲状腺危象的识别及急救护理
		理论	多重耐药菌感染患者的管理及护理
		理论	疑难危重患者 SBAR 交班及护理风险评估
		操作	患者突发病情变化抢救团队配合技术
		应急演练	急性肺栓塞的应急演练
第12周	1. 掌握静脉治疗新行标要求 2. 熟悉专科疾病新共识、新进展 3. 熟悉护患沟通技巧 4. 了解专科日间手术及出院电话回访的要点 5. 了解患教沟通技巧及患教活动的流程	理论	腔镜和机器人甲状旁腺手术中国专家共识解读
		理论	静脉治疗新行标解读
		理论	中国乳腺癌随诊随访与健康管理指南解读
		实践	参与专科患教活动
		实践	参与日间手术及住院患者出院后的专科电话回访
		实践	实践体会交流、征集意见及建议
		实践	结业考核

十、孕产妇专科进修、规培、轮岗护士临床护理教学路径指引

（一）妇科疾病专业进修、规培、轮岗护士教学路径单

姓名：　　　　　　　　入科时间：　　　　　　　　出科时间：

培训时间	培训周目标	培训类型	培训路径内容
第1周	1. 掌握妇科疾病患者的健康史采集与评估 2. 熟悉科室预入院及日间手术患者流程 3. 熟悉各班岗位职责及工作流程 4. 了解护理（专科）门诊就诊流程与管理	入科介绍	妇科病房、妇检室、内镜室的环境布局，仪器设备和药品放置位置，带教老师和科室人员介绍
		制度	科室工作流程及岗位职责
		实践	生殖健康管理护理（专科）门诊就诊服务
		实践	妇科患者疾病健康史采集与评估
		实践	妇科预入院及日间手术患者入院护理
第2周	1. 掌握妇科一般患者出入院流程 2. 掌握护理电子程序的运用 3. 熟悉人文关怀与人文护理 4. 了解护患沟通技巧	实践	妇科一般患者出入院护理
		理论	妇科患者的人文关怀与人文护理
		操作	PDA、HIS 系统、移动终端系统及专科医嘱处理流程及使用特点
		操作	处理电子医嘱并核对
		实践	小讲课（妇科患者护理沟通要点）
第3周	1. 掌握妇科新业务、新技术 2. 掌握科室专科仪器的使用并知晓其故障的处理，并能用以指导实践工作 3. 熟悉专科护理风险评估与预防、处置	理论	妇科风险评估清单
		理论	掌握科室专科仪器气压治疗仪、盆底治疗仪、磁质子治疗仪的使用及日常维护
		操作	盆底康复、皮内针治疗、光动力治疗、穴位敷贴操作
		实践	1 例子宫肌瘤患者的护理查房
		应急演练	导尿管非计划拔管患者应急演练
第4周	1. 掌握妇科一般患者护理程序 2. 熟悉妇科患者深静脉血栓预防要点 3. 熟悉发生深静脉血栓的风险防范 4. 了解气压治疗仪、弹力袜对深静脉血栓患者的意义	理论	子宫肌瘤、巧克力囊肿护理临床路径
		理论	妇科患者深静脉血栓预防专家共识
		实践	制订或修订妇科手术患者护理路径表
		实践	指导患者行踝泵运动等基础预防措施
		操作	踝泵运动
		操作	气压治疗仪的操作技术

续表

第5周	1. 掌握常见妇科急腹症患者的护理 2. 掌握失血性休克应急演练 3. 熟悉失血性休克患者风险预防及处置 4. 了解 CVC/PICC 等护理要点	理论	异位妊娠、黄体破裂、卵巢蒂扭转等急腹症患者护理程序
		理论	护理程序的步骤和方法
		理论	发生失血性休克患者风险清单
		实践	制订或修订妇科急腹症患者入院清单
		实践	1 例异位妊娠伴失血性休克患者应急演练
		操作	CVC/PICC、输液港维护
第6周	1. 掌握妇科手术患者 ERAS 的实施 2. 熟悉肠梗阻患者风险预防与处置 3. 熟悉危重症患者医护操作配合 4. 了解妇科手术患者 ERAS 的指南	理论	妇科手术患者实施 ERAS 管理的措施
		理论	发生肠梗阻患者风险清单
		理论	发生深静脉血栓的风险清单
		理论	妇科围术期患者实施 ERAS 临床实践与指南
		实践	1 例肿瘤患者术后肠梗阻患者疑难讨论
		操作	危重症患者治疗中的护理配合
		操作	子宫脱垂患者阴道灌洗上药技术
第7周	1. 掌握妇科会阴手术患者围手术期护理 2. 掌握患者 24h 尿蛋白标本、痰培养标本留取方法 3. 熟悉专科实验室检查项目指标意义及危急值管理 4. 了解妇科患者常见实验室及专科检查指标	理论	妇科会阴手术患者围手术期护理
		理论	专科实验室检查结果解读、危急值管理制度
		理论	常见危急值阳性体征及处理措施
		理论	患者 24h 尿蛋白标本的留取、痰培养标本留取
		操作	会阴切口患者的会阴擦洗技术
		操作	发生感染性休克患者风险清单
		实践	以妇科或生殖患者护理问题为导向做质量改善项目并完成 1 份 A3 报告
第8周	1. 掌握宫腔镜手术患者围手术期护理 2. 掌握宫腔镜手术术中及术后患者并发症的处理 3. 熟悉妇科日间手术患者护理 4. 了解宫腔镜手术患者实践指南	理论	宫腔镜手术患者围手术期护理
		理论	宫腔镜手术并发症预防及处理
		理论	人流、诊刮、取环、LEEP 刀日间手术患者护理
		理论	日间手术患者管理
		操作	宫腔镜手术患者发生水中毒风险清单
		应急演练	宫腔镜手术发生空气栓塞患者应急演练
		实践	结合妇科病例完成 1 次思政小讲课

续表

第9周	1. 掌握妇科肿瘤患者护理措施 2. 熟悉科室常见危重患者阳性体征及风险识别 3. 了解疑难危重患者营养支持	理论	宫颈癌阴道大出血、化疗后骨髓抑制、肺栓塞等危重患者的护理
		理论	妇科肿瘤患者护理临床路径
		理论	疑难危重患者 SBAR 交班及护理风险讨论
		理论	危重患者营养支持技术
		操作	盆底治疗仪的操作技术
		实践	完成 1 份化疗后重度骨髓抑制患者护理病历书写
		应急演练	妇科肿瘤患者术后发生肺栓塞应急演练
第10周	1. 掌握妇科化疗患者的病情观察、评估及抢救配合 2. 掌握化疗药物外渗风险清单 3. 熟悉患者自杀风险预防 4. 了解妇科相关化疗方案	理论	妇科化疗患者护理
		理论	妇科化疗患者（宫颈癌、卵巢癌）各类化疗方案
		理论	妇科化疗反应重症患者抢救团队配合
		理论	化疗药物外渗风险清单
		理论	患者发生自杀风险清单
		操作	化疗药物配制
		实践	妇科肿瘤患者化疗反应急救案例收集
第11周	1. 掌握生殖辅助技术患者的护理要点 2. 掌握生殖辅助技术患者并发症的护理 3. 熟悉患者取卵、移植前后用药 4. 了解生殖患者就诊流程	理论	辅助生殖技术的概念与发展
		理论	辅助生殖患者的管理及护理
		操作	辅助生殖患者并发症的处理
		实践	对生殖患者开展心理辅导课程
第12周	1. 掌握科室高风险药物的使用及注意事项 2. 熟悉多重耐药菌种类、隔离方式、防护措施、终末消毒等 3. 了解妇科患者延伸护理 4. 结业考核	理论	科室高风险药物种类及使用
		理论	多重耐药菌感染患者的管理及护理
		理论	隔离病房日常消毒隔离、终末消毒
		实践	参加科室“祝你好运（孕）”护理服务活动
		实践	拍摄识别妇科急腹症的专科视频
		实践	撰写论文 1 篇
		实践	结业考核

（二）产科专业进修、规培、轮岗护士教学路径单

姓名：　　　　　　　　　　入科时间：　　　　　　　　　　出科时间：

培训时间	培训周目标	培训类型	培训路径内容
第1周	1. 掌握产前腹部检查、听诊胎心音、胎心监护仪的操作及结果的判读 2. 熟悉培训计划 3. 熟悉科室规章制度及流程、各班岗位职责 4. 了解产科病区、产房布局及设施	入科介绍	产科病房、产房、接诊室、接种室的环境布局，仪器设备和药品放置位置，带教老师和科室人员介绍
		制度	科室各班岗位职责
		理论	胎心监护结果的判读
		操作	四步触诊法、多普勒听诊胎心音
		操作	胎心监护工作流程
		制度	产科规章制度（新生儿安全管理制度、产科护士与家属交接新生儿管理制度、产房与产科病区孕产妇交接制度、产科预防孕产妇跌倒、坠床管理制度、新生儿性别填写登记核对管理制度等）
第2周	1. 掌握正常待产患者产前一般护理常规 2. 掌握科室特殊药物的使用与观察 3. 熟悉各类风险评估与预防 4. 了解患者入院流程	理论	正常待产患者产前一般护理常规
		理论	各类风险评估单量表、评估高风险者健康指导及防御措施
		理论	安宝、硫酸镁、醋酸阿托西班、硝普钠的使用清单及观察要点
		操作	踝泵运动指导
		操作	下肢气压治疗仪的使用
第3周	1. 掌握围生期患者的护理要点 2. 掌握产后大出血患者的护理 3. 熟悉产科合并症的护理 4. 了解特殊情况下的母乳喂养	理论	剖宫产术前及术后护理
		理论	孕产妇产前及产后护理
		理论	产后大出血患者的护理
		理论	母乳喂养及特殊情况下的母乳喂养
		理论	妊娠合并高血压、合并糖尿病、合并肝内胆汁淤积症、合并血小板减少、合并心脏病、合并羊水过多、合并羊水过少、妊娠剧吐、先兆早产、前置胎盘等护理
		操作	灌肠技术、乳房按摩仪的使用
		理论	留置导尿管的观察及护理
第4周	1. 掌握新生儿黄疸的发生、观察及处理 2. 掌握采用PIO格式书写护理文书要求 3. 熟悉新生儿沐浴流程 4. 了解新生儿疾病筛查和预防接种	理论	新生儿黄疸
		制度	母婴分离交接工作流程
		理论	产科患者病历的书写要求
		操作	新生儿沐浴流程
		操作	黄疸仪的使用
		操作	新生儿足跟血采集、预防接种流程

续表

培训时间	培训周目标	培训类型	培训路径内容
第5周	1. 掌握产科常见风险点及早期识别 2. 掌握产科常见应急预案 3. 了解疑难危重患者 SBAR 交班及危重护理计划单	理论	胎儿窘迫、胎盘早剥、子痫、出血、呼吸困难、下肢肿胀、疼痛、少尿或无尿等风险点的识别
		理论	疑难危重患者 SBAR 交班及护理风险讨论
		应急演练	新生儿呛奶的应急预案
		应急演练	孕妇发生胎心异常的应急处置清单
第6周	1. 掌握产科常见应急预案 2. 熟悉科室开展的新业务、新技术 3. 熟悉宫颈环扎术后、减胎术后及胎位外倒转术后的护理	理论	新业务、新技术学习：宫颈环扎术、减胎术、羊膜腔穿刺术、水囊引产术，胎位外倒转术
		理论	宫颈环扎术后的护理
		理论	减胎术术后的护理
		理论	胎位外倒转术术后的护理
		应急演练	产后出血的应急预案
		应急演练	子痫发作的应急预案
		实践	1 例宫颈环扎术后患者的护理查房
第7周	1. 掌握产房的消毒与隔离技术 2. 掌握分娩机制与产程管理知识 3. 熟悉产房常用设备、仪器和工具的使用方法 4. 熟悉产房各班次岗位职责 5. 了解产房布局、区域划分、物品、药品摆放	理论	人流室、待产室、分娩室、隔离分娩室布局，外走廊、内走廊，药品（急救柜、各类缩宫素、间苯三酚、地塞米松、葡萄糖酸钙、维生素 K_1 等）、物品（接生包、器械包、新生儿复苏气囊、新生儿喉镜、导尿包、产钳等）摆放
		制度	产房消毒隔离制度、医疗废物管理、产房医院感染管理制度
		理论	枕先露分娩机制
		理论	产程的分期和护理
		理论	产房各班次岗位说明书
		操作	多功能产床的使用
		操作	新生儿复苏台和暖箱的使用
第8周	1. 掌握产房缩宫素使用规范及催引产观察要点 2. 熟悉无痛分娩的护理 3. 了解瑜伽球的使用及人文关怀	理论	缩宫素滴注引产风险清单及观察要点
		理论	无痛分娩的护理
		操作	瑜伽球的使用
		理论	分娩期患者的心理护理
第9周	1. 掌握阴道分娩接产流程、会阴缝合技术 2. 掌握产程图的绘制 3. 了解催眠分娩	理论	产程图的绘制
		理论	会阴缝合技巧
		理论	催眠分娩
		操作	阴道分娩接产技术

续表

培训时间	培训周目标	培训类型	培训路径内容
第10周	1. 掌握患者产时并发症的早期识别和紧急处理 2. 掌握产时常用技术和手法 3. 熟悉新生儿脐带动脉血采集及血气分析仪的使用	理论	羊水栓塞的早期识别和紧急处理
		理论	先兆子宫破裂的早期识别和处理
		理论	会阴缝合技巧
		操作	会阴保护手法
		操作	人工破膜、手取胎盘
		操作	新生儿脐带动脉血采集
		操作	血气分析仪的使用
第11周	1. 掌握分娩后母婴早期观察和护理 2. 掌握产后大出血的紧急处理流程 3. 熟悉胎盘及死胎处理流程	理论	产房分娩后患者的早期观察和护理
		制度	胎盘及死胎处理流程
		操作	产妇发生产后大出血的应急演练
		操作	新生儿早接触、早吸吮、早开奶
		操作	新生儿窒息复苏技术
第12周	1. 掌握各种难产接生技巧 2. 熟悉肩难产的应急处理 3. 熟悉产房日常消毒隔离、终末消毒	理论	产房日常消毒隔离、终末消毒
		理论	肩难产的应急处理
		操作	臀位助产、产钳助产技术
		操作	臀位助产
		理论	1例妊娠合并重度子痫前期患者的疑难病例讨论
		实践	实践体会交流、征集意见及建议
		实践	结业考核

十一、儿科专科进修、规培、轮岗护士临床护理教学路径指引

（一）新生儿专业进修、规培、轮岗护士教学路径单

姓名：　　　　入科时间：　　　　出科时间：

培训时间	培训周目标	培训类型	培训路径内容
第1周	1. 掌握新生儿分类、早产儿及足月儿的特点、新生儿病区护理风险评估 2. 熟悉科室环境、仪器及药品摆放位置 3.熟悉新生儿十大安全目标、新生儿病区医院感染管理、手卫生的规范	入科介绍	新生儿病区重症区、早产区、足月儿区、治疗室、配奶间、沐浴间、清洗消毒间的环境布局，仪器设备和药品放置位置，带教老师和科室人员介绍
		理论	新生儿分类、足月儿及早产儿的特点及护理
		理论	新生儿十大安全目标
		理论	新生儿病区护理风险评估清单
		制度	新生儿安全管理制度
		制度	新生儿病区医院感染管理、手卫生的规范
第2周	1. 掌握新生儿配奶流程、新生儿奶瓶奶嘴消毒规范、新生儿母乳接收制度 2. 掌握新生儿喂养、鼻饲喂养法 3. 熟悉新生儿特殊奶粉的应用 4. 了解母乳巴氏消毒流程	制度	新生儿配奶流程
		制度	新生儿奶瓶奶嘴消毒规范
		制度	新生儿母乳接收制度
		理论	新生儿特殊奶粉的应用
		理论	早产儿母乳强化剂使用专家共识
		操作	母乳巴氏消毒流程
		操作	新生儿喂养、鼻饲喂养法
第3周	1. 掌握常见高风险药物使用 2. 熟悉病房药品的管理 3. 熟悉全合一营养液的配制	理论	病房药品的管理
		理论	常见高风险药物使用清单
		操作	全合一营养液的配制
第4周	1. 掌握新生儿患者出入院护理、新生儿患者身份识别制度及交接流程、新生儿患者入院护理文书书写 2. 熟悉各种标本采集技术 3. 熟悉新生儿患者入院宣教	理论	新生儿患者出入院护理
		制度	新生儿患者身份识别制度及交接流程
		理论	新生儿患者入院护理文书清单
		操作	动脉血采集技术
		操作	股静脉穿刺法
		操作	痰培养、胃液培养标本采集
		实践	新生儿患者入院宣教

续表

培训时间	培训周目标	培训类型	培训路径内容
第5周	1. 掌握重症监护病房新生儿皮肤管理、新生儿医源性皮肤损伤的评估要点和预见性护理的专家共识 2. 掌握新生儿沐浴、眼部护理、口腔护理、脐部护理、臀部护理	理论	重症监护病房新生儿皮肤管理
		理论	新生儿医源性皮肤损伤的评估要点和预见性护理的专家共识
		操作	新生儿沐浴
		操作	眼部护理、口腔护理、脐部护理、臀部护理
第6周	1. 掌握感染性疾病（肺炎、脐炎、败血症）的护理 2. 掌握高频振动雾化吸入、经口 / 鼻吸痰技术	理论	肺炎、脐炎、败血症的护理
		操作	高频振动雾化吸入
		操作	经口 / 鼻吸痰技术
第7周	1. 掌握新生儿黄疸的护理 2. 掌握蓝光光疗技术、经皮胆红素测定、微量血胆红素测定 3. 了解动静脉同步换血术	理论	新生儿黄疸的护理
		理论	新生儿黄疸高危风险清单
		理论	动静脉同步换血的护理
		操作	蓝光光疗技术
		操作	动静脉同步换血术
		操作	经皮胆红素测定、微量血胆红素测定
第8周	1. 掌握新生儿肺透明膜病护理 2. 掌握早产儿观察要点及 PS 的应用 3. 熟悉新生儿暖箱消毒规范 4. 了解袋鼠式护理在新生儿的应用 5. 了解早产儿吞咽功能训练	理论	新生儿肺透明膜病护理
		理论	早产儿高危风险清单
		理论	PS 的应用清单
		理论	袋鼠式护理在新生儿的应用
		操作	新生儿暖箱消毒规范
		操作	早产儿吞咽功能训练
第9周	1. 掌握新生儿坏死性小肠结肠炎护理常规 2. 掌握新生儿鼻饲管置管、新生儿洗胃、婴幼儿灌肠法	理论	新生儿坏死性小肠结肠炎护理
		操作	新生儿鼻饲管置管、新生儿洗胃
		操作	婴幼儿灌肠法
第10周	1. 掌握新生儿脐动静脉置管在 NICU 的应用、新生儿经外周置入中心静脉导管的操作及管理 2. 熟悉新生儿经外周置入中心静脉导管日常维护 3. 了解新生儿经外周置入中心静脉导管的操作、新生儿经外周置入中心静脉导管维护	理论	新生儿脐动静脉置管在 NICU 的应用
		理论	新生儿经外周置入中心静脉导管的操作及管理
		操作	新生儿经外周置入中心静脉导管的操作
		操作	新生儿经外周置入中心静脉导管维护及日常维护

续表

培训时间	培训周目标	培训类型	培训路径内容
第11周	1. 掌握无创呼吸机使用 2. 熟悉预防新生儿鼻中隔压伤措施落实清单 3. 了解新生儿气管导管滑脱的应急演练	理论	无创呼吸机使用及护理
		理论	预防新生儿鼻中隔压伤措施落实清单
		理论	机械通气患儿气道管理与日常护理
		应急演练	新生儿气管导管滑脱的应急演练
第12周	1. 掌握新生儿窒息的护理 2. 复苏气囊的检测清单 3. 熟悉新生儿窒息复苏术 4. 结业考核	理论	新生儿窒息的护理
		操作	复苏气囊的检测清单
		操作	新生儿窒息复苏术
		实践	实践体会交流、征集意见及建议
		实践	结业考核

（二）儿科专业进修、规培、轮岗护士教学路径单

姓名：　　　　　　　　　　　　入科时间：　　　　　　　　　　　　出科时间：

培训时间	培训周目标	培训类型	培训路径内容
第1周	1. 掌握院内感染与预防，个人防护用品的穿脱 2. 了解科室环境、相关法律法规、各项规章制度，岗位职责及各班工作流程 3. 了解本院优质护理品牌特色	入科介绍	儿科病房的环境布局，仪器设备和药品放置位置，带教老师和科室人员介绍
		制度	病区各班职责、工作流程
		理论	儿童权益保护法律法规及医疗损害责任
		理论	院内感染与预防
		理论	本院的优质护理品牌特色
		操作	个人防护用品的穿脱
第2周	1.掌握儿科患者的护理评估、护理诊断、常见症状及体征的护理 2.掌握各种专科标本采集技术 3. 了解人文关怀与沟通的重要性	理论	儿科护理诊断及风险评估、预防及紧急处置
		理论	清单在护理中质量控制中的应用
		理论	人文关怀与沟通
		操作	鼻咽拭子标本采集技术
		操作	动静脉采血、血气分析采集技术
第3周	1. 掌握儿科各种管道的护理 2. 熟悉常见仪器的使用并知晓其故障的处理 3. 熟悉科内常用药物的药理作用及观察要点	理论	各种管道的观察、固定及护理
		理论	儿科药品及仪器设备、物品管理
		演练	PICC 导管不慎脱出的应急演练
		实践	降低 XX 管道非计划拔管的 A3 报告

续表

培训时间	培训周目标	培训类型	培训路径内容
第4周	1. 掌握常见呼吸系统疾病的专科护理 2. 掌握儿科支气管镜的健康教育 3. 了解肺功能、一氧化氮测定等呼吸疾病相关操作	理论	肺炎的护理路径及护理诊断、疾病新共识、新进展
		理论	儿童支气管镜检查、肺功能及一氧化氮测定
		实践	常见居家吸入用药使用方法（丙酸氟替卡松吸入气雾剂的使用、布地奈德福莫特罗粉吸入剂的使用、沙美特罗替卡松粉吸入剂的使用等）
		操作	鼻负压置换技术
		操作	穴位贴肺贴、肠胃贴敷技术
		操作	机械辅助排痰
第5周	1. 熟悉常见内分泌系统疾病的专科护理及相关专科操作 2. 了解生长激素激发试验 3. 了解常用文献检索	理论	糖尿病护理路径、护理诊断及疾病新共识、新进展
		理论	生长激素激发试验
		理论	糖尿病饮食管理
		操作	胰岛素泵的使用
		实践	护理文献检索
		实践	1 例重症肺炎患儿的个案护理
第6周	1. 熟悉常见血液系统疾病的专科护理 2. 熟悉中长导管的维护过程 3. 熟悉化疗药物的药理观察及外渗处理	理论	白血病护理路径、护理诊断及疾病新共识、新进展
		理论	化疗药物的药理作用及观察要点
		操作	PORT 的维护
		操作	输血泵的使用
		操作	PICC/CVC 的维护
		实践	化疗药物外渗处理
第7周	1. 熟悉神经系统疾病的专科护理及相关专科操作 2. 了解脑电图、视频脑电图	理论	惊厥护理路径及护理诊断
		理论	脑电图、视频脑电图
		操作	小儿肌内注射技术
		操作	复苏气囊的使用
		实践	患儿痫性大发作操作大练兵
第8周	1. 掌握特殊标本的留取方法 2. 熟悉泌尿系统疾病的专科护理	理论	肾病综合征护理路径、护理诊断及疾病新共识、新进展
		理论	肾穿刺的相关护理
		操作	尿培养标本采集、导尿技术
		实践	12h 和 24h 尿标本留取
第9周	1. 熟悉消化系统及免疫性疾病专科护理 2. 熟悉灌肠技术	理论	IgA 血管炎护理路径及护理诊断
		理论	胃镜、肠镜检查技术
		理论	儿童喂养新技术、新指南
		操作	鼻饲、胃肠减压技术
		操作	小儿灌肠技术
		实践	制订或修订一个儿科常见专科疾病路径表

续表

培训时间	培训周目标	培训类型	培训路径内容
第10周	1. 熟悉肺康复相关知识 2. 熟悉肺部疾病相关操作	理论	康复护理交流体会
		实践	儿童呼吸功能训练
		实践	气道廓清技术
		操作	体位引流技术
		操作	俯卧位通气
第11周	1. 掌握危重患者常见抢救与救治技术 2. 了解危重患者的转运及交接流程	理论	危重患者转运、交接流程
		理论	急危重症患者抢救技术
		理论	无创呼吸机的运用
		理论	小儿人工气道的护理
		操作	海姆立克急救法
		操作	儿童心肺复苏技术
		操作	电除颤技术
第12周	1. 熟悉儿科质量管理指标 2. 了解儿童安宁疗护	理论	儿童安宁疗护
		理论	儿科精益管理与质量管理
		实践	总结交流 PPT 分享
		实践	实践体会交流、征集意见及建议
		实践	结业考核

（三）PICU 专科进修、规培、轮岗护士教学路径单

姓名：　　　　　　　　　　入科时间：　　　　　　　　　　出科时间：

培训时间	培训周目标	培训类型	培训路径内容
第1周	1. 掌握医务人员标准预防措施 2. 掌握科室环境、各项规章制度 3. 掌握本科岗位职责及各班工作流程	入科介绍	PICC 病房、肺功能室、内镜室的环境布局，仪器设备和药品放置位置，带教老师和科室人员介绍
		理论	PICU 病区 APN、A 白班、消毒班、帮班、各个班次的工作流程及职责
		制度	标准预防、防护用品管理规范、呼吸咳嗽礼仪、医疗废物管理规范及处置流程、
		制度	查对制度、分级制度、交接班制度、不良事件上报制度

续表

培训时间	培训周目标	培训类型	培训路径内容
第2周	1. 掌握 PDA 应用及各种护理文书的书写 2. 掌握及各种管道的护理 3. 熟悉科室常见仪器的使用并知晓其故障的处理，并能用以指导实践工作 4. 了解儿童鼻饲喂养法	理论	新入院、转科、出院患者流程，PDA 使用、HIS 系统、移动护理终端系统及医嘱处理流程，护理文书书写、各项量表的评估及护理病历的书写
		理论	留置胃管、尿管、胸腔闭式引流管、CVC、PICC、输液港、透析管、脑室引流管等各种管道的观察、固定
		理论	除颤仪、输液泵、输血泵、血气分析仪、心电图机、呼吸机、机械辅助排痰仪、基础设置及故障的处理方法
		操作	儿童喂养、鼻饲喂养法
第3周	1. 掌握科室患者的护理评估、常见症状及体征的护理 2. 熟悉病区专科标本解读及正确的采集技术 3. 了解沟通的重要性	理论	PICU 患者的护理诊断、护理风险评估清单，风险点预防及紧急处置清单
		理论	PICU 病区有效沟通方法
		理论	动脉血气分析报告解读
		操作	血气分析采集技术
		操作	鼻咽拭子标本采集技术
		实践	预防呼吸机相关性肺炎措施
第4周	1. 掌握基础理论知识及常见病的护理要点 2. 掌握外科术后患者的护理 3. 熟悉心肺复苏术 4. 了解降低留置尿管相关尿路感染措施	理论	PICU 病区常见疾病种类及护理要点（重症肺炎、支气管哮喘、癫痫持续状态、糖尿病酮症酸中毒、过敏性休克等）
		理论	颅内出血患者术后的护理
		操作	心肺复苏术 + 电除颤技术
		实践	降低留置尿管相关尿路感染的 A3 报告
第5周	1. 掌握支气管哮喘的护理路径及护理诊断 2. 了解支气管镜、肺功能、一氧化氮等专科检查方法	理论	支气管哮喘护理路径及护理诊断
		理论	儿童支气管镜检查、肺功能及一氧化氮测定
		操作	支气管肺舒张实验
		实践	1 例支气管哮喘的床边查房
		实践	心力衰竭案例操作大练兵
第6周	1. 掌握误吸的护理路径及护理诊断 2. 掌握儿童经外周置入中心静脉导管的相关操作及管理 3. 熟悉 CVC 日常维护 4. 了解脑电图、视频脑电图 5. 了解胃肠减压术	理论	患者误吸的护理路径及护理诊断
		理论	脑电图、视频脑电图相关知识
		理论	动脉血压监测在儿童重症的应用
		理论	儿童经外周置入中心静脉导管的操作及管理
		操作	儿童经外周置入中心静脉导管的维护
		操作	穴位贴敷技术
		操作	胃肠减压技术

续表

培训时间	培训周目标	培训类型	培训路径内容
第7周	1. 掌握重症肺炎的护理路径及护理诊断 2. 掌握机械辅助排痰技术	理论	重症肺炎护理路径及护理诊断
		操作	肺康复技术
		操作	机械辅助排痰
		实践	颅脑损伤手术患者临床护理路径修订
第8周	1. 掌握气道内壁清理术的知识 2. 熟悉病房的护理质量管理	理论	气道内壁清理术的理论知识
		理论	儿科病房护理质量管理
		操作	气道内壁清洗术的流程及注意事项
		操作	俯卧位通气
		实践	思政小讲课(护理职业道德、护理伦理、护理法律法规、护理职业素养)
第9周	1. 掌握空气消毒机、床单位消毒机使用方法 2. 熟悉急救室、急救车布局 3. 了解终末消毒流程 4. 了解多重耐药菌种类、隔离方式、防护措施等	操作	空气消毒机、床单位消毒机使用
		理论	急救室、急救车的管理制度
		理论	多重耐药菌感染的诊治与预防
		操作	常用物品消毒方法、消毒液配制方法
		实践	磁性护理活动(户外)
第10周	1.熟悉机械通气及人工气道、气管插管患者口腔护理 2. 了解疑难危重患者护理风险和营养支持 3. 了解危重患儿的护理	理论	危重患者的护理
		理论	危重患者 SBAR 交班
		理论	危重患者营养支持技术
		操作	机械通气及人工气道管理
		操作	气管插管患者约束技术
		操作	气管插管患者口腔护理
第11周	1. 掌握危重患者的转运及交接流程 2. 熟悉儿童心肺复苏术及除颤技术 3. 熟悉海姆立克急救法	理论	危重患者转运、交接流程
		理论	急危重症手术患者抢救技术
		操作	海姆立克急救法
		操作	心肺复苏技术
		操作	电除颤技术
第12周	1. 掌握儿科质量管理指标 2. 熟悉论文的书写	理论	儿科精益管理及儿科质量管理指标
		操作	总结交流 PPT 分享
		实践	实践体会交流、征集意见及建议
		实践	结业考核

（四）儿科门急诊进修、规培、轮岗护士教学路径单

姓名：　　　　　　　　　入科时间：　　　　　　　　　出科时间：

培训时间	培训周目标	培训类型	培训路径内容
第1周	1. 熟悉科室环境 2. 熟悉科室各项规章制度 3. 熟悉各班岗位职责及工作流程 4. 了解专科健康宣教内容 5. 了解常用消毒方法	入科介绍	儿科门急诊诊室、穿刺间、输液区、抢救室、鼻负压置换治疗区、雾化区、留观室的环境布局，仪器设备和药品放置位置，带教老师和科室人员介绍
		制度	科室工作流程及岗位职责，查对制度、交接班制度、危重患者抢救、药品管理制度、科内安全纪律
		理论	专科疾病、治疗健康宣教
		理论	护患沟通技巧、掌握专科疾病健康宣教
		操作	职业暴露针刺伤处理及上报
		操作	常用物品消毒方法、消毒液配制方法
第2周	1. 掌握各种标本采集技术 2. 熟悉本科信息电子化系统的使用 3. 熟悉护理文书书写 4. 了解专科疾病护理路径、操作路径	理论	患者就诊流程、输液流程、PDA 使用、HIS 系统、移动输液系统及医嘱处理流程等
		理论	输液卡治疗单、雾化单治疗单、鼻负压置换治疗单、抢救报告、口头遗嘱记录、留观记录等书写
		理论	支气管哮喘发作临床护理路径、误食中毒患儿临床护理路径、休克患儿临床护理路径、性早熟患儿临床护理路径
		理论	新生儿院前急救及转运护理操作路径、儿童院前急救及转运护理操作路径、儿童鼻负压置换术护理操作路径、新生儿神经行为测定护理操作路径、0～6岁儿童行为发育评估护理操作路径
		操作	甲流核酸、乙流核酸、肺炎支原体核酸、新冠肺炎核酸、百日咳等鼻咽采集
		操作	中段尿标本采集
第3周	1. 掌握专科操作技能 2. 熟悉专科常见疾病症状、体征及护理	理论	婴幼儿腹泻护理诊断
		理论	急性胃炎护理
		理论	肾病综合征护理健康宣教
		理论	急性肾小球肾炎护理
		操作	无痛皮试仪使用，各类皮试液配制方法
		操作	药液配制，剂量计算方法，常见药物配伍禁忌
		操作	小儿头皮静脉穿刺技术、小儿静脉留置针穿刺技术及导管维护

续表

培训时间	培训周目标	培训类型	培训路径内容
第4周	1. 掌握专科操作技能 2. 熟悉专科常见疾病症状、体征及护理	理论	支气管哮喘临床症状及护理
		理论	急性支气管临床症状及护理
		理论	急性感染性喉炎临床症状及处理
		理论	急性上呼吸道感染临床症状及一般治疗护理
		操作	雾化吸入用药指导及健康宣教内容
		操作	鼻负压置换技术适应证及禁忌证
		操作	口鼻气雾剂使用方法
第5周	1. 掌握急救药品、物品使用 2. 熟悉科内常见仪器设备使用 3. 熟悉急救室、急救车布局	理论	新生儿低血糖护理
		理论	再生障碍性贫血护理
		理论	过敏性紫癜临床症状及护理
		理论	血友病护理及健康宣教
		理论	急救药品、物品使用及注意事项
		操作	床边心电图、心电监护仪、血糖仪、电动吸引器、微量泵、新生儿温箱使用
第6周	1. 掌握专科急救操作技能 2. 了解专科常见疾病症状、体征的护理及应急处理	理论	小儿高热护理措施
		理论	小儿惊厥护理措施
		理论	癫痫患儿护理诊断
		操作	小儿吸痰技术及注意事项
		应急演练	突发惊厥紧急处理
第7周	1. 掌握专科急救操作技能 2. 熟悉专科常见疾病症状、体征的护理及应急处理	理论	新生儿黄疸护理及宣教
		理论	新生儿缺氧缺血性脑病症状及护理诊断
		理论	新生儿败血症护理
		理论	新生儿低钙血症护理
		理论	小儿急性中毒
		操作	黄疸仪使用方法
		操作	洗胃术：催吐法、手动抽吸洗胃术
第8周	1. 熟悉专科疾病危重患者抢救配合及护理 2. 了解专科常见疾病症状、体征的护理及应急处理	理论	先天性心脏病护理
		理论	病毒性心肌炎护理
		理论	新生儿窒息
		理论	呼吸心搏骤停
		操作	新生儿、儿童心肺复苏
		应急演练	突发心脏骤停应急演练

续表

培训时间	培训周目标	培训类型	培训路径内容
第9周	1. 掌握专科基础操作技能 2. 了解专科常见疾病症状、体征的护理	理论	生长激素缺乏症
		理论	先天性甲状腺功能减低症
		理论	糖尿病护理诊断及健康宣教
		理论	儿童单纯性肥胖护理健康指导
		理论	小儿生长发育
		理论	小儿神经系统疾病护理
		操作	醋酸亮丙瑞林、醋酸曲普瑞林、长效青霉素注射知情同意书、注意事项及宣教内容
第10周	1.熟悉转运出诊急救箱药品、物品使用 2. 了解新生儿转运箱使用	理论	新生儿颅内出血护理
		理论	新生儿感染性肺炎护理
		理论	早产儿护理及呼吸暂停护理
		操作	新生儿转运箱操作使用及注意事项
第11周	1. 熟悉各专科疾病护理 2. 熟悉专科常见疾病症状、体征及护理 3. 了解儿童保健生长发育、神经心理发育评估	理论	脑性瘫痪护理
		理论	注意缺陷多动障碍
		理论	病毒性、细菌性脑膜炎治疗护理
		理论	早产儿与足月新生儿特点及护理
		理论	小儿体格生长及神经、心理行为发展
		实践	儿童保健专科评估操作及健康指导
		实践	医护一体查房案例讨论
第12周	1. 了解专科护理质量指标 2. 了解专业传染疾病护理	理论	麻疹、水痘、流行性腮腺炎、手足口病、原发性肺结核等护理及宣教
		实践	通过学习，PPT 分享交流总结
		实践	实践体会交流、征集意见及建议
		实践	结业考核

（五）小儿外科专业进修、规培、轮岗护士教学路径单

姓名：　　　　　　　　　　　入科时间：　　　　　　　　　　　出科时间：

培训时间	培训周目标	培训类型	培训路径内容
第1周	1. 掌握小儿年龄分期及生理解剖和病理特点 2. 掌握小儿药物治疗特点及液体疗法 3. 掌握小儿外科常用仪器的操作 4. 熟悉小儿外科病区设置及管理	入科介绍	小儿外科病房、换药室、肠道治疗室的环境布局，仪器设备和药品放置位置，带教老师和科室人员介绍
		制度	科室工作流程、岗位职责及规章制度
		理论	小儿生理解剖和病理特点
		理论	小儿药物治疗特点
		理论	小儿外科液体疗法
		操作	生命体征测量、雾化、静脉留置针技术
		操作	小儿心电监护仪、心电图机使用及参数设置
第2周	1. 掌握小儿外科围手术期护理常规 2. 掌握小儿外科营养支持患儿护理 3. 掌握小儿外科标本采集技术 4. 掌握小儿急救技术 5. 熟悉小儿术后疼痛管理 6. 熟悉小儿外科管道评估及护理	理论	小儿外科住院患儿的心理护理
		理论	小儿外科营养支持患儿的护理
		理论	小儿外科术前护理常规
		理论	小儿外科常用麻醉方式
		理论	小儿外科术后护理常规
		理论	小儿术后疼痛护理
		操作	各类血标本采集技术
		操作	各类大小便标本采集
		操作	股静脉、颈静脉采血技术
		操作	新生儿、儿童心肺复苏术
		操作	吸氧技术
		操作	吸痰技术
第3周	1. 掌握小儿外科全麻术后患儿交接与评估 2. 掌握小儿外科急腹症患儿的护理 3. 掌握小儿外科腹部疾病专科操作	理论	小儿外科全麻术后患儿交接与评估
		理论	感染性休克的护理及风险防范
		理论	小儿外科腹部疾病护理常规
		理论	急性阑尾炎及腹膜炎患儿的护理
		理论	消化道异物患儿的护理
		理论	梅克尔憩室患儿的护理
		理论	小儿外科腹部疾病护理路径
		操作	胃肠减压技术
		操作	更换引流袋及引流管护理

续表

培训时间	培训周目标	培训类型	培训路径内容
第4周	1. 掌握小儿外科腹部常见疾病护理 2. 掌握小儿外科腹部疾病常见专科护理操作 3. 熟悉先天性胆总管囊肿、巨结肠患儿的护理 4. 熟悉腹部疾病并发症的预防及处理	理论	腹股沟疝患儿的护理
		理论	肠梗阻患儿的护理
		理论	肠套叠患儿的护理
		理论	先天性巨结肠、胆总管囊肿患儿护理
		理论	腹部疾病并发症的预防及处理
		操作	各种灌肠技术、扩肛治疗技术
		操作	先天性巨结肠灌肠技术
		实践	1 例先天性胆总管囊肿患儿护理查房
第5周	1. 掌握小儿泌尿生殖系统常见疾病的护理 2. 掌握小儿外科泌尿与生殖系统专科护理操作	理论	泌尿系统特殊检查及管道护理
		理论	小儿外科泌尿系疾病护理常规
		理论	感染性休克的护理及风险清单
		理论	隐睾患儿的护理
		理论	隐匿阴茎患儿的护理
		理论	急性附睾炎患儿的护理
		理论	鞘膜积液患儿护理
		理论	睾丸扭转患儿的护理
		理论	泌尿系感染 / 结石患儿护理
		理论	小儿泌尿系疾病护理路径及尿管相关操作清单
		操作	特殊尿标本采集技术
第6周	1. 掌握小儿泌尿生殖系统常见疾病的护理 2. 掌握小儿外科泌尿与生殖系统专科护理操作 3. 熟悉先天性巨输尿管、尿道下裂患儿的护理 4. 熟悉小儿外科泌尿系疾病并发症的预防及处理	理论	肾盂输尿管连接部梗阻患儿护理
		理论	异位输尿管口患儿护理
		理论	先天性巨输尿管患儿护理
		理论	尿道下裂 / 尿道上裂患儿的护理
		理论	肾积水患儿护理
		理论	包茎患儿的护理
		理论	尿管相关尿路感染防范
		理论	小儿外科泌尿系疾病并发症的预防及处理
		操作	小儿导尿技术、会阴护理
		应急演练	非计划拔管的应急演练

续表

培训时间	培训周目标	培训类型	培训路径内容
第7周	1. 掌握小儿颈胸常见疾病护理 2. 掌握小儿颈胸疾病专科护理操作 3. 熟悉小儿颈胸疾病并发症的预防及处理	理论	小儿外科胸部疾病护理常规
		理论	甲状舌管囊肿患儿的护理
		理论	腮源性囊肿患儿护理
		理论	漏斗胸 / 鸡胸患儿护理
		理论	先天性肺囊性病患儿护理
		理论	先天性膈疝患儿护理
		理论	小儿颈胸疾病护理路径
		理论	小儿颈胸疾病并发症的预防及处理
		操作	更换胸腔闭式引流瓶
		应急演练	胸腔闭式引流管脱管的应急处理流程
第8周	1. 掌握小儿骨科常见疾病护理 2. 掌握小儿骨科疾病专科护理操作 3. 熟悉小儿骨科疾病并发症的预防及处理	理论	小儿骨科护理常规
		理论	上肢 / 下肢骨折患儿护理
		理论	先天性肌性斜颈患儿护理
		理论	先天性马蹄内翻足患儿护理
		理论	多指、并指、巨指畸形患儿护理
		理论	小儿骨科疾病并发症的预防及处理
		操作	牵引及石膏绷带固定技术护理
第9周	1. 掌握小儿常见肿瘤外科疾病护理 2. 掌握小儿外科急救技术操作 3. 熟悉小儿肿瘤疾病并发症的预防及处理	理论	血管瘤患儿护理
		理论	淋巴管瘤患儿护理
		理论	纵隔肿瘤患儿护理
		理论	神经母细胞瘤患儿护理
		理论	卵巢肿瘤患儿护理
		理论	畸胎瘤患儿护理
		理论	小儿肿瘤疾病并发症的预防及处理
		操作	静脉输血技术
		操作	负压吸引器的使用及急救应急准备

续表

培训时间	培训周目标	培训类型	培训路径内容
第10周	1. 掌握新生儿外科常见疾病护理 2. 掌握新生儿外科专科护理操作 3. 熟悉新生儿外科疾病并发症预防及处理	理论	新生儿外科护理常规
		理论	新生儿窒息患儿的抢救流程
		理论	先天性肠闭锁及肠狭窄患儿护理
		理论	先天性直肠肛门闭锁患儿护理
		理论	胆道闭锁患儿护理
		理论	新生儿胃肠道穿孔患儿护理
		理论	新生儿外科疾病并发症的预防及处理
		操作	新生儿脐部护理
		操作	肠造口护理技术
		实践	新生儿全麻术后窒息的应急演练
		实践	1 例先天性肛门闭锁患儿的全程护理查房
第11周	1. 掌握小儿外科护理常规 2. 掌握小儿外科各类风险预防及处置 3. 掌握小儿外科专科应急预案 4. 熟悉小儿外科疾病健康宣教	理论	小儿外科护理常规
		理论	小儿外科风险清单
		理论	小儿外科疾病健康宣教
		理论	小儿外科专科应急预案
		实践	出院后家庭居家护理常识与家庭心理护理
		应急演练	消防、危化品应急演练
第12周	1. 掌握术后常见并发症及其处理 2. 熟悉加速康复外科围手术期管理 3. 了解新业务、新技术 4. 结业考核	理论	加速康复外科围手术期管理
		理论	小儿外科术后常见并发症及其处理
		操作	新技术：肛管直肠测压技术
		实践	实践体会交流、征集意见及建议
		实践	结业考核

十二、急危重症专科进修、规培、轮岗护士临床护理教学路径指引

（一）急诊医学专业进修、规培、轮岗护士教学路径单

姓名： 入科时间： 出科时间：

培训时间	培训周目标	培训类型	培训路径内容
第1周	1. 掌握急诊医学科常见仪器设备的使用及其故障的处理 2. 掌握急诊急救药品的使用 3. 熟悉急诊医学科环境及各项规章制度 4. 熟悉急诊医学科岗位职责及工作流程 5. 熟悉人文关怀与人文护理 6. 了解“5 min 生命链”急救新模式 7. 了解胸痛中心、卒中中心、创伤中心的建立与发展	入科介绍	急诊医学科病房、抢救室、洗胃室、清创室、换药室的环境布局，仪器设备和药品放置位置，带教老师和科室人员介绍
		理论	急诊医学科概述
		理论	“5 min 生命链”急救新模式解析
		理论	急诊医学科胸痛中心、卒中中心、创伤中心的建立与发展
		理论	急诊医学科绿色通道管理制度与流程
		理论	急诊医学科工作流程及岗位职责
		理论	急诊医学科常见抢救药品的使用
		理论	急诊医学科生命支持仪器设备的使用与故障处理
		理论	急诊患者的人文关怀与人文护理
		理论	预见性思维在急诊抢救中的作用
第2周	1. 掌握急诊医学科预检分诊原则及流程 2. 掌握心电图机操作与维护 3. 熟悉心电图临床意义及分类 4. 熟悉急诊医学科重点病种的种类 5. 熟悉异常心电图的识别要点	理论	急诊预检分诊原则及流程
		理论	急诊医学科重点病种的介绍
		理论	急诊心电图监测的临床意义
		理论	急诊心电图监测的分类
		理论	常见异常心电图的识别
		应急演练	暴力型医疗纠纷应急演练
		操作	床边心电图机的操作与维护

续表

培训时间	培训周目标	培训类型	培训路径内容
第3周	1. 掌握留观患者的护理评估要点 2. 掌握急诊患者留观制度与流程 3. 掌握急腹症患者的病情评估与急救处理 4. 熟悉急性腹痛的病因与发病机制 5. 熟悉“三无人员”的救治制度与流程 6. 了解输液室的工作流程 7. 了解急诊医学科各项护理风险评估与风险预防	制度	“三无人员”的救治制度与流程
		理论	急诊患者留观制度与流程
		理论	留观患者的护理评估、常见症状及体征的护理
		理论	留观患者常见病种的问诊及护理查体
		理论	输液室的工作流程
		理论	急诊医学科相关护理风险管理
		理论	急性腹痛的病因与发病机制
		理论	急腹症患者的病情评估与急救处理措施
第4周	1. 掌握急危重患者的急救流程 2. 掌握急危重症患者的安全转运原则 3. 掌握胸痛患者的护理评估 4. 掌握高危胸痛患者的识别要点、鉴别诊断 5. 熟悉急诊常见病种的救治要点 6. 熟悉急诊医学科常见危急值的紧急处理措施	理论	急诊医学科危重症患者的急救流程
		理论	急危重症患者转运方式选择、护理风险评估及交接流程
		理论	急诊抢救患者护理文书的书写规范
		理论	急诊医学科常见危急值的紧急处理措施
		理论	紧急循环通路的建立策略与管理
		理论	急性胸痛的病因与发病机制
		理论	急性胸痛患者的护理评估、常见症状及体征的护理
		理论	高危胸痛患者的识别与护理
		理论	常见高危胸痛的鉴别诊断
		理论	高危胸痛患者的护理问诊与护理查体要点
		实践	急性胸痛患者时间管理表的填报
		操作	心肺复苏术
		操作	除颤术
		操作	简易呼吸球囊辅助呼吸技术
第5周	1. 掌握院前急救原则与流程 2. 掌握基础气道管理技术的操作 3. 熟悉灾害医学紧急救援的原则及现场检伤分类 4. 熟悉重大事故的上报流程 5. 了解我国的院前急救模式	理论	院前急救模式的介绍
		理论	急诊院前急救的急救原则
		理论	急诊院前急救的急救流程与护理
		理论	灾害医学紧急救援的原则
		实践	灾害现场的检伤分类桌面推演
		理论	重大事故的急救处理与上报流程
		操作	院前急救的基础气管管理技术

续表

培训时间	培训周目标	培训类型	培训路径内容
第6周	1. 掌握急性心梗的快速识别与处理措施 2. 掌握急性心衰患者的急救流程与护理常规 3. 掌握心绞痛的急救及护理 4. 掌握严重心律失常患者的病情评估、护理风险点的识别、急救原则与护理措施 5. 掌握主动脉夹层患者的病情观察与护理措施 6. 熟悉主动脉夹层的鉴别诊断 7. 熟悉急诊医学科血管活性药物使用要点及药物外渗的处理 8. 熟悉床边便携式免疫分析仪的使用方法	理论	急性心梗患者护理风险点的快速识别技巧
		理论	经皮冠状动脉介入术（PCI）的术前准备
		理论	急性心衰的急救流程与护理常规
		理论	不稳定性心绞痛的急救与护理
		理论	严重心律失常患者的病情评估与护理风险点的识别
		理论	严重心律失常患者的急救原则与护理措施
		理论	主动脉夹层的鉴别诊断
		理论	主动脉夹层患者的病情观察与抢救措施
		理论	急诊医学科血管活性药物的使用
		理论	药物外渗的处理
		理论	床边便携式免疫分析仪的临床使用
		理论	1 例关于主动脉夹层的护理查房
		操作	心肺复苏机的使用
第7周	1.掌握急性呼衰的临床表现、分型标准、急救措施及护理要点 2. 掌握气胸的分类、急救原则与护理措施 3.掌握窒息患者的识别要点、急救措施与护理评估 4. 掌握气道异物的急救处理措施 5. 掌握呼吸机的基础设置及其报警原因及处理 6. 熟悉人工气道的护理 7. 了解胸腔闭式引流术	理论	急性呼衰的临床表现与分型标准
		理论	急性呼衰患者的急救措施与护理要点
		理论	呼吸机的临床运用
		理论	气胸的分类、急救原则和护理措施
		理论	张力性气胸的处置策略及医护配合
		理论	窒息患者的识别要点
		理论	窒息患者的急救措施与护理评估
		理论	气道异物的急救处理
		理论	人工气道的建立与护理
		操作	胸腔闭式引流术
		操作	动脉血血气分析结果解析与标本采集
第8周	1. 掌握急性脑卒中的识别要点、急救护理及溶栓后的病情观察与护理 2. 掌握昏迷、癫痫持续大发作患者的急救与护理 3. 熟悉气管插管术与护理 4. 熟悉卒中中心的启动标准与时间管理表的填报	理论	急性脑卒中患者的早期识别与急救
		理论	急性脑卒中患者溶栓后的病情观察及护理
		理论	癫痫持续大发作患者的抢救措施与护理
		理论	昏迷患者的急救与护理
		实践	卒中中心的启动标准与时间管理表的填报
		操作	气管插管术

续表

培训时间	培训周目标	培训类型	培训路径内容
第9周	1. 掌握急性创伤患者的评分量表、抢救流程与护理措施 2. 掌握急性颅脑损伤患者的护理 3. 掌握急性创伤性休克患者护理风险点的识别 4. 掌握多发伤患者的概念、分类、急救原则、病情观察与护理评估 5. 掌握大批伤患者的检伤分类 6. 掌握创伤急救的四项技术 7. 熟悉多发伤的病因、病理生理与临床特点 8. 了解环甲膜穿刺术、骨髓腔穿刺术	理论	急性创伤患者的 AIS 评分、ISS 评分的解读
		理论	急性创伤患者的抢救流程与护理措施
		理论	急性颅脑损伤患者的护理
		理论	多发伤的概念、分类和急救原则
		理论	多发伤的病因、病理生理与临床特点
		理论	多发伤患者的病情观察与护理评估
		理论	大批伤患者的检伤分类
		理论	急诊创伤性休克患者常见护理风险点的识别
		理论	严重创伤患者的液体复苏
		理论	多学科协作（MDT）在严重创伤救治中的应用
		理论	骨髓腔穿刺术在急诊中的应用
		实践	创伤管理表的填报
		实践	多发伤患者的救治及团队配合
		操作	环甲膜穿刺术
		操作	创伤急救的四项技术：止血、包扎、固定、搬运
第10周	1. 掌握急性中毒的概述与分类 2. 掌握急性有机磷中毒患者的病情观察与护理评估 3. 掌握性百草枯中毒患者的中毒机制与护理评估 4. 掌握急性一氧化碳中毒患者的病情评估与急救原则 5. 掌握急性酒精中毒患者的急救与护理 6. 熟悉毒蛇咬伤的分类和规范救治 7. 掌握洗胃机的操作方法及注意事项 8. 熟悉血液灌流的操作方法及注意事项	理论	急性中毒的概述与分类
		理论	急性有机磷中毒患者的病情观察与护理评估
		理论	急性百草枯中毒患者的中毒机制
		理论	急性百草枯中毒患者的护理评估
		理论	急性一氧化碳中毒患者的病情评估
		理论	急性一氧化碳中毒患者的急救原则
		理论	急性酒精中毒患者的急救与护理
		理论	毒蛇咬伤的分类和规范救治
		理论	1 例百草枯患者的护理查房
		实践	急性中毒患者时间管理表的填报
		操作	洗胃术
		操作	床边血液灌流术

续表

培训时间	培训周目标	培训类型	培训路径内容
第11周	1. 掌握性中暑患者的识别要点、分类、急救措施与护理要点 2. 掌握电击伤患者的现场急救、院内急救、观察要点与护理措施 3. 掌握淹溺患者的现场急救措施与护理 4. 掌握烧伤患者的烧伤面积评估及分期、救治原则与护理要点 5. 熟悉冰毯机的使用与护理	理论	急性中暑患者的识别要点及分类
		理论	急性中暑患者的急救措施与护理要点
		理论	电击伤患者的现场急救
		理论	电击伤患者的院内急救
		理论	电击伤患者的观察要点与护理措施
		理论	淹溺患者的现场急救措施与护理
		理论	烧伤面积评估及分期
		理论	烧伤患者的急救原则与护理要点
		操作	冰毯机的使用与护理
		操作	气道异物清除术——Heimlich、胸腹部冲击法
第12周	1. 掌握危险性上消化道出血患者的急救与护理 2. 掌握高、低血糖患者的识别要点与护理流程 3. 掌握休克的分类、发病机制、病情观察与急救原则	理论	危险性上消化道出血患者的急救与护理
		理论	高、低血糖患者的识别要点与护理流程
		理论	休克的分类与发病机制
		理论	休克的病情观察与急救原则
		实践	结业考核

（二）重症医学专业进修、规培、轮岗护士教学路径单

姓名：　　　　　　　　　　入科时间：　　　　　　　　　　出科时间：

培训时间	培训周目标	培训类型	培训路径内容
第1周	1. 掌握重症医学科常见疾病的分类、病因、发病机制及临床表现 2. 掌握多重耐药患者床边隔离技术 3. 掌握重症医学科各种标本的采集技术 4. 掌握科室内常用仪器使用方法及故障处理 5.熟悉重症医学科科室环境、各项规章制度 6. 熟悉本科岗位职责及各班工作流程	入科介绍	重症医学科病区普通病房、负压病房、治气管镜室、急诊通道等环境布局，仪器设备和药品放置位置，带教老师和科室人员介绍
		制度	科室各项规章制度、工作流程及岗位职责
		理论	各种病原学标本采集的方法及注意事项
		理论	重症医学科常见疾病的分类、病因、发病机制及临床表现
		理论	多重耐药患者的护理
		操作	无创呼吸机、血气分析仪、除颤仪、经鼻高流量仪、冰毯机、气压泵、排痰仪使用及故障的处理方法
		制度	重症监护室患者的感染控制管理制度
		实践	隔离患者收治负压病房

续表

培训时间	培训周目标	培训类型	培训路径内容
第2周	1. 掌握危重患者的病情评估 2. 掌握危重患者的血栓预防 3. 掌握危重患者抢救的医护配合 4. 熟悉重症医学科常用评估量表 5. 熟悉动脉血气分析及酸碱监测 6. 熟悉重症医学科患者的安全转运	理论	危重患者的病情评估
		理论	深静脉血栓预防指南
		操作	气压泵的使用
		操作	气管插管的医护配合
		操作	重症监护室常用评估量表
		理论	动脉血气的分析解读
		操作	危重患者的安全转运
第3周	1. 掌握呼吸系统解剖结构和生理功能 2. 掌握重症患者常见异常呼吸类型及临床表现 3. 掌握人工气道的管理 4. 掌握呼吸球囊的使用方法 5. 掌握呼吸机常见报警原因及处理 6. 熟悉呼吸机相关肺炎的预防	理论	呼吸系统功能监测与评估概述
		理论	呼吸系统功能监测护理要点及注意事项
		理论	人工气道的管理
		理论	呼吸末二氧化碳监测技术
		理论	呼吸机相关性肺炎的预防
		理论	呼吸机参数解读及报警处理
		操作	膨肺吸痰
		操作	气管插管患者的口腔护理
		操作	简易呼吸球囊的使用
		操作	气囊压力监测
第4周	1. 掌握血流动力学的监测与管理 2. 掌握循环系统解剖及生理特点 3. 掌握重症医学科常见异常心电图的判断与处理 4. 熟悉循环系统常用实验室检测指标分析 5. 了解心脏辅助装置	理论	循环系统解剖及生理特点
		理论	动脉血压的监测与护理
		理论	重症医学科常见异常心电图的判断与处理
		理论	循环系统常用实验室检测指标分析
		理论	临时起搏器的监护与护理
		操作	中心静脉压的测量
		操作	动脉穿刺置管术
		实践	1例突发心搏骤停患者的护理查房

续表

<table>
<tr><th>培训时间</th><th>培训周目标</th><th>培训类型</th><th>培训路径内容</th></tr>
<tr><td rowspan="9">第5周</td><td rowspan="9">1. 掌握消化系统解剖及生理特点
2. 掌握消化道出血休克早期临床识别及处理
3. 掌握危重症患者的营养支持
4. 掌握胃肠道置管技术
5. 熟悉腹腔内压监测
6. 了解胃肠营养制剂的分类及药理作用</td><td>理论</td><td>消化系统解剖及生理特点</td></tr>
<tr><td>理论</td><td>危重症患者胃肠功能障碍的评估</td></tr>
<tr><td>理论</td><td>消化道出血性休克早期的临床识别及处理要点</td></tr>
<tr><td>理论</td><td>消化道出血患者的肠外营养支持</td></tr>
<tr><td>理论</td><td>胃肠营养制剂的分类及药理作用</td></tr>
<tr><td>操作</td><td>留置胃管或鼻空肠管技术</td></tr>
<tr><td>操作</td><td>腹腔内压力监测技术</td></tr>
<tr><td>操作</td><td>床旁超声评估胃残余量技术</td></tr>
<tr><td>应急演练</td><td>误吸应急处置与流程</td></tr>
<tr><td rowspan="11">第6周</td><td rowspan="11">1. 掌握泌尿系统的解剖及生理特点
2. 掌握血液透析原理
3. 熟悉肾功能衰竭患者的治疗及护理
4. 熟悉血浆置换的原理及护理
5. 熟悉连续性血液净化治疗
6. 熟悉腹膜透析技术</td><td>理论</td><td>泌尿系统的解剖及生理特点</td></tr>
<tr><td>理论</td><td>血液透析原理</td></tr>
<tr><td>理论</td><td>KDIGO 的指南解读</td></tr>
<tr><td>理论</td><td>腹膜透析的适应证与并发症</td></tr>
<tr><td>理论</td><td>血液净化治疗的抗凝方案</td></tr>
<tr><td>理论</td><td>CRRT 常见报警处置</td></tr>
<tr><td>操作</td><td>CRRT 管路连接</td></tr>
<tr><td>操作</td><td>CRRT 的管路预冲</td></tr>
<tr><td>操作</td><td>DPMARS 管路预冲</td></tr>
<tr><td>操作</td><td>血浆置换技术</td></tr>
<tr><td>操作</td><td>血液透析管路的维护</td></tr>
<tr><td rowspan="10">第7周</td><td rowspan="10">1. 掌握神经系统的解剖及生理特点
2. 掌握颅内压的分级及测定
3. 掌握头部引流管的护理
4. 熟悉镇静镇痛的管理
5. 熟悉亚低温治疗的实施与护理
6. 了解脑电图监测技术</td><td>理论</td><td>神经系统的解剖及生理特点</td></tr>
<tr><td>理论</td><td>亚低温治疗</td></tr>
<tr><td>理论</td><td>颅内压的分级、测定以及降压治疗流程</td></tr>
<tr><td>操作</td><td>脑室引流管的护理</td></tr>
<tr><td>理论</td><td>镇静药、镇痛药、肌松药应用与管理</td></tr>
<tr><td>操作</td><td>冰毯机的使用</td></tr>
<tr><td>理论</td><td>头部引流管的护理</td></tr>
<tr><td>操作</td><td>颅内压监测</td></tr>
<tr><td>操作</td><td>脑电图监测技术</td></tr>
<tr><td>实践</td><td>1 例脑出血患者的护理查房</td></tr>
</table>

续表

培训时间	培训周目标	培训类型	培训路径内容
第8周	1. 掌握危重症患者常见血液系统疾病临床症状 2. 掌握正常止血、凝血、抗凝机制 3. 掌握 DIC 患者的急救与护理 4. 掌握出血性疾病患者的护理 5. 掌握白血病的护理及化疗药物的配制及使用 6. 熟悉造血干细胞移植术后护理 7. 了解人工气道建立与非计划拔管的应急处置	理论	危重症患者常见血液系统疾病临床症状
		理论	出血性疾病患者的护理
		理论	正常止血、凝血、抗凝机制
		理论	熟悉造血干细胞移植术后护理
		理论	DIC 患者的急救与护理
		操作	白血病化疗药物的配制及使用注意事项
		操作	骨髓穿刺术的医护配合及涂片技术
		实践	1 例 DIC 患者的护理查房
		理论	人工气道的管理
		理论	应用各类评估工具进行病情及护理风险评估
		理论	人工气道的温湿化管理
		理论	危重患者 SBAR 交班
		应急演练	人工气道非计划拔管的应急
		操作	纤支镜引导下气管插管的护理配合
第9周	1. 掌握重症医学科常用急救生命支持类设备的使用及保养 2. 掌握心肺复苏机的使用 3. 掌握无创呼吸机的使用 4. 掌握高流量湿化仪器的使用 5. 俯卧位通气原理及注意事项 6. 熟悉床边 18 导联心电图检查	理论	急救生命支持类设备的使用及保养
		理论	有创呼吸机和无创呼吸机的序贯治疗
		理论	高流量湿化仪器的使用
		理论	俯卧位通气原理及注意事项
		理论	IABP 的使用及护理
		操作	无创呼吸机的使用
		操作	心肺复苏机的使用
		操作	俯卧位安置术
		操作	卧床患者床边 18 导联心电图

续表

培训时间	培训周目标	培训类型	培训路径内容
第10周	1. 掌握PICCO监测技术的适应证 2. 掌握PICCO的管路连接及参数解读 3. 熟悉PICCO仪器的日常维护 4. 熟悉IABP的操作流程 5. 了解IABP反搏压波形解读 6. 熟悉IABP的操作技术	理论	IABP的原理
		理论	PICCO的参数解读
		理论	PICCO监测技术的适应证
		操作	PICCO置管及医护配合
		操作	PICCO的校正与PICCO仪器的日常维护
		实践	1例休克患者行PICCO监测的护理查房
		理论	IABP反搏压波形解读
		理论	IABP的护理要点
		理论	IABP的参数选择
		理论	IABP操作注意事项
		理论	IABP的常见故障排除
		实践	IABP急性晚期心衰中的应用
第11周	1. 掌握高级生命支持 2. 掌握ECOM仪器的日常维护 3. 掌握ECOM的适应证与并发症 4. 熟悉ECOM管路连接及巡机 5. 了解ECOM置管及上机医护配合	制度	ECOM应用管理制度
		理论	高级生命支持概述
		理论	心肺脑复苏术后的护理要点及注意事项
		实践	ECOM仪器的日常维护
		操作	ECOM管路连接及巡机
		理论	ECOM的适应证与并发症
		应急演练	ECMO堵管的应急演练
		实践	心肺复苏术后行ECOM治疗患者的护理查房
		操作	ECOM置管及上机医护配合
第12周	1. 掌握重症糖尿病酮症酸中毒的护理 2. 掌握MODS患者的护理 3. 掌握重症多发伤患者的护理 4. 掌握百草枯中毒患者的护理 5. 熟悉重症超声的使用 6. 熟悉重症医学科患者早期康复的概念 7. 了解专科疾病新共识、新进展	理论	重症糖尿病酮症酸中毒的护理
		理论	MODS的诊断及护理
		理论	重症多发伤的护理
		理论	百草枯中毒患者的护理
		操作	血液净化技术
		操作	床旁超声在危重症患者护理操作中的应用
		理论	重症医学科患者早期康复的概念
		理论	专科疾病新共识、新进展
		实践	实践体会交流、征集意见及建议
		实践	结业考核

（三）急诊内科 / 超声介入进修、规培、轮岗护士教学路径单

姓名：　　　　　　　　　　　入科时间：　　　　　　　　　　　出科时间：

<table>
<tr><th>培训时间</th><th>培训周目标</th><th>培训类型</th><th>培训路径内容</th></tr>
<tr><td rowspan="8">第1周</td><td rowspan="8">1. 掌握病区患者出入院流程、转运及交接规范
2. 掌握职业防护与多重耐药菌患者的院感防护原则
3. 熟悉病区环境、规章制度、探视制度
4. 熟悉各班岗位职责及
5. 了解日间手术患者就诊流程</td><td>入科介绍</td><td>急诊内科 / 超声介入病区及门诊的环境布局，仪器设备和药品放置位置，带教老师和科室人员介绍</td></tr>
<tr><td>制度</td><td>病区工作流程及岗位职责</td></tr>
<tr><td>理论</td><td>职业防护与多重耐药菌患者的院感防护原则</td></tr>
<tr><td>理论</td><td>超声介入概念、临床意义、并发症及处理</td></tr>
<tr><td>理论</td><td>日间手术患者就诊流程</td></tr>
<tr><td>制度</td><td>病区规章制度、探视制度</td></tr>
<tr><td>操作</td><td>病区常用仪器消毒方法</td></tr>
<tr><td>操作</td><td>病区患者出入院流程、转运及交接规范</td></tr>
<tr><td rowspan="7">第2周</td><td rowspan="7">1. 掌握常见疾病专科护理要点
2. 掌握分离转换性障碍患者的护理
3. 熟悉急救车 7s 管理
4. 熟悉高流量氧疗仪、呼吸机操作技术
5. 了解病区患者出入院流程访视制度</td><td>理论</td><td>重症肺炎、急性心力衰竭、脑梗死专科护理要点</td></tr>
<tr><td>理论</td><td>急救药品作用及用途</td></tr>
<tr><td>理论</td><td>本科患者出院访视制度</td></tr>
<tr><td>理论</td><td>分离转换性障碍患者的护理</td></tr>
<tr><td>操作</td><td>有创及无创呼吸机的操作技术</td></tr>
<tr><td>操作</td><td>高流量氧疗仪的临床应用</td></tr>
<tr><td>实践</td><td>护生小讲课（带教老师根据《急危重症护理学》 第 7 章常见内外科急症 第 4 节 呼吸困难指定内容）</td></tr>
<tr><td rowspan="7">第3周</td><td rowspan="7">1. 掌握超声介入日间手术常见疾病护理路径及健康宣教
2. 掌握护理记录单书写规范及要求
3. 熟悉病区常见药物配伍禁忌
4. 熟悉中心静脉导管维护
5. 了解病区常见高风险药物的使用及注意事项</td><td>理论</td><td>肝囊肿、肾囊肿疾病护理路径及健康宣教</td></tr>
<tr><td>理论</td><td>日间手术患者病例书写要求及规范</td></tr>
<tr><td>理论</td><td>病区常见药物配伍禁忌及注意事项</td></tr>
<tr><td>理论</td><td>高风险药物的使用及注意事项</td></tr>
<tr><td>操作</td><td>中心静脉导管维护技术规范</td></tr>
<tr><td>理论</td><td>PICC/CVC 等中长导管置管患者血栓预防措施及健康指导</td></tr>
<tr><td>应急演练</td><td>患者突然发生病情变化应急预案演练</td></tr>
<tr><td rowspan="5">第4周</td><td rowspan="5">1. 掌握蛇毒液中毒概述、中毒分类、治疗及护理要点
2. 掌握蛇毒液中毒专科护理要点及疾病临床护理路径
3. 熟悉负压引流的病情观察与护理要点
4. 熟悉蛇毒血清注射方法
5. 了解 VSD 在蛇咬伤患者的伤口处理中的应用</td><td>理论</td><td>蛇毒液中毒概述、中毒分类、治疗及护理要点</td></tr>
<tr><td>理论</td><td>蛇毒液中毒专科护理要点及疾病临床护理路径</td></tr>
<tr><td>操作</td><td>VSD 负压吸引观察及护理要点</td></tr>
<tr><td>操作</td><td>抗蛇毒血清注射方法</td></tr>
<tr><td>实践</td><td>了解全民开展蛇咬伤紧急处理的科普宣教活动，以及下基层宣讲蛇毒液中毒的预防及科学治疗方法的重要性</td></tr>
</table>

续表

培训时间	培训周目标	培训类型	培训路径内容
第5周	1. 掌握慢性阻塞性肺疾病急性发作、肺栓塞、支气管扩张、急性呼吸衰竭、气胸患者的护理及健康宣教 2. 掌握采用PIO格式书写病区患者护理文书要求 3. 熟悉病区患者各项护理风险评估与风险预防 4. 熟悉呼吸功能训练技术操作规范 5. 熟悉危重患者安全管理与人文关怀 6. 了解安宁疗护	理论	慢性阻塞性肺疾病急性发作、肺栓塞、急性呼吸衰竭的护理及健康宣教
		理论	支气管扩张、气胸的护理及健康宣教
		理论	护理文书书写规范及要求
		理论	护理风险评估与风险预防要点
		理论	1例急性胰腺炎合并肺栓塞的护理查房
		操作	呼吸功能训练技术规范
		操作	胸腔引流管意外脱管应急预案流程
		理论	危重患者安全管理与人文关怀
		理论	芳香疗法之安宁疗护临床应用
第6周	1. 掌握急性心肌梗死、急性心力衰竭、快节律性房颤、室上性心动过速的护理及健康指导 2. 熟悉改良瓦式动作快速终止室上性心动过速 3. 了解慢性心力衰竭患者，如何进行自我容量管理	理论	急性心肌梗死、急性心力衰竭的护理及健康宣教
		理论	快节律性房颤、室上性心动过速的护理及健康宣教
		操作	改良瓦式动作
		理论	检索文献查找专家共识，针对慢性心力衰竭患者，如何进行自我容量管理
		应急演练	发生室颤应急处理预案演练
第7周	1. 掌握急性上消化道出血、急性胰腺炎的护理及健康宣教 2. 掌握消化道出血的护理应急处理 3. 熟悉压力性损伤换药技术 4. 了解常见实验室指标临床意义及危急值处理流程	理论	急性上消化道出血、急性胰腺炎的护理及健康宣教
		理论	实验室指标的临床意义、危急值管理制度
		操作	危急值接受与处理流程
		操作	压力性损伤高危患者的评估规范与预防处理要点
		应急演练	消化道大出血性休克的应急预案演练
第8周	1. 掌握急性脑梗死、脑出血、癫痫急性发作的护理及健康宣教 2. 掌握踝泵运动和四肢主被动运动方法 3. 熟悉保护性约束技术 4. 了解脑卒中的现状及其后遗症的识别和处理	理论	急性脑梗死、脑出血的护理及健康宣教
		理论	癫痫急性发作的护理及健康宣教
		理论	脑卒中的现状及其后遗症的识别和处理
		理论	1例创伤性颅脑损伤患者疑难病例讨论
		操作	踝泵运动和主被动运动技术规范
		操作	保护性约束技术规范
		应急演练	癫痫持续发作应急处理预案演练

续表

培训时间	培训周目标	培训类型	培训路径内容
第9周	1. 掌握糖尿病酮症酸中毒的护理及健康宣教 2. 掌握低血糖的识别与处置 3. 熟悉中华护理学会新团标—胰岛素皮下注射 4. 熟悉药物外渗的处理	理论	糖尿病酮症酸中毒的护理及健康宣教
		理论	患者发生低血糖的早期症状识别、评估与护理要点
		操作	药物外渗的预防与紧急处理预案
		操作	胰岛素皮下注射技术规范
		应急演练	发生低血糖时的应急预案演练
第10周	1. 掌握病区急危重症患者病情观察 、评估及抢救配合 2. 熟悉危重患者的气道管理与装置 3. 了解疑难危重患者护理风险和营养支持 4. 了解洼田饮水	理论	张力性气胸、多器官功能障碍综合征、机械通气、人工气道的护理
		理论	危重患者的气道管理与装置
		理论	疑难危重患者 SBAR 交班及护理风险要点
		理论	急危重症患者肠内营养支持常见并发症预防专家共识
		操作	肠内营养输注技术及胃残余量监测
		理论	1 例脓毒血症患者的护理查房
		实践	洼田饮水试验
第11周	1. 掌握呼吸道等标本采集技术 2. 掌握急重症患者倾听、提问和回应的技巧，提高沟通效果及依从性，规避投诉、纠纷的发生 3. 掌握急重症患者的护理安全的风险识别与处理要点 4. 了解团队协作与突发事件的处理能力	理论	鼻咽及肛拭子采集方法及注意事项
		理论	急重症患者的心理问题，如焦虑、紧张等及相应的心理疏导方法
		理论	急重症患者的 ADL、营养、血栓、压疮、跌倒 / 坠床等风险评估方法与护理风险预防措施及注意事项
		操作	情景模拟演练（突发应急事件的处理能力与沟通技巧）
		操作	鼻、咽、肛拭子采集技术（新冠肺炎核酸、甲乙型流感、呼吸道 6 联、13 联、多重耐药拭子采集等）
		实践	教学工作坊（体现团队协作精神与职业情怀）
第12周	1. 掌握白塞病的护理 2. 熟悉病区医院感染与控制的原则 3. 熟悉 CICARE 沟通模式 4. 了解危重症患者医护操作配合	理论	白塞病的护理
		理论	气管切开患者感染防控
		理论	导管相关感染的预防与控制
		应急演练	危重患者抢救团队配合应急预案
		理论	CICARE 沟通模式
		实践	实践体会交流、征集意见及建议
		实践	结业考核

（四）急诊与创伤外科转专业进修、规培、轮岗护士教学路径单

姓名：　　　　　　　　　　　入科时间：　　　　　　　　　　　出科时间：

培训时间	培训周目标	培训类型	培训路径内容
第1周	1. 熟悉科室环境、规章制度、工作流程、岗位职责、出入院流程及绿色通道入院制度 2. 熟悉创伤专科护士角色及创伤团队管理 3. 掌握创伤中心电子化系统的使用 4. 了解急诊创伤患者的心理需求及沟通要点	入科介绍	急诊与创伤外科病区及门诊的环境布局，仪器设备和药品放置位置，带教老师和科室人员介绍
		制度	科室各班岗位职责、工作流程和规章制度
		制度	急诊创伤患者出入院流程、绿色通道入院制度
		理论	创伤专科护士及团队管理
		理论	急诊创伤患者医患沟通技巧与心理需求评估
		操作	创伤中心电子化系统数据填报
第2周	1. 掌握创伤的分类、病理生理基础、临床表现及伤口评估处理 2. 熟悉创伤后特异性感染的预防和处置 3. 了解负压封闭引流技术的护理要点 4. 掌握严重污染伤口的护理评估与处置要点	理论	创伤的分类、病理生理基础及临床表现
		理论	常见创伤伤口的评估、处置和护理
		理论	严重污染伤口的护理评估与处置要点
		理论	破伤风的预防、处置及护理
		理论	气性坏疽的预防、处置及护理
		理论	负压封闭引流术在开放性损伤中的应用
		理论	压力性损伤的预防及处理
		操作	1 例严重污染伤口的清洗、消毒和包扎
第3周	1. 掌握创伤常用急救技术 2. 掌握创伤急救设备的使用 3. 创伤患者常见的护理风险点 4. 熟悉创伤患者急救物品、急救药品和输血的管理要点 5. 掌握创伤患者常见实验室检查 6. 了解创伤患者心搏骤停的应急处理流程	理论	创伤急救四大技术——包扎、止血、固定与搬运
		理论	止血带的急诊应用
		理论	创伤患者急救物品和药品的管理
		理论	严重创伤输血专家共识解读
		理论	创伤性休克常见的护理风险点识别
		理论	创伤患者常见实验室检查结果解读
		操作	简易呼吸球囊的检查与使用
		操作	除颤仪的维护和使用
		操作	环甲膜穿刺术
		应急演练	创伤患者心搏骤停的应急预案与流程

续表

培训时间	培训周目标	培训类型	培训路径内容
第4周	1. 掌握胸部损伤患者的评估与护理 2. 熟悉创伤性心搏骤停处理流程 3. 掌握连枷胸的固定方法及护理要点 4. 了解血气胸的急救处理及护理要点 5. 了解动脉血压监测技术与中心静脉压力监测技术 6. 了解胸部创伤患者肺康复训练法	理论	胸部损伤患者的评估和常见症、状体征的护理
		理论	创伤性心搏骤停处理流程
		理论	连枷胸的固定和护理要点
		理论	血气胸的分类、急救处理和护理要点
		操作	动脉血压监测技术
		操作	中心静脉压力监测技术
		操作	胸部创伤患者肺康复训练
		操作	更换胸腔闭式引流瓶
第5周	1. 掌握腹部损伤患者的护理查体及护理 2. 掌握脾、肝、胃及十二指肠等脏器损伤的观察要点和护理措施 3. 熟悉膀胱压力监测技术和营养风险筛查 4. 了解腹部损伤控制性手术术前护理评估及术前准备	理论	腹部损伤患者的护理查体及常见症状、体征的护理
		理论	常见腹部脏器损伤患者的观察要点及护理措施
		理论	腹部损伤控制性手术术前护理评估及术前准备
		操作	膀胱压力监测技术
		操作	NRS2002 营养风险筛查
		应急演练	意外脱管的应急预案与流程
第6周	1. 四肢骨折患者常见症状、体征的护理及康复锻炼方法 2. 了解多发性骨折的救治原则 3. 掌握骨盆骨折患者的风险点识别 4. 了解脊柱损伤患者的搬运及活动指导 5. 了解骨筋膜室综合征的识别与护理	理论	四肢骨折患者常见症状、体征的护理及康复锻炼
		理论	多发性骨折的救治原则
		理论	骨盆骨折患者的风险点识别
		理论	脊柱损伤患者的搬运及活动指导
		理论	骨筋膜室综合征的识别与护理
		操作	骨盆固定带的使用
		实践	1 例骨盆骨折患者的护理查房
第7周	1. 掌握颅脑损伤患者的观察及护理 2. 掌握重型颅脑损伤患者的目标温度管理 3. 掌握呼吸机的应用和故障的排除 4. 掌握高流量氧气湿化治疗 5. 了解机械通气及人工气道的护理 6. 了解纤支镜的使用和护理配合	理论	颅脑损伤患者的分类和常见症状、体征的护理
		理论	重型颅脑损伤患者的目标温度管理
		理论	急性重型颅脑损伤合并 ARDS 患者的护理
		理论	机械通气及人工气道的护理技术
		操作	呼吸机的应用和故障的排除
		操作	纤支镜的使用和护理配合
		操作	高流量氧气湿化治疗
		应急演练	患者发生昏迷的应急预案与流程

续表

培训时间	培训周目标	培训类型	培训路径内容
第8周	1. 掌握急腹症患者的观察及护理 2. 掌握急性胰腺炎患者的观察要点和护理措施 3. 掌握 ERAS 在腹部手术患者中的应用 4. 掌握经肛门直肠给药技术、腹内压监测和肠鸣音听诊 5. 熟悉创伤性脓毒血症患者的观察和护理	理论	急腹症患者的处理和常见症状、体征的护理
		理论	急性胰腺炎患者的观察要点及护理措施
		理论	创伤性脓毒症患者的观察与护理
		理论	ERAS 在腹部手术患者围手术期的应用
		操作	经肛门直肠给药技术
		操作	肠鸣音听诊
		操作	腹内压监测
第9周	1. 掌握急诊创伤患者常用评估量表的内容及应用 2. 熟悉严重创伤患者的急救评估 3. 了解创伤应激综合征及影响因素	理论	严重创伤患者的急救评估
		理论	GCS 评分、神志瞳孔评估
		理论	肌力评估、吞咽功能评估
		理论	AIS 评分、ISS 评分
		理论	创伤应激综合征概念、影响因素及心理康复指引
		理论	创伤应激 PTSD 量表
		操作	GCS 评分、神志瞳孔评估、吞咽功能评估、肌力评估
第10周	1. 掌握多发伤患者的呼吸、循环管理 2. 掌握多发伤休克患者的评估、监护与复苏，快速补液试验的评价 3. 熟悉床旁超声、ECMO 在多发伤患者中的应用 4. 了解创伤救治医护团队配合 5. 了解中心静脉导管维护及常见并发症预防 6. 了解骨髓腔穿刺技术	理论	多发伤患者的气道与呼吸管理
		理论	创伤失血性休克液体复苏策略
		理论	床旁超声在多发伤患者中的应用
		理论	ECMO 在多发伤患者中的应用
		操作	快速补液试验的评价指标和被动抬腿试验
		理论	中心静脉导管常见并发症的预防
		操作	中心静脉导管维护技术
		操作	骨髓腔穿刺技术
		操作	创伤团队的医护急救配合
		应急演练	严重创伤患者突发休克的应急预案与流程
		实践	1 例多发伤患者的病例讨论
第11周	1. 掌握危重创伤患者疼痛评估、镇静镇痛管理、营养支持 2.熟悉危重创伤患者的转运、观察及护理要点 3. 熟悉疑难危重患者 SBAR 交班及护理风险讨论 4. 了解危重症创伤患者的康复期护理	理论	创伤患者的疼痛评估与镇静镇痛管理
		理论	危重创伤患者的营养支持指南解读
		理论	危重创伤患者的转运、观察及护理要点
		理论	ICU 转出创伤患者的康复期护理
		实践	疑难危重患者 SBAR 交班及护理风险讨论
		实践	规培生小讲课
		应急演练	谵妄患者的应急预案与流程

续表

培训时间	培训周目标	培训类型	培训路径内容
第12周	1. 熟悉专科疾病新共识和新进展 2. 了解灾害批量伤检伤分类 3. 了解特殊人群损伤的护理 4. 结业考核	理论	专科疾病新共识和新进展
		理论	灾害批量伤检伤分类
		理论	特殊人群损伤的护理
		操作	SALT 检伤分类
		理论	结业考核

十三、眼、耳鼻喉、口腔专科进修、规培、轮岗护士临床护理教学路径指引

（一）眼科专业进修、规培、轮岗护士教学路径单

姓名：　　　　　　　　　　入科时间：　　　　　　　　　　出科时间：

培训时间	培训周目标	培训类型	培训路径内容
第1周	1. 掌握眼科常见疾病的分类及眼科专科仪器使用方法 2. 掌握眼科手术患者的转运及交接规范 3. 熟悉科室各项规章制度、各班岗位职责及工作流程 4. 熟悉眼球的应用解剖结构和生理 5. 了解日间手术就诊流程与管理制度	入科介绍	眼科病房、暗室、视功能检查室及换药室等环境布局，仪器设备和药品放置位置，带教老师和科室人员介绍
		制度	科室工作流程及岗位职责
		制度	日间手术就诊流程与管理
		理论	眼球的应用解剖结构和生理
		理论	视路
		理论	眼的血液循环与神经支配
		理论	眼附属器的应用解剖和生理
第2周	1. 掌握晶状体疾病患者的护理要点 2. 掌握白内障患者的护理评估及围手术期的护理 3. 掌握眼科常用的护理操作技术 4. 熟悉专科常见药物药理作用及使用要点 5. 了解晶状体疾病的生物测量技术	理论	白内障概述、分类及护理要点
		理论	眼科常见药物临床应用原则与观察要点
		理论	白内障超声乳化手术医护配合
		理论	白内障患者的生物测量技术
		操作	裂隙灯显微镜检查
		操作	眼压测量
		操作	滴眼药水技术
		操作	涂眼膏技术
		实践	规培生小讲课（带教老师根据第5版《眼耳鼻咽喉科护理学》第7章白内障患者的护理、青光眼患者的护理、第10章玻璃体和视网膜疾病患者的护理指定内容）

续表

培训时间	培训周目标	培训类型	培训路径内容
第3周	1. 掌握青光眼手术患者护理 2. 掌握青光眼的分类 3. 了解青光眼手术配合 4. 了解青光眼影像学检查 5. 掌握青光眼大发作护理应急处理	理论	青光眼患者手术医护配合
		理论	原发性闭角型青光眼患者护理
		理论	继发性青光眼患者护理
		理论	青光眼预防措施及健康指导
		理论	青光眼特殊检查结果分析
		理论	青光眼小梁切除术手术患者术后观察及护理要点
		理论	EX-PRESS 青光眼引流器注入术后观察及护理要点
		理论	青光眼患者用药不良反应的观察
		操作	验光仪的使用方法及排障
		操作	视野检查
		应急演练	青光眼大发作应急演练
第4周	1. 掌握常见视网膜疾病的护理 2. 掌握视网膜血管性病变疾病的护理 3. 熟悉眼科各项护理风险评估与风险预防 4. 了解眼底血管造影	理论	常见视网膜疾病患者的护理
		理论	视网膜脱离患者特殊卧位的指导
		理论	眼科特殊体位导致压疮的预防措施
		理论	玻璃体腔注药术患者术后护理
		理论	眼底病的激光治疗
		理论	眼底血管造影的注意事项
		理论	眼科各项护理风险评估与风险预防
		操作	眼部换药法及绷带包扎法
第5周	1. 掌握眼外伤患者护理 2. 掌握化学性外伤处理原则 3. 熟悉眼眶肿瘤患者护理 4. 掌握眼球及眼眶手术患者的护理	理论	化学性外伤处理原则
		理论	眼外伤手术患者术后护理
		理论	眼眶肿瘤患者全麻术后护理
		理论	眼球内容物剜除术患者术后心理指导
		理论	角膜移植技术及并发症的护理
		理论	角膜捐献制度、角膜保存方法及注意事项
		实践	指导 1 例安装义眼台患者日常护理
第6周	1. 掌握科室常见危重患者的护理 2. 掌握眼睑病的护理 3. 了解专科实验室检查项目指标意义	理论	眼科合并其他内科疾病危重患者的护理
		理论	与全身疾病相关的眼病
		理论	眼科专科检查结果解读
		操作	睑腺炎切除排脓术
第7周	1. 掌握疑难危重患者 SBAR 交班 2. 掌握糖尿病视网膜病变 3. 了解专科疾病新专家共识及新进展 4. 了解糖尿病视网膜病变患者突发低血糖应急处理	理论	专科疾病新专家共识及新进展
		理论	疑难危重患者 SBAR 交班及护理风险讨论
		实践	1 例糖尿病视网膜病变护理查房
		应急演练	糖尿病视网膜病变患者突发低血糖应急演练与流程

续表

培训时间	培训周目标	培训类型	培训路径内容
第8周	1. 掌握葡萄膜疾病患者护理 2. 掌握泪器病患者护理 3. 熟悉眼眶疾病患者护理 4. 熟悉泪道治疗技术	理论	几种常见的特殊葡萄膜炎患者护理
		理论	葡萄膜炎患者用药安全护理
		理论	泪腺肿瘤患者术后护理
		理论	泪腺脱垂患者术后护理
		理论	泪囊炎患者的护理
		理论	泪囊鼻腔吻合手术患者术后护理
		操作	泪道冲洗术
		操作	泪道探通术
第9周	1. 掌握屈光不正的概念及常见病因 2. 熟悉眼病预防与保健 3. 了解屈光手术护理要点	理论	屈光不正的概念及常见病因
		理论	屈光检查方法
		理论	青少年近视防控及儿童眼外伤的预防
		理论	青少年佩戴角膜塑形镜日常指导
		理论	屈光不正矫治方法及屈光手术术后护理观察要点
		理论	角膜接触镜引起的并发症
第10周	1. 掌握眼表疾病的护理 2. 掌握眼外肌病患者的护理 3. 了解斜视与弱视的检查方法	理论	共同性与非共同性内斜视及外斜视手术患者局麻护理
		理论	斜视检查法
		理论	弱视的临床检查及治疗方法
		理论	强脉冲光在睑板腺功能障碍中的应用
		理论	干眼及睑板腺功能障碍
		操作	睑板腺按摩
		操作	干眼治疗技术
		理论	玻璃体切割术术后患者护理要点
		理论	眼球穿通伤急诊处理原则
		理论	玻璃体切割手术配合
		理论	外伤性感染性眼内炎的应急演练
		操作	预防眼科医源性压力性损伤的预防措施
第11周	1. 掌握眼外伤的护理评估、常见症状及体征的护理 2. 熟悉眼外伤急诊处理流程 3. 熟悉眼科医源性压力性损伤的预防措施	理论	玻璃体切割术术后患者护理要点
		理论	眼球穿通伤急诊处理原则
		理论	玻璃体切割手术配合
		理论	外伤性感染性眼内炎的应急演练
		操作	预防眼科医源性压力性损伤的预防措施

续表

培训时间	培训周目标	培训类型	培训路径内容
第12周	1. 掌握特殊眼部处理与护理 2. 熟悉眼科传染性疾病隔离方式及终末消毒	理论	真菌性角膜溃疡患者的护理
		理论	传染性眼病病房日常消毒隔离、终末消毒
		理论	角膜、结膜异物伤的处理
		理论	电光性眼炎的处理
		理论	化学性眼外伤的处理
		操作	角膜异物剔除法
		实践	实践体会交流、征集意见及建议
		实践	结业考核

（二）口腔 / 皮肤疾病专业进修、规培、轮岗护士教学路径单

姓名：　　　　　　　　入科时间：　　　　　　　　出科时间：

培训时间	培训周目标	培训类型	培训路径内容
第1周	1. 掌握口腔 / 皮肤患者的出入院流程、转运及交接规范，正确的刷牙方法 2. 熟悉科室环境、规章制度、工作流程及岗位职责、人文关怀与人文管理 3. 熟悉口腔颌面部的应用解剖与生理 4. 熟悉常用口腔器械的消毒、灭菌及用途 5. 了解日间手术就诊流程与管理制度	入科介绍	口腔 / 皮肤科病房、换药室的环境布局，仪器设备和药品放置位置，带教老师和科室人员介绍
		制度	科室各项规章制度、工作流程及岗位职责
		制度	口腔科患者出院专科访视制度
		理论	口腔 / 皮肤患者的出入院流程、转运及交接规范
		理论	口腔 / 皮肤科患者的人文关怀与人文护理
		理论	口腔科常用药物及材料
		理论	常用口腔器械的消毒、灭菌及用途
		理论	日间手术就诊流程与管理制度
		理论	口腔科患者护理病历的书写及要求
		操作	正确的刷牙方法、牙线的使用
第2周	1. 掌握激光治疗仪操作流程、中药塌渍技术、中药封包技术 2. 掌握常见皮肤病的预防 3. 掌握皮肤科患者护理病历的书写及要求 4. 熟悉皮肤科常用药物说明、 5. 熟悉皮肤科患者出院专科访视制度	理论	皮肤科常用药物说明
		理论	常见皮肤病的预防
		理论	皮肤科患者护理病历的书写及要求
		制度	皮肤科患者出院专科访视制度
		操作	激光治疗仪操作流程
		操作	中药塌渍技术
		实践	小讲课（《皮肤性病护理学》第 2 章变态反应性皮肤病患者的护理、第 4 章病毒性皮肤病患者的护理、第 9 章红斑鳞屑性皮肤病患者的护理指定内容）

续表

培训时间	培训周目标	培训类型	培训路径内容
第3周	1. 掌握口腔颌面部损伤患者的护理及观察要点，口腔颌面外科患者围手术期健康教育 2. 掌握口腔科常用护理诊断及护理措施 3. 掌握擦拭法口腔护理技术	理论	口腔颌面部损伤患者的护理及观察要点
		理论	口腔科患者常用护理诊断及护理措施
		理论	口腔患者围手术期健康教育
		理论	口腔颌面部损伤患者的护理及观察要点
		操作	擦拭法口腔护理技术
		实践	1例颌骨骨折患者的护理查房
第4周	1. 掌握口腔颌面部肿瘤术后护理评估、护理要点及病情观察 2. 掌握口腔疾病患者围手术期护理 3. 掌握面神经功能锻炼、口腔颌面部负压引流管的护理、负压引流管非计划拔管的应急预案 4. 掌握气管切开术后患者的护理 5. 熟悉腮腺肿瘤术后口服阿托品片的用药指导	理论	口腔颌面部肿瘤术后护理评估、护理要点及病情观察
		理论	口腔颌面部皮肤组织移植、游离皮瓣及复合组织瓣移植术围手术期患者的护理
		理论	腮腺良性肿瘤术后涎腺瘘漏的观察及护理
		理论	腮腺肿瘤术后使用口服阿托品片的用药指导
		操作	面神经功能锻炼
		操作	口腔颌面部负压引流管的护理
		操作	气管切开术后患者的护理
		应急演练	口腔颌面部负压引流管非计划拔管的应急演练
第5周	1. 掌握变态反应性皮肤病患者护理 2. 掌握皮肤组织病理检查术后护理 3. 掌握过敏性休克应急处置 4. 掌握皮肤科常用护理诊断及护理措施 5. 熟悉中药药浴技术	理论	变态反应性皮肤病患者护理评估、临床表现及护理措施
		理论	皮肤科常用护理诊断及护理措施
		理论	皮肤组织病理检查术后护理
		操作	中药药浴技术
		应急演练	过敏性休克的应急演练
第6周	1.掌握口腔颌面部间隙感染、颌骨骨髓炎患者护理评估、常见症状及护理措施 2. 掌握疼痛的评估方法及临床应用 3. 掌握婴幼儿期、老年人的口腔保健 4. 掌握口腔颌面部损伤窒息应急演练	理论	口腔颌面部间隙感染患者护理评估、常见症状及护理措施
		理论	颌骨骨髓炎患者的护理评估、护理诊断及护理措施
		操作	疼痛的评估方法及临床应用
		理论	婴幼儿期、老年人的口腔保健
		应急演练	口腔颌面部损伤窒息应急演练

培训时间	培训周目标	培训类型	培训路径内容
第7周	1. 掌握皮肤科荨麻疹类患者护理评估、常见症状及护理措施 2. 掌握感染性皮肤损伤药物涂擦及换药技术、中药封包技术 3. 熟悉皮肤科常见危急值阳性体征及处理措施	理论	皮肤科荨麻疹类患者护理评估、常见症状及护理措施
		理论	皮肤科常见危急值阳性体征及处理措施
		操作	感染性皮肤损伤药物涂擦技术
		操作	感染性皮肤损伤换药技术
		操作	中药封包技术
第8周	1. 掌握皮肤科重症疾病患者病情观察、护理措施及健康教育 2. 掌握疱病清创术医护配合操作流程 3. 熟悉抗组胺药物的主要作用及用药指导	理论	皮肤科重症疾病患者病情观察、护理措施及健康教育
		理论	抗组胺药物的主要作用及用药指导
		实践	1 例天疱疮患者的疑难病例讨论
		实践	疱病清创术医护配合操作流程
第9周	1. 掌握先天性唇 / 腭裂患者的护理评估、护理诊断及护理措施 2.掌握经气管切开吸痰技术、二人冲洗法口腔护理技术 3. 掌握低分子肝素皮下注射的用药指导，口内大出血应急演练 4. 熟悉口内大出血常用止血方法，口腔疾病患者营养风险筛查 5. 了解疑难危重患者 SBAR 交班及护理风险评估	理论	先天性唇 / 腭裂患者的护理评估、护理诊断及护理措施
		理论	口内大出血常用止血方法
		理论	低分子肝素皮下注射的用药指导
		理论	疑难危重患者 SBAR 交班及护理风险评估
		理论	口腔疾病患者营养风险筛查
		操作	二人冲洗法口腔护理技术
		操作	经气管切开吸痰技术
		应急演练	口内大出血应急演练
第10周	1. 掌握口腔黏膜病患者的护理 2. 掌握超声龈上洁治术 3. 掌握口腔恶性肿瘤患者的护理诊断及护理措施，口腔术后护患沟通技巧 4. 熟悉专科日间手术及出院电话回访的要点	理论	口腔黏膜病患者的护理
		理论	口腔术后护患沟通技巧
		操作	超声龈上洁治术
		实践	1 例舌癌患者的护理查房
		实践	口腔日间手术患者出院后专科电话回访

培训时间	培训周目标	培训类型	培训路径内容
第11周	1. 掌握皮肤感染患者床单位终末消毒 2. 掌握患者突发病情变化抢救团队配合 3. 掌握重症药疹患者的病情观察及护理要点 4. 熟悉臭氧水疗仪的临床应用及操作流程 5. 熟悉多重耐药菌感染患者的管理及护理	理论	多重耐药菌感染患者的管理及护理
		操作	皮肤感染患者床单位终末消毒
		操作	臭氧水疗仪的临床应用及操作流程
		实践	患者突发病情变化抢救团队配合
		实践	1 例重症药疹患者的护理查房
第12周	1. 掌握专科疾病新共识、新进展 2. 熟悉口腔综合治疗台水路消毒技术 3. 了解四手操作技术规范	理论	专科疾病新共识、新进展
		理论	口腔综合治疗台水路消毒技术规范
		操作	口腔四手操作技术
		实践	专科患教活动
		实践	实践体会交流、征集意见及建议
		实践	结业考核

（三）耳鼻咽喉头颈专业进修、规培、轮岗护士教学路径单

姓名：　　　　　　　　　　入科时间：　　　　　　　　　　出科时间：

培训时间	培训周目标	培训类型	培训路径内容
第1周	1. 掌握耳鼻咽喉头颈外科患者的转运及交接规范 2. 熟悉科室环境、各项规章制度、工作流程及岗位职责 3. 熟悉耳鼻咽喉头颈外科常见药物（如低分子肝素钙 / 钠注射液、葡萄糖酸钙注射液等）的药理作用及使用要点 4. 了解日间手术就诊流程与管理	入科介绍	耳鼻咽喉头颈外科病房、睡眠监测室、内镜室、换药室的环境布局，仪器设备和药品放置位置，带教老师和科室人员介绍
		制度	科室各项规章制度、工作流程及岗位职责
		制度	日间手术就诊流程与管理制度
		理论	耳鼻咽喉头颈外科常见药物的药理作用及使用要点
		操作	耳鼻咽喉头颈外科患者的转运及交接规范

续表

培训时间	培训周目标	培训类型	培训路径内容
第2周	1. 掌握耳科手术患者的围手术期护理要点 2. 熟悉纯音听阈测定、声导抗测试、耳声发射检查方法 3. 熟悉鼓膜穿刺抽液方法 4. 熟悉耳石症康复训练	理论	耳的应用解剖与生理
		理论	先天性耳病患者护理
		理论	外耳疾病患者护理
		理论	中耳疾病患者护理
		理论	内耳疾病患者护理
		操作	纯音听阈测定
		操作	声导抗测试
		操作	耳声发射检查
		操作	鼓膜穿刺抽液法
		操作	耳石症康复训练
		实践	规培生小讲课（带教老师根据第5版《眼耳鼻咽喉科护理学》第23章 耳科患者的护理指定内容）
第3周	1. 掌握鼻科疾病患者的围手术期护理 2. 掌握鼻阻力的测定、嗅觉功能检测方法 3. 掌握剪鼻毛技术、鼻腔冲洗技术 4. 熟悉硬性鼻咽镜操作技术 5. 了解皮肤点刺试验	理论	鼻的应用解剖与生理
		理论	鼻科疾病患者的围手术期护理
		理论	硬性鼻咽镜操作技术
		操作	鼻阻力测定、嗅觉功能检测技术
		操作	剪鼻毛技术
		操作	鼻腔冲洗技术
		操作	前、后鼻孔填塞
		操作	皮肤点刺试验
		理论	1例鼻出血患者的护理查房
		实践	规培生小讲课（带教老师根据第5版《眼耳鼻咽喉科护理学》第19章 鼻科患者的护理指定内容）
第4周	1. 掌握咽科疾病患者的围手术期护理 2. 掌握睡眠监测技术 3. 熟悉扁桃体脓肿穿刺技术 4. 了解纤维电子喉镜检查、手术时与医生的配合	理论	咽的应用解剖与生理
		理论	慢性扁桃体炎、腺样体肥大患者的护理
		理论	阻塞性睡眠呼吸暂停低通气综合征患者的护理
		理论	咽部脓肿患者护理
		理论	鼻咽癌患者护理
		操作	纤维电子喉镜检查与手术
		操作	扁桃体脓肿穿刺技术
		操作	睡眠呼吸监测技术
		实践	规培生小讲课（带教老师根据第5版《眼耳鼻咽喉科护理学》第20章 咽科患者的护理指定内容）

续表

<table>
<tr><th>培训时间</th><th>培训周目标</th><th>培训类型</th><th>培训路径内容</th></tr>
<tr><td rowspan="13">第5周</td><td rowspan="13">1. 掌握喉科患者的围手术期护理
2. 掌握咽喉科患者各项护理风险评估与风险预防
3. 掌握气管切开伤口换药、内套管清洗消毒法
4. 掌握麻醉咽喉镜的使用方法
5. 熟悉嗓音康复训练</td><td>理论</td><td>喉的应用解剖与生理</td></tr>
<tr><td>理论</td><td>急性会厌炎患者护理</td></tr>
<tr><td>理论</td><td>急性喉炎患者护理</td></tr>
<tr><td>理论</td><td>声带息肉患者护理</td></tr>
<tr><td>理论</td><td>喉乳头状瘤患者护理</td></tr>
<tr><td>理论</td><td>喉癌患者的围手术期护理</td></tr>
<tr><td>理论</td><td>咽喉科患者各项护理风险评估与风险预防</td></tr>
<tr><td>理论</td><td>喉癌患者的快速康复</td></tr>
<tr><td>理论</td><td>痰液分度</td></tr>
<tr><td>操作</td><td>麻醉咽喉镜的使用方法</td></tr>
<tr><td>操作</td><td>气管切开伤口换药、内套管清洗消毒法</td></tr>
<tr><td>操作</td><td>嗓音康复训练</td></tr>
<tr><td>实践</td><td>规培生小讲课（带教老师根据第5版《眼耳鼻咽喉科护理学》第21章 喉科患者的护理）</td></tr>
<tr><td rowspan="7">第6周</td><td rowspan="7">1. 掌握甲状腺癌患者的围手术期护理
2. 掌握颈部损伤患者的护理
3. 掌握颈肩功能训练</td><td>理论</td><td>甲状腺的应用解剖与生理</td></tr>
<tr><td>理论</td><td>颈部闭合性损伤、颈部开放性损伤的护理</td></tr>
<tr><td>理论</td><td>甲状舌管囊肿的护理</td></tr>
<tr><td>理论</td><td>甲状腺癌的护理</td></tr>
<tr><td>理论</td><td>腮腺肿瘤患者的紧急处理</td></tr>
<tr><td>理论</td><td>甲状腺癌患者围手术期的护理评估及病情观察</td></tr>
<tr><td>操作</td><td>颈肩功能训练</td></tr>
<tr><td rowspan="7">第7周</td><td rowspan="7">1. 掌握气管、食管疾病患者的围手术期护理
2. 掌握食管穿孔、食管腐蚀伤患者护理
3. 掌握海姆立克手法</td><td>理论</td><td>气管、支气管和食管的应用解剖与生理</td></tr>
<tr><td>理论</td><td>气管、支气管异物患者的围手术期护理</td></tr>
<tr><td>理论</td><td>食管异物患者的围手术期护理</td></tr>
<tr><td>理论</td><td>食管穿孔患者的护理常规</td></tr>
<tr><td>理论</td><td>食管腐蚀伤患者的护理常规</td></tr>
<tr><td>操作</td><td>海姆立克手法</td></tr>
<tr><td>实践</td><td>规培生小讲课（带教老师根据第5版《眼耳鼻咽喉科护理学》第22章 气管、支气管和食管异物患者的护理指定内容）</td></tr>
</table>

续表

培训时间	培训周目标	培训类型	培训路径内容
第8周	1. 掌握上呼吸道梗阻致呼吸困难患者护理应急预案 2. 掌握吞咽功能训练的方法	理论	上呼吸道梗阻致呼吸困难患者护理应急预案
		理论	呼吸困难分度
		理论	呼吸困难健康指导
		理论	紧急气管切开患者抢救护理流程
		理论	1例喉癌患者的疑难病例讨论
		操作	吞咽功能训练
第9周	1. 掌握急性鼻出血抢救护理应急预案 2. 掌握鼻腔大出血患者应急演练	理论	急性鼻出血抢救护理流程、安全指导
		理论	鼻出血量的评估
		理论	鼻出血安全指导
		理论	鼻出血的危重患者 SBAR 交班及护理风险讨论
		应急演练	鼻腔大出血患者应急演练
第10周	1. 掌握气管切开术后呼吸困难护理应急预案 2. 掌握环甲膜穿刺、气管切开手术患者抢救团队配合 3. 掌握气管套管堵管、气管套管脱管应急演练	理论	气管切开术后呼吸困难护理应急预案
		操作	气囊压力测定技术
		操作	环甲膜穿刺、气管切开手术患者抢救团队配合
		应急演练	气管套管堵管、气管套管脱管应急演练
第11周	1. 掌握气管异物抢救护理应急预案 2. 熟悉专科日间手术及出院电话回访的要点	理论	气管异物抢救护理流程
		理论	气管异物术前评估及指导要点
		理论	气管异物术后护理要点
		应急演练	气管异物患者抢救护理应急演练
		实践	日间手术及住院患者出院后的专科电话回访
		实践	专科患教活动
第12周	1. 掌握甲状腺术后呼吸困难护理应急预案 2. 掌握耳鼻咽喉头颈外科相关管理护理要点 3. 熟悉专科疾病新共识、新进展	理论	甲状腺术后呼吸困难的原因、护理流程
		理论	气道管理最新专家共识
		操作	耳鼻咽喉头颈外科相关管理护理要点
		应急演练	甲状腺术后呼吸困难应急演练
		实践	实践体会交流、征集意见及建议
		实践	结业考核

十四、老年医养、康复专科进修、规培、轮岗护士临床护理教学路径指引

（一）老年性疾病专业进修、规培、轮岗护士教学路径单

姓名：　　　　　　　　　　　入科时间：　　　　　　　　　　　出科时间：

培训时间	培训周目标	培训类型	培训路径内容
第1周	1. 掌握老年护理概念、基本特征、原则 2. 了解护理职业道德准则 3. 熟悉工作流程 4. 掌握高流量湿化治疗仪操作要点 5. 熟悉常用老年综合评估工具	入科介绍	老年病区病房、康复室的环境布局，仪器设备和药品放置位置，带教老师和科室人员介绍
		制度	科室工作流程及岗位职责
		理论	老年护理概述、目标及原则
		理论	老年护理的道德准则和职业标准
		理论	常用老年综合评估工具
		操作	高流量湿化治疗仪操作
第2周	1. 掌握老年病患者的出入院护理 2. 熟悉老年人文关怀与人文护理 3. 熟悉出院访视制度 4. 掌握有效咳嗽指导训练技术及无创呼吸机辅助通气技术	理论	老年科患者出入院护理
		理论	慢性阻塞性肺疾病的护理及病情观察
		理论	老年科出院患者准备制度
		操作	深呼吸及有效咳嗽指导训练技术
		操作	无创呼吸机辅助通气技术
		实践	小讲课（带教老师根据《老年护理学》第5章老年综合征与护理指定内容）
第3周	1. 掌握老年冠心病症状、体征的护理及观察要点 2. 了解科内常用心血管药物的药理作用及观察要点 3. 掌握心衰患者辅助检查指标解读 4. 掌握PICC维护技术	理论	冠心病的护理及病情观察
		理论	心血管药物的临床应用原则与观察要点
		理论	心力衰竭患者常见辅助检查：心梗三项、BNP等检查的目的及指标解读
		应急演练	1例老年患者突发心衰的应急演练
		操作	PICC维护技术
第4周	1. 掌握老年跌倒防范要点及护理 2. 熟悉老年认知功能评估要点 3. 掌握除颤仪操作方法及跌倒评估方法	理论	跌倒高危患者的护理及健康宣教
		理论	老年人跌倒风险防范
		理论	老年认知功能评估要点
		操作	跌倒评估
		应急演练	1例老年患者发生跌倒的应急演练
		操作	除颤仪操作技术

续表

培训时间	培训周目标	培训类型	培训路径内容
第5周	1. 掌握糖尿病的护理技能及糖尿病足的预防 2. 老年患者用药原则及饮食、运动指导 3. 掌握手指血糖监测及胰岛素注射技术 4. 掌握低血糖的应急演练	理论	老年糖尿病疾病的护理及病情观察
		理论	老年糖尿病患者的饮食和运动指导
		理论	老年患者用药原则及护理
		理论	糖尿病足的预防及护理
		应急演练	1 例老年患者突发低血糖的应急演练
		操作	手指血糖监测
		操作	胰岛素注射技术
第6周	1. 熟悉老年患者营养不良的护理 2. 掌握老年患者护理病历的书写要求 3. 熟悉病区物品与药品管理 4. 掌握下肢气压治疗仪操作技术 5. 掌握营养评估量表	理论	老年患者营养不良的护理
		理论	老年患者护理病历的书写要求
		理论	病区物品与药品管理
		操作	下肢气压治疗仪操作技术
		操作	营养评估量表
第7周	1.熟悉便秘患者的病情观察、合理健康饮食及排便护理 2. 熟悉专科实验室检查结果解读及危急值管理 3. 掌握血气分析采集技术	理论	老年便秘患者的病情观察
		理论	老年患者合理健康饮食及排便护理
		理论	老年病常见危急值阳性体征及处理措施
		操作	大小便标本的留取、痰培养标本留取
		操作	血气分析采集技术
第8周	1. 掌握急性心肌梗死患者风险识别及护理 2. 熟悉心衰患者的管理 3. 掌握密闭式胸腔引流瓶的更换方法	理论	急性心肌梗死患者的护理及病情观察
		理论	血管活性药物风险防范清单使用注意事项
		理论	1 例心衰患者的护理查房
		操作	密闭式胸腔引流瓶的更换
		操作	更换胸腔引流袋
第9周	1. 熟悉老年吞咽障碍筛查及评估 2. 掌握吞咽障碍患者吞咽功能锻炼指导、进食注意事项 3. 掌握误吸应急演练 4. 掌握留置胃管操作技术及管道维护	理论	老年吞咽障碍筛查及评估
		理论	吞咽障碍患者吞咽功能锻炼指导
		理论	老年患者进食注意事项
		操作	留置胃管操作技术及管道维护
		应急演练	1 例老年患者误吸的应急演练

续表

培训时间	培训周目标	培训类型	培训路径内容
第10周	1.掌握老年脑梗死患者的病情观察及语言、运动康复训练 2.掌握抗凝药物使用及注意事项 3.掌握密闭式吸痰技术及心搏骤停应急演练	理论	老年脑梗死患者的护理及病情观察
		理论	老年患者抗凝药物使用及注意事项
		理论	老年脑梗死患者的语言及运动康复训练
		操作	密闭式吸痰技术
		操作	良肢位的摆放
		应急演练	1例老年患者突发心搏骤停应急演练
第11周	1.熟悉老年骨质疏松患者的护理及饮食护理要点 2.熟悉老年患者沟通技巧 3.掌握日常消毒、终末消毒流程	理论	老年骨质疏松患者的护理及病情观察
		理论	老年骨质疏松患者营养及饮食护理
		理论	老年患者沟通技巧及人文关怀
		操作	病房日常消毒、终末消毒
		操作	肢体活动功能训练
		操作	常用物品消毒方法、消毒液配制方法
第12周	1.掌握踝泵运动和四肢被动运动方法 2.熟悉老年肺炎的护理及观察要点 3.掌握踝泵运动和四肢被动运动方法	理论	老年肺炎的护理及观察要点
		理论	踝泵运动和四肢被动运动方法
		操作	留置导尿技术及管道维护
		实践	实践体会交流、征集意见及建议
		实践	结业考核

（二）全科医学专业进修、规培、轮岗护士教学路径单

姓名：　　　　　　　　　　　入科时间：　　　　　　　　　　　出科时间：

培训时间	培训周目标	培训类型	培训路径内容
第1周	1.了解病区布局，物品的摆放、工作流程及岗位职责 2.掌握患者的十大安全目标、普通病区收疑似传染病的应急处理流程 3.了解老年人的评估技术	入科介绍	全科医学病房的环境布局，仪器设备和药品放置位置，带教老师和科室人员介绍
		制度	科室工作流程及岗位职责
		理论	内科疾病一般护理常规
		理论	老年人综合评估技术
		制度	普通病区收治疑似传染病患者应急处置流程
第2周	1.掌握护理文书的书写规范及护患沟通技巧 2.掌握各种专科标本采集技术 3.掌握静脉输液工作的选择和约束带的使用 4.了解冷热敷的适应证与禁忌证	理论	沟通技巧
		理论	护理文书的书写规范
		理论	冷热疗法的应用
		操作	血培养标本采集
		操作	动脉血采集技术
		操作	鼻、咽、肛拭子采集技术

续表

培训时间	培训周目标	培训类型	培训路径内容
第3周	1. 掌握慢性阻塞性肺疾病患者和慢性肺源性心脏病患者的护理 2. 掌握自发性气胸的护理 3. 熟悉无创呼吸机的使用和各种吸入疗法的护理常规 4. 熟悉体适能评估和排痰仪的使用	理论	慢性阻塞性肺疾病患者的护理
		理论	慢性肺源性心脏病患者的护理
		理论	自发性气胸的护理
		理论	无创呼吸机的使用
		理论	各种吸入疗法护理常规
		操作	体适能评估
		操作	排痰仪的使用
		应急演练	静脉药物外渗应急预案
第4周	1. 掌握呼吸衰竭患者的护理和血气分析的解读 2. 掌握呼吸球囊、电动吸引器的使用 3. 熟悉高流量氧疗仪的应用及俯卧位通气技术	理论	呼吸衰竭患者的护理
		理论	解读血气分析
		理论	高流量氧疗仪的临床应用
		操作	电动负压吸引器的使用
		操作	俯卧位通气
		操作	呼吸球囊的检测及使用
第5周	1. 掌握糖尿病患者的饮食、运动、用药、心理等相关护理常规 2. 掌握糖尿病患者低血糖的处理 3. 掌握胰岛素泵的使用方法 4. 熟悉胰岛素泵的并发症的预防及处理	理论	糖尿病患者的活动与锻炼
		理论	糖尿病患者降糖药的选用原则及联合用药
		理论	糖尿病患者的心理健康
		理论	糖尿病患者的营养饮食指导
		理论	糖尿病患者低血糖的处理
		操作	胰岛素皮下泵的使用
		操作	胰岛素泵使用技术操作并发症的预防及处理
		实践	新护士小讲课（带教老师根据《内科护理学》第2章呼吸系统疾病患者的护理中肺部感染性疾病的内容）
第6周	1. 掌握床边18导联心电图的操作方法 2. 掌握高血压患者的饮食及运动指导 3. 掌握心律失常及心力衰竭患者的症状及护理 4. 熟悉冠心病的饮食指导及心电图的识别	理论	高血压患者的饮食及运动指导
		理论	高血压患者的降压药的分类
		理论	心脏的解剖结构
		理论	心力衰竭患者的护理常规
		理论	心律失常患者的护理
		理论	心电图的识别
		理论	冠心病患者的饮食指导
		操作	床边18导联心电图检查

续表

培训时间	培训周目标	培训类型	培训路径内容
第7周	1. 掌握一氧化碳中毒的护理及高压氧治疗的相关知识 2. 掌握良肢位的摆放及肌力的评估 3. 熟悉洼田饮水试验 4. 了解脑电仿生治疗仪的操作和八段锦	理论	一氧化碳中毒患者的护理
		理论	高压氧治疗相关护理
		理论	良肢位的摆放
		操作	肌力的评估
		操作	洼田饮水试验
		操作	脑电仿生治疗仪的操作
		操作	八段锦
第8周	1. 了解导管相关血栓预防与护理 2. 熟悉多重耐药的患者管理 3. 掌握科室仪器的使用及应急预案	理论	导管相关静脉血栓的预防与护理
		理论	多重耐药菌感染患者的管理
		操作	PICC 的维护
		操作	气压泵治疗仪的使用
		应急演练	发生胸腔闭式引流管脱管的应急演练
第9周	1. 掌握失能患者的气道管理及皮肤护理 2. 掌握胃肠减压及膀胱冲洗等技术	理论	气管切开的护理
		理论	失禁性皮炎的护理
		操作	胃肠减压操作技术
		操作	膀胱冲洗技术
		操作	微波治疗仪的使用
		理论	气管切开术后护理操作并发症的预防及处理
		应急预案	发生患者走失的应急预案
		实践	书写一份完整的护理病历（护理评估、护理诊断/问题、护理措施、护理评价）
第10周	1. 掌握眩晕综合征患者的护理及长期卧床首次下床的指导 2. 掌握中药熏蒸仪的使用 3. 熟悉手指操	理论	眩晕综合征患者的护理
		理论	老年痴呆的预防护理
		理论	长期卧床首次下床活动指导
		操作	手指操
		操作	中药熏蒸仪的使用
		应急演练	患者发生病情变化的应急预案
第11周	1. 掌握缺血性脑卒中的护理及溶栓 2. 掌握心肺康复常用的评估技术 3. 熟悉胸外按压操作并发症的预防及处理	理论	缺血性脑卒中的护理
		理论	缺血性脑卒中静脉溶栓护理
		理论	心肺康复常用评估技术
		操作	Allen 试验
		操作	胸外按压操作并发症预防及处理规范

续表

培训时间	培训周目标	培训类型	培训路径内容
第12周	1. 掌握胰腺炎患者的护理 2. 掌握各种灌肠技术 3. 掌握胃肠减压的方法 4. 了解芒硝外敷	理论	胰腺炎患者的护理
		操作	大量不保留灌肠技术操作规范
		操作	小量不保留灌肠技术操作规范
		操作	胃肠减压
		操作	芒硝外敷
		实践	完成一份护理查房或疑难病历讨论
		实践	实践体会交流、征集意见及建议
		实践	结业考核

（三）康复护理专业进修、规培、轮岗护士教学路径单

姓名：　　　　入科时间：　　　　出科时间：

培训时间	培训周目标	培训类型	培训路径内容
第1周	1. 掌握常用康复治疗、护理技术、继发性损害的预防 2. 掌握科室常用仪器、设备 3. 熟悉科室各项规章制度 4. 熟悉各班岗位职责及工作流程 5. 了解常用康复治疗技术及设备	入科介绍	康复科病房、康复治疗区、康复专科门诊、康复护理门诊的环境布局，仪器设备和药品放置位置，带教老师和科室人员介绍
		制度	科室工作流程及岗位职责
		理论	康复科患者的特点、常用康复治疗、护理技术，跌倒、压力性损伤、足下垂等继发性损害的预防
		理论	良肢位摆放的目的及注意事项
		理论	清洁间歇导尿的目的、操作方法
		制度	分级防护的标准和要求、备用药、高警示药物的管理、肢体功能障碍患者的安全管理、科室高风险患者的交接班要求
		操作	良肢位摆放、清洁间歇导尿

续表

培训时间	培训周目标	培训类型	培训路径内容
第2周	1. 掌握康复科患者的护理评估及常见症状、体征的护理 2. 掌握各种辅助器具使用 3. 熟悉人文关怀与人文护理 4. 了解康复科患者出入院流程及访视制度	理论	康复科患者出入院护理
		理论	康复科患者的护理评估、常见症状及体征的护理
		理论	康复科患者的人文关怀与人文护理
		理论	脑卒中后典型痉挛模式与预防
		理论	脊髓损伤的肺部临床与康复护理
		理论	康复科患者出院访视制度（出院患者准备、出院患者满意度）
		操作	轮椅、助行器的选择及使用
		操作	体位转移技术
		操作	呼吸肌训练、呼吸训练器的使用
		实践	小讲课（带教老师根据《康复护理学》第6章常见神经疾病患者康复护理、第9章常见心血管疾病病人康复护理指定内容）
第3周	1. 掌握脑卒中的康复护理 2. 掌握脑卒中的血压管理 3. 熟悉偏瘫肢体主被动运动 4. 了解电动起立床的使用	理论	缺血性卒中、出血性卒中患者的康复护理
		理论	脑卒中血压控制指南
		操作	偏瘫肢体主被动运动
		操作	电动起立床的使用与维护
		操作	有效咳嗽，腹式呼吸训练
		实践	1例脑梗死患者的护理查房
		应急演练	再发脑卒中的应急演练
第4周	1. 掌握脊髓损伤的康复护理 2. 熟悉神经源性膀胱、神经源性直肠的护理要点 3. 了解尿流动力学检查的目的、意义	理论	脊髓损伤分级及运动训练方法
		理论	神经源性膀胱、神经源性直肠的管理
		理论	清洁间歇导尿的注意事项、饮水计划的制订
		理论	尿流动力学检查的目的、意义
		操作	良肢位摆放、轴线翻身
		操作	清洁间歇导尿
		操作	膀胱残余尿量测定
第5周	1. 掌握颈、腰椎病的康复护理 2. 熟悉患者各项护理风险评估与风险预防 3. 了解颈椎、腰背肌康复训练方法	理论	颈、腰椎病患者的疼痛评估与护理
		理论	颈、腰椎病患者急性期的康复治疗、护理
		理论	腰痛患者的正确姿势、腰背肌康复训练方法
		理论	康复科患者护理病历的书写要求
		理论	颈、腰椎病患者的出院宣教及康复指导
		操作	锻炼颈椎的运动方式：颈椎操

续表

培训时间	培训周目标	培训类型	培训路径内容
第6周	1. 掌握吞咽障碍患者的进食护理 2. 熟悉吞咽障碍的营养支持 3. 了解排尿障碍的临床表现及膀胱类型	理论	吞咽障碍的评估
		理论	轻度吞咽障碍患者进食体位、进食速度、食物性状、一口量护理
		理论	吞咽功能训练
		理论	胃肠内、外营养支持治疗
		理论	排尿障碍的临床表现，膀胱功能评估
		操作	膀胱压力容量测定
		操作	间歇管饲技术
第7周	1. 掌握压力性损伤患者的护理 2. 熟悉皮肤损伤的观察与换药技术 3. 熟悉病区物品与药品管理 4. 了解康复期患者的管理模式与个性化康复训练	理论	压力性损伤高风险患者的翻身与体位管理
		理论	压力性损伤的评估、分级及护理
		理论	压力性损伤的预防及减压措施的实施
		理论	病区物品与药品管理
		理论	康复期患者的管理模式与个性化康复训练
		操作	压力性损伤的处置及换药技术
第8周	1. 掌握骨折的康复护理 2. 熟悉肩关节半脱位的预防、护理 3. 了解腋杖的使用	理论	骨折的愈合与康复护理
		理论	腋杖的使用方法
		理论	肩关节半脱位的预防、护理
		操作	肩带、前臂悬吊带的使用
		操作	使用腋杖两点步态、三点步态、四点步态
		操作	Bobath 技术
第9周	1. 掌握日常生活活动能力评估 2. 熟悉偏瘫上肢康复训练方法 3. 了解脑卒中上肢痉挛模式及预防	理论	Barthel 指数评估
		理论	上肢功能训练方法
		理论	上肢屈肌痉挛模式的预防
		操作	上肢关节活动度训练
		操作	日常生活活动能力训练
		操作	日常生活自理相关辅助器具的使用
第10周	1. 掌握跌倒高风险患者的护理 2. 熟悉防跌倒措施及渐进下床方法 3. 了解患者康复进展及瘫痪肢体肌力变化	理论	跌倒风险评估及高风险患者的护理
		理论	肌力分级及评估
		理论	平衡功能、协调功能训练
		理论	防跌倒措施、跌倒损伤分级
		操作	徒手肌力评估
		操作	站立平衡训练
		操作	渐进下床方法

续表

培训时间	培训周目标	培训类型	培训路径内容
第11周	1. 掌握科室突发癫痫发作患者的观察、评估及抢救配合 2. 熟悉癫痫发作的紧急处理 3. 了解盆底康复训练方法	理论	继发性癫痫发作的护理
		理论	癫痫发作时舌咬伤的预防
		理论	癫痫发作时的气道管理
		理论	气道廓清及体位排痰技术
		操作	盆底肌功能训练
		操作	坐位排便及排便习惯训练
		应急演练	突发癫痫应急演练
第12周	1. 掌握中医适宜护理技术 2. 掌握科室常用仪器、设备的消毒方法 3. 熟悉耳穴定位与取穴 4. 了解自主神经反射亢进	理论	穴位贴敷、耳穴贴压、耳尖放血、刮痧中医适宜护理技术
		理论	高位脊髓损伤患者自主神经反射亢进
		理论	中西医结合康复治疗，辨证施护
		操作	常用仪器设备的消毒方法
		操作	耳尖放血，耳穴定位，取穴，配穴
		实践	实践体会交流、征集意见及建议
		实践	结业考核

（四）医养结合专业进修、规培、轮岗护士教学路径单

姓名：　　　　　　　　　　入科时间：　　　　　　　　　　出科时间：

培训时间	培训周目标	培训类型	培训路径内容
第1周	1. 掌握相关系统的使用 2. 掌握老年患者的常用评估方法 3. 掌握病情观察的内容和方法 4. 熟悉疼痛的评估与护理 5. 熟悉普通病区收治疑似传染病的应急处置流程	入科介绍	医养结合病房、康复室的环境布局，仪器设备和药品放置位置，带教老师和科室人员介绍
		理论	科室工作流程及岗位职责
		理论	医养系统的学习
		理论	医养入住老人的首次评估
		理论	老年人综合评估技术
		理论	病情观察的方法
		理论	病情观察的内容
		理论	疼痛的评估与护理
		理论	普通病区收治疑似传染病患者应急处置流程

续表

培训时间	培训周目标	培训类型	培训路径内容
第2周	1. 掌握护理文书的书写规范及沟通技巧 2. 掌握患者的搬运法及轴线翻身法 3. 掌握肠内营养泵的使用 4. 掌握约束带的使用及膀胱冲洗技术	理论	沟通技巧
		理论	护理文书的书写规范
		理论	患者搬运法
		操作	轴线翻身
		操作	肠内营养泵的使用
		操作	约束带的规范使用
		操作	大量不保留灌肠技术操作规范
		操作	小量不保留灌肠技术操作规范
		操作	膀胱冲洗技术
第3周	1. 掌握冷热疗法的应用及卧床患者更换床单的方法 2. 熟悉老年患者的心理护理及八段锦 3. 了解长护险的政策及医养结合的现状和功能	理论	长护险的政策解读
		理论	医养结合养老机构的生活照料服务
		理论	医养结合养老机构的医疗与护理服务
		理论	医养结合养老机构的康复服务
		理论	老年患者的心理护理
		理论	国内外医养结合养老服务机构现状
		理论	冷热疗法的应用和影响因素
		操作	为卧床患者更换床单法
		操作	手指操
		操作	八段锦
第4周	1. 掌握洼田饮水试验的方法 2. 了解吞咽困难膳食营养管理中国专家共识 3. 了解洼田饮水试验，掌握胃肠减压操作方法	理论	医养结合养老机构意外伤害的防范与处理
		理论	吞咽困难膳食营养管理中国专家共识
		理论	洼田饮水试验
		操作	胃肠减压技术
		操作	有效咳嗽
		操作	胃管脱管的应急预案
第5周	1. 掌握呼吸系统疾病的相关体征及护理 2. 掌握俯卧位通气及各种辅助排痰技术	理论	慢阻肺患者肺康复应用
		理论	高流量氧疗仪的临床应用
		操作	俯卧位通气
		操作	体位引流
		操作	叩背排痰法
		操作	排痰仪的使用

续表

培训时间	培训周目标	培训类型	培训路径内容
第6周	1. 掌握心肺功能的评估内容及训练方法 2. 掌握失能患者的气道护理 3. 熟悉三位一体呼吸操 4. 了解气道廓清技术专家共识	理论	气道廓清技术专家共识
		理论	气管切开的护理
		理论	肺功能的评估
		理论	心功能的评估
		理论	主动循环呼吸技术
		操作	经气管吸痰技术
		操作	三位一体呼吸操
		操作	呼吸功能训练技术
		应急演练	气管切开套管意外脱落应急处理
第7周	1. 掌握糖尿病的相关体征及护理 2. 掌握胰岛素笔的皮下注射 3. 掌握低血糖的发生与处理	理论	糖尿病患者的心理健康
		理论	糖尿病患者的营养饮食指导
		理论	糖尿病患者低血糖的处理
		操作	胰岛素笔皮下注射
		实践	发生低血糖的应急预案
		实践	规培生小讲课（带教老师根据《老年护理学》中第2章老化改变与老年护理相关理论内容）
第8周	1. 掌握心肺康复的意义及实施方法 2. 掌握呼吸训练方法及饮食指导 3. 掌握三位一体呼吸操及体适能的具体评估 4. 熟悉血压的分级 5. 了解烟草依赖的识别与干预	理论	心脏康复的意义
		理论	肺康复的意义
		理论	心脏康复的五大处方
		理论	耐力训练的原则和实施
		理论	心血管疾病与饮食
		理论	心肺运动功能评估之6 min步行试验
		理论	血压水平分级
		理论	烟草依赖的识别与干预
		操作	体适能的评估（包括30 s站立、30 s屈膝、2 min踏步、座椅体前屈测试）
第9周	1. 掌握冠心病的饮食指导及危险分层 2. 熟悉慢病的特征与管理 3. 掌握气压治疗仪的使用	理论	冠心病患者的饮食指导
		理论	心血管疾病危险因素的评估
		理论	降压药的分类
		理论	心肺康复患者营养管理与指导
		理论	慢性病的特征及三级预防
		理论	慢性病的管理
		操作	气压治疗仪的使用
		应急演练	医养患者走失的应急预案

续表

培训时间	培训周目标	培训类型	培训路径内容
第10周	1. 掌握失能患者的康复护理及皮肤护理 2. 熟悉核心训练的方法 3. 熟悉多重耐药感染患者的管理	理论	失能老人心肺康复护理
		理论	冠心病患者的康复护理
		操作	压疮的护理
		实践	失禁性皮炎的护理
		操作	核心训练的方法
		实践	书写一份完整的护理病历（护理评估、护理诊断/问题、护理措施、护理评价）
第11周	1. 熟悉临终关怀的相关护理 2. 了解死亡的标准与过程 3. 了解尸体的护理及丧亲者的护理	理论	临终关怀的发展与研究内容
		理论	临终患者的生理评估与护理
		理论	临终患者的心理评估与护理
		理论	死亡的标准及过程分期
		理论	尸体的护理
		理论	丧亲者的护理
		应急预案	患者发生烫伤的应急预案
第12周	1. 掌握长期卧床患者首次下床的活动指导 2. 熟悉弹力带的使用 3. 熟悉运动安全策略 4. 了解各种慢性病的康复护理	理论	残疾的发生与预防
		理论	运动训练安全策略
		理论	心肺康复的风险评估与处理
		理论	支气管哮喘的康复护理
		理论	慢性呼吸衰竭的康复护理
		操作	心肺康复—弹力带训练
		操作	长期卧床首次下床活动指导
		实践	组织一次老人健康教育讲堂
		实践	实践体会交流、征集意见及建议
		实践	结业考核

十五、手术室及特殊专科进修、规培、轮岗护士临床护理教学路径指引

（一）手术室专业进修、规培轮岗护士教学路径单

姓名： 入科时间： 出科时间：

培训时间	培训周目标	培训类型	培训路径内容
第1周	1. 熟悉洁净手术室的管理 2. 熟悉手术室布局及环境 3. 熟悉手术室工作流程	入科介绍	手术室分区、通道的环境布局，人员进出手术室规范、手术室着装要求，仪器设备和药品放置位置，带教老师和科室人员介绍
		理论	手术室内部设施要求
		理论	洁净手术室环境要求
		理论	洁净手术室分级、净化要求
		理论	洁净手术室的使用和管理
		理论	洁净手术室的环境监测
		理论	手术安排和通知程序
		理论	手术前手术间准备
		理论	手术室信息化管理
		理论	手术室交接班程序
第2周	1. 掌握手术室核心制度 2. 掌握手术患者护理安全与防护	制度	手术室核心制度：值班与交接班制度、急危重患者抢救制度、手术安全核查制度、手术患者转运交接制度、手术物品清点制度、手术中用药查对制度、手术中输血查对制度、手术标本管理制度、感染预防与控制制度、手术室信息安全管理制度
		理论	手术患者与病房交接流程
		操作	根据手术需求准备术前用物，创建维持无菌区域和无菌状态
		操作	手术前后患者坠床、压力性损伤、烫伤等风险评估和预防措施
		操作	手术参与人员交接流程和记录
		理论	职业安全与防护

续表

培训时间	培训周目标	培训类型	培训路径内容
第3周	1. 掌握手术常规操作 2. 掌握手术体位的安置原则及技术	操作	皮肤准备、外科刷手、穿遮盖式手术衣、无接触式戴手套、铺设无菌手手术台、铺无菌手术巾
		操作	无菌操作 / 无瘤操作技术
		操作	手术器械传递
		操作	手术器械的清洗、打包、灭菌
		操作	手术体位安置（平卧位、侧卧位、俯卧位、截石位等）
		操作	术中输全血 / 血液制品程序
		操作	手术室静脉留针的操作
第4周	1. 掌握手术室感染的预防和控制 2. 了解特殊感染手术患者的手术配合流程	理论	手术部位感染的主要因素
		理论	消毒、灭菌和隔离技术
		理论	标准预防措施
		理论	特殊感染手术患者的管理
		理论	医务人员手卫生、物表及空气监测程序
		理论	各类医疗废物的管理
		操作	模拟1例新型冠状病毒阳性手术患者的手术配合流程
第5周	1. 熟悉手术室仪器设备的使用和管理 2. 了解手术室工作人员的安全管理	操作	手术床、无影灯、显微镜、高频电刀、C臂、电动气压止血带、动力设备、内窥镜、灭菌锅、手术和麻醉吊塔等设备的使用方法、简单故障排查、维护保养
		理论	锐器伤的预防和处理流程
		理论	X线、化学物质、废气的安全防护
		理论	职业暴露的处理流程
第6周	1. 掌握手术患者抢救流程及操作 2. 掌握手术室突发事件的应急处理	操作	术中大出血的抢救流程
		操作	手术患者休克的抢救流程
		理论	呼吸心搏骤停的应急预案
		理论	手术患者休克的应急预案
		理论	传染病、特殊感染的手术应急预案
		理论	仪器设备故障的应急预案
		理论	火灾、停电、停气的应急预案
		理论	应对突发事件批量伤员的应急预案
		操作	组织现场演练：术中1例手术患者发生心搏骤停的应急演练

续表

培训时间	培训周目标	培训类型	培训路径内容
第7周	1. 掌握胸心外科和神经外科疑难手术配合 2. 熟悉胸腔镜手术手术配合	操作	胸心外科：肺手术、食管手术配合 神经外科：颅脑肿瘤手术、颅内血管瘤手术配合
		操作	胸科腔镜手术配合
		实践	1 例肺癌根治手术护理配合的教学查房
第8周	1. 掌握骨外科疑难手术配合 2. 熟悉关节镜手术配合	操作	骨科：脊柱手术、人工关节置换手术、膝关节手术配合
		操作	膝关节镜手术、椎间盘镜手术配合
		实践	1 例膝关节镜手术护理配合的教学查房
第9周	1. 掌握普外科疑难手术配合 2. 熟悉普通外科腔镜手术配合	操作	普外科：颈部手术、胃肠手术、肝胆胰外科手术配合
		操作	普通外科腹腔镜手术配合
		实践	1 例胰腺癌根治手术护理配合的教学查房
第10周	1. 掌握泌尿外科疑难手术配合 2. 熟悉泌尿外科腔镜手术配合	操作	泌尿外科：肾脏手术、输尿管手术、膀胱手术、前列腺手术配合
		操作	泌尿外科腹腔镜、膀胱镜、输尿管镜手术配合配合
		实践	1 例膀胱癌根治手术护理配合的教学查房
第11周	1. 掌握妇产科疑难手术配合 2. 熟悉妇产科腔镜手术配合	操作	妇产科：颈部手术、胃肠手术、肝胆胰外科手术配合
		操作	妇科腹腔镜手术配合
		实践	1 例宫颈癌根治手术护理配合的教学查房
第12周	1. 熟悉五官科手术配合 2. 完成理论与操作考试，并完成学习评价	实践	口腔科：颌面部手术配合
		实践	耳鼻咽喉镜手术配合
		实践	实践体会交流、征集意见及建议
		实践	结业考核

（二）麻醉与围手术期医学科进修、规培、轮岗护士教学路径单

姓名：　　　　　　　　　　　入科时间：　　　　　　　　　　出科时间：

培训时间	培训周目标	培训类型	培训路径内容
第1周	1. 了解麻醉复苏室的基本知识、工作流程及规范 2. 掌握麻醉学知识，具备了解麻醉原理和技术的能力	入科介绍	麻醉科手术室分区及基本环境布局、人员进出管理规范、着装要求，仪器设备和药品放置位置，带教老师和科室人员介绍
		制度	麻醉护理工作流程及岗位职责
		制度	麻醉相关物品消毒灭菌流程
		制度	手术间相关工作流程
		制度	麻醉护理规章制度

续表

培训时间	培训周目标	培训类型	培训路径内容
第2周	1. 掌握麻醉复苏室的常见检测仪器设备的使用，以确保手术过程中的安全 2. 熟悉麻醉复苏室各班次的岗位职责	理论	麻醉护理各班职责、岗位说明书
		理论	复苏室内部设施要求及环境要求
		理论	麻醉科手术室信息化管理
		理论	患者交接班制程序
		理论	危重患者抢救制度
		理论	手术患者转运交接制度
		理论	麻醉废气污染的来源与防治
		理论	职业暴露与不良事件上报处理
		理论	麻醉科护理文书书写规范
		理论	麻醉护理急救设备的使用
		操作	心电监护仪的使用
		操作	除颤仪的使用
		操作	呼吸机的使用
		操作	血气分析仪的操作
		实践	急救设备的实践操作
第3周	1. 熟悉PACU常见并发症及处理方法 2. 了解PACU患者转入转出标准及工作流程	理论	PACU患者转入转出标准及工作流程
		理论	PACU患者的监护及治疗内容
		理论	PACU患者术后疼痛的管理
		理论	PACU患者术后恶心呕吐的管理
		理论	PACU患者术后气道梗阻、低氧血症的管理
		理论	PACU患者术高血压、低血压的管理
		理论	PACU患者术后低体温、寒战的管理
		应急演练	PACU患者出现病情变化后的处理
第4周	1. 掌握各类麻醉药品的药理作用、适应证、禁忌证及不良反应 2. 掌握麻醉药品的储存、使用、记录等管理规范 3. 熟悉麻醉药品及耗材管理	理论	麻醉科药品及耗材的管理
		理论	特殊类药品及麻醉精神类药品的管理
		理论	麻醉耗材的种类及管理
		操作	麻醉药品的清点
		操作	麻醉耗材的清点及管理
		操作	其他类药品的清点

续表

培训时间	培训周目标	培训类型	培训路径内容
第5周	1. 评估和检测患者的麻醉需求，做好麻醉前的准备工作 2. 做好麻醉实施的配合工作，检测患者的生命体征 3. 掌握相关技术操作	理论	全身麻醉患者的麻醉护理配合
		理论	如何进行全身麻醉患者的术前访视
		理论	全身麻醉患者的科室用药规范
		理论	全身麻醉患者的健康宣教
		理论	急性上呼吸道梗阻的处理
		理论	反流、误吸及吸入性肺炎的处理
		操作	可视喉镜的操作
		操作	麻醉机的操作
		操作	注射泵的操作
		操作	暖风机的操作
		操作	经鼻、口腔吸痰技术
第6周	1. 掌握麻醉实施前的准备工作，参与全程麻醉，检测术中患者的生命体征 2. 掌握无菌操作技术 3. 了解麻醉前评估，与患者交流，了解病史，为麻醉医师提供必要信息	理论	椎管内麻醉患者的护理配合
		理论	如何进行椎管内麻醉患者的术前访视
		理论	椎管内麻醉患者相关并发症及处理
		理论	椎管内麻醉患者的健康宣教
		操作	无菌操作技术
第7周	1. 掌握麻醉实施前的准备工作，参与全程麻醉，检测术中患者的生命体征 2. 掌握相关操作技术 3. 了解麻醉前评估，与患者交流，了解病史，为麻醉医师提供必要信息	理论	神经阻滞麻醉的护理配合
		理论	如何进行神经阻滞麻醉患者的术前访视
		理论	神经阻滞麻醉患者的健康宣教
		理论	神经阻滞麻醉患者相关并发症及处理
		操作	血液回收机的操作
		操作	动脉采血技术
		操作	镇痛泵的操作技术
第8周	1. 了解麻醉护士手术室外的工作特点及要求 2. 了解麻醉患者的术前、术后访视	理论	病房麻醉的护理配合
		理论	如何进行急症患者的术前访视
		理论	如何进行麻醉患者的术后访视

续表

培训时间	培训周目标	培训类型	培训路径内容
第9周	1. 掌握各种麻醉方式的术前准备 2. 了解疼痛的评估及分级	理论	各种麻醉方式的术前准备
		理论	分娩镇痛的技术与管理规范
		理论	疼痛的分级及评估方法
		理论	如何做好患者的安全转运
		操作	简易呼吸气囊的使用操作
		操作	口咽通气道置入操作技术
		应急演练	1例拔管后患者呼吸道梗阻的应急预案
第10周	1. 掌握麻醉给药技术，如静脉注射、吸入、局部麻醉等多种给药方式 2. 掌握识别和处理麻醉药物过敏反应的方法	理论	与手术相关体位的意外和并发症
		理论	日间手术患者的麻醉恢复
		理论	门诊患者的术前评估及麻醉后的处理
		理论	术中液体的管理
		理论	高风险药物外渗处理流程
		操作	麻醉给药技术
		应急演练	麻醉药过敏反应的应急预案
第11周	1. 掌握常见消防知识的应急预案 2. 掌握开放气道的急救技术	理论	应对突发事件批量伤员的应急预案
		理论	火灾、停电、停气的应急预案
		理论	开放气道的急救技术
		实践	教学工作回访
		应急预案	术中1例手术患者发生心搏骤停的应急预案
第12周	1. 掌握患者的护理及安全教育，掌握沟通技巧 2. 完成理论与操作考试，并完成学习评价	理论	学习沟通技巧与团队协作
		理论	PACU中针对患者实施人性化管理的措施
		理论	护理安全意识与风险防范
		实践	实践体会交流，征集意见及建议
		实践	结业考核

（三）消毒供应中心专业进修、规培、轮岗护士教学路径单

姓名：　　　　　　　　　　　　　入科时间：　　　　　　　　　　　出科时间：

培训时间	培训周目标	培训类型	培训路径内容
第1周	1. 熟悉科室环境、建筑布局、大型设备 2. 掌握消毒供应中心定义及相关管理要求	入科介绍	消毒供应中心建筑布局、工作流程、管理制度和劳动纪律；带教计划及管理规范，带教老师和科室人员介绍
		理论	消毒供应中心定义、消毒供应中心集中管理要求
		实践	去污区、检查包装及灭菌区、无菌物品存放区大型设备仪器识别
		实践	人员通道、物品通道布局及各区空气压差要求
		理论	相关任务列表解读
		实践	入科摸底考核：中高度危险性物品规范处置理论考核
第2周	1. 熟悉消毒供应中心卫生行业规范管理要求 2. 了解消毒供应中心相关生物学基础知识	理论	医院对植入物及外来医疗器械的处置及管理要求
		理论	消毒供应中心与相关科室的联系制度及工作要求
		理论	诊疗器械、器具和物品使用后再处理原则
		理论	特殊感染的器械、器具和物品的再处理要求
		实践	消毒供应中心追溯系统的使用
		理论	卫生微生物学基础
		理论	清洗、消毒、灭菌定义及消毒、灭菌方法选择原则
		理论	医院感染
		实践	进修生小讲课（带教老师根据《消毒供应中心管理实践》指定内容）
第3周	掌握去污区各项操作流程及质量控制	理论	常用医疗器械的识别：基础手术器械、专科器械、内镜器械、外来医疗器械
		实践	器械回收流程、与临床交接登记、回收车 / 箱的处置
		实践	器械分类操作：根据器械清单完成器械种类、数量、规格的核查
		理论	手工清洗、机械清洗及注意事项
		理论	消毒方法、化学消毒剂有效浓度检测、物理消毒参数观察判读
		实践	干燥技术
		操作	新器械的处置
		操作	简易呼吸器的手工清洗消毒
		操作	动力系统的手工清洗消毒
		操作	精密显微器械的处置

续表

培训时间	培训周目标	培训类型	培训路径内容
第4周	掌握去污区设备仪器操作规程	操作	全自动清洗消毒机的操作及注意事项、日常清洁与维护
		操作	超声清洗机、蒸汽清洗机的操作及注意事项、日常清洁与维护
		操作	煮沸消毒器的操作及注意事项、日常清洁与维护
		实践	酸化水机和水处理系统的操作、日常清洁与维护
		应急演练	停水停电停气、设备故障应急演练
第5周	1. 掌握检查保养、包装技术 2. 熟悉眼科手术器械械的定义与分类 3. 掌握眼科手术器械检查与保养、包装操作流程及质量控制	实践	检查保养、包装操作技术
		理论	眼科器械、眼科显微器械定义；眼前节毒性反应综合征
		实践	眼科镊、剪、钳、刀柄、手术刀、虹膜复位器、晶状体核碎器、止血器、超声乳化器械等的分类及功能
		实践	眼科手术器械清洗质量检查及带光源放大镜的使用
		实践	眼科器械的功能检查
		实践	眼科手术器械包装用具和包装材料的选择
		实践	眼科手术器械的包装方法和包装操作流程
		实践	1 例眼科精密器械包装不良事件讨论
第6周	1. 掌握外来医疗器械分类与特点 2. 掌握外来医疗器械接收与分类操作流程 3. 掌握外来医疗器械清洗消毒与干燥操作流程 4. 掌握外来医疗器械检查与包装操作流程 5. 掌握外来医疗器械灭菌与监测操作流程 6. 掌握外来医疗器械使用后处理操作流程	理论	器械的分类与特点：实心类、孔隙类、管腔类、关节滑动类、锉刀类、钻头类、连接手柄类、试模类等
		理论	动力工具、植入物、盛装容器的分类与特点
		理论	外来医疗器械的首次接受测试操作流程
		操作	外来医疗器械常规接收和分类操作流程
		操作	外来医疗器械清洗消毒与干燥操作流程
		实践	不同结构外来医疗器械的手工清洗
		实践	动力工具的手工清洗，例如 AO 动力钻的手工清洗
		实践	植入物的手工清洗和机械清洗
		操作	外来医疗器械使用后处理操作流程
		实践	进修生小讲课（外来医疗器械在消毒供应中心处置的院感风险点）
第7周	1. 了解眼科手术器械使用现场的初步处理 2. 掌握眼科手术器械的清洗去污操作流程 3. 掌握眼科手术器消毒与干燥操作流程	理论	眼科手术器械的现场初步处理目标、原则和流程
		实践	超声乳化手柄现场预处理过程及注意事项
		理论	眼科手术器械回收、分类、清洗
		操作	基础类眼科手术器械的手工清洗
		实践	管腔类器械的手工清洗：超声乳化手柄
		操作	I/A 手柄及笛针的手工清洗
		实践	1 例眼科手术器械相关 TASS 感染的护理查房

续表

培训时间	培训周目标	培训类型	培训路径内容
第8周	1. 掌握基础硬式内镜器械分类与特点 2. 掌握基础硬式内镜回收与分类操作流程 3. 掌握基础硬式内镜洗消毒与干燥操作流程 4. 掌握基础硬式内镜检查与包装操作流程	理论	硬式内镜器械识别
		实践	腹腔镜、宫腔镜器械拆卸及安装
		实践	胸心外科、神经外科内镜器械拆卸及安装
		实践	泌外、骨科内镜器械拆卸及安装
		理论	硬式内镜器械的回收与分类流程
		实践	硬式内镜的分类：镜头类、禁水皮线和管道类、器械附件类
		实践	硬式内镜器械分类、清洗、消毒、干燥
		实践	硬式内镜器械机械清洗消毒：转载、操作观察、卸载
		操作	硬式内镜器械手工清洗消毒干燥
		理论	硬式内镜器械检查及保养
		实践	光学镜头检查及保养
		实践	一体电子镜头检查及保养
		实践	禁水皮线、管道检查及保养
		实践	硬式器械及附件检查及保养
		实践	不同光学镜头的清洗质量检查和功能检查
第9周	1. 掌握包装材料识别和选择 2. 掌握包装技术	理论	不同包装材料的识别及使用
		理论	包装操作流程
		实践	封口机的使用及检测
		操作	闭合式包装操作
		操作	密封式包装操作
		实践	普通棉布的检查和包装操作
		实践	无纺布的包装操作
第10周	1. 掌握大型压力蒸汽灭菌原理 2. 熟悉灭菌物品装载 3. 了解不同灭菌周期及灭菌过程监测 4. 掌握湿包定义及处置	理论	大型压力蒸汽灭菌器作用与原理
		理论	大型压力蒸汽灭菌器安全检查
		实践	B–D 试验及结果判读
		实践	大型压力蒸汽灭菌器的装载步骤与要求
		实践	常用灭菌程序及选择；观察灭菌程序各阶段参数
		实践	无菌物品卸载
		理论	湿包的定义、原因和处置

续表

培训时间	培训周目标	培训类型	培训路径内容
第11周	1. 掌握环氧乙烷灭菌、过氧化氢低温等离子灭菌方法及原理 2. 了解环氧乙烷灭菌器和过氧化氢低温等离子灭菌器 3. 掌握环氧乙烷灭菌、过氧化氢低温等离子灭菌监测结果判读 4. 掌握过氧化氢低温等离子灭菌适用范围 5. 掌握低温灭菌设备操作	实践	认识环氧乙烷灭菌器
		操作	环氧乙烷灭菌器操作方法
		理论	环氧乙烷灭菌监测结果判断
		操作	环氧乙烷灭菌器日常清洁与保养
		应急演练	环氧乙烷气体接触和泄露应急演练
		理论	认识过氧化氢低温等离子灭菌器
		操作	过氧化氢低温等离子灭菌器操作方法
		理论	过氧化氢低温等离子灭菌监测结果判断
		理论	掌握过氧化氢低温等离子灭菌适用范围及禁止灭菌物品
		应急演练	过氧化氢低温等离子灭菌生物监测阳性
第12周	1. 掌握无菌物品管理 2. 掌握清洗质量监测 3. 掌握消毒质量监测 4. 掌握灭菌质量监测	理论	消毒物品、无菌物品的储存和发放
		理论	清洗质量日常监测、定期抽查、定量检测
		实践	清洗消毒器及其质量监测
		理论	湿热消毒、化学消毒监测
		实践	消毒后直接使用物品消毒效果检测采样
		实践	压力蒸汽灭菌、环氧乙烷灭菌、过氧化氢低温等离子灭菌质量监测及记录
		实践	结业考核

（四）介入疾病专业进修、规培、轮岗护士教学路径单

姓名：　　　　　　　　入科时间：　　　　　　　　出科时间：

培训时间	培训周目标	培训类型	培训路径内容
第1周	1. 掌握科室常见疾病及并发症护理措施 2. 熟悉科室环境、各项规章制度 3. 了解本科非血管类手术及血管类手术的分类	入科介绍	介入科病房、胆道镜室、肝功能储备检查室环境布局，仪器设备和药品放置位置，带教老师和科室人员介绍
		制度	学习各班职责及工作流程
		理论	科室疾病路径及常见护理诊断、护理措施
		理论	科室非血管类介入手术和血管类介入手术的分类
		理论	介入手术的转运流程

续表

培训时间	培训周目标	培训类型	培训路径内容
第2周	1. 掌握介入患者的护理评估、常见症状及体征的护理 2. 掌握各种管道的护理及专科操作：更换引流袋 3. 掌握患者脱管的应急处理 4. 熟悉肿瘤中晚期患者人文关怀 5. 了解肿瘤中晚期患者疼痛的护理	理论	熟悉新入院、出院患者流程，PDA 使用、HIS 系统、移动终端系统及医嘱处理流程，三测单、护理记录单、各项量表的评估及护理病历的书写等
		理论	介入各类疾病患者的护理评估、常见症状及体征的护理
		理论	科室常见各种管道（PTCD 管、留置胃管、尿管、胃造瘘管、腹腔引流管等、动静脉置管）的观察、固定及护理
		操作	更换引流袋
		应急演练	患者意外脱管的应急演练
		理论	科室各类肿瘤中晚期患者的人文关怀
		理论	疼痛的评分及护理
第3周	1. 掌握科室危急值书写要求及科内危及患者生命的危急值的追踪 2. 熟悉各项标本的采集 3. 了解血培养、动脉血气标本采集及送检时的注意事项	理论	危急值的书写要求
		理论	科内常见危及患者生命的危急值追踪要求
		操作	血培养标本采集及送检时的注意事项
		操作	血气分析标本采集及送检时的注意事项
第4周	1. 掌握主动脉夹层支架植入患者围手术期护理 2. 掌握科内常见护理风险点（出血、窒息、跌倒、意外拔管） 3. 掌握静脉血栓和动脉血栓护理的区别 4. 熟悉下肢动脉闭塞的护理及观察要点 5. 了解深静脉血栓患者肢体维度的测量方式 6. 了解支架植入术后抗凝药物的使用	理论	主动脉夹层支架植入患者围手术期护理
		理论	支架植入术后抗凝药物的使用
		理论	出血、窒息、跌倒、意外拔管护理风险点预防及处置
		应急演练	患者突发窒息的应急演练
		理论	静脉血栓和动脉血栓的护理区别
		理论	静脉血栓和动脉血栓各自的护理风险点
		应急演练	急性肺栓塞的应急演练
		理论	滤器植入患者的护理
		理论	下肢动脉闭塞患者的临床特点
		理论	静息痛患者的护理
		操作	深静脉血栓患者肢体维度的测量
第5周	1. 掌握介入动脉泵入高风险药物的使用及注意事项、特殊药物外渗的紧急处理 2. 掌握各类疾病常见护理诊断模式及书写要求 3. 熟悉血管导管相关感染预防与控制 4. 了解中心静脉导管维护	理论	血管活性药物、化疗药物动脉泵入的使用及注意事项
		理论	特殊药物外渗的紧急处理
		理论	动脉导管的固定及观察
		操作	介入放射科各类疾病常见护理诊断及书写要求
		理论	血管导管相关感染预防与控制
		操作	中心静脉导管维护

续表

培训时间	培训周目标	培训类型	培训路径内容
第6周	1. 掌握呕血和咯血的区别及护理要点 2. 掌握呕血和咯血时保持呼吸道通畅的重要性及吸痰技术 3. 熟悉溃疡出血和肝硬化食管胃底静脉曲张破裂出血的临床表现 4. 了解科室抢救时的配合	理论	呕血及咯血的区别
		理论	呕血及咯血的不同护理要点
		理论	科室呕血及咯血的不同药物使用
		操作	抢救时的气道开放方法
		理论	溃疡出血和肝硬化食管胃底静脉曲张破裂出血的不同临床表现
		应急演练	消化道大出血的应急处理演练
		理论	患者突发病情变化团队抢救配合
第7周	1. 掌握介入术后压迫器的使用及观察 2. 掌握专科护理操作 3. 掌握压迫器意外松脱大出血的应急处理流程 4. 了解营养泵的使用及故障处理	理论	压迫器的使用
		理论	使用压迫器患者足背动脉搏动的触及及患肢的观察要点
		操作	拆压迫器及足背动脉搏动的触及
		应急演练	压迫器意外松脱大出血的应急演练
		操作	营养泵的使用及故障处理
第8周	1. 掌握粒子植入患者的护理 2. 掌握粒子植入术后的防护措施 3. 掌握微波消融患者的护理 4. 熟悉微波消融术后气胸形成的紧急处理 5. 了解患者约束技术	理论	粒子植入患者的护理
		理论	粒子植入术后的防护措施
		理论	粒子植入术后的集中管理
		理论	微波消融患者的护理
		理论	微波消融术后气胸形成的紧急处理
		实践	1例肝癌中晚期患者护理查房
		操作	患者约束技术规范
第9周	1. 掌握TACE术后的护理 2. 掌握介入栓塞综合征的临床表现及护理 3. 熟悉TIPS术后饮食指导 4. 了解食管癌经胃造瘘置管术后营养注入的操作规范 5. 了解肝性脑病走失的应急演练	理论	TACE术后患者的护理
		理论	介入术后综合征的临床表现及护理
		理论	营养支持技术及动态评分标准
		理论	TIPS术后的饮食指导
		理论	经胃造瘘管注入营养的操作规范
		理论	TIPS术后并发肝性脑病的护理
		应急演练	患者肝性脑病走失的应急演练

续表

培训时间	培训周目标	培训类型	培训路径内容
第10周	1. 掌握急性动脉栓塞急诊取栓围手术期的护理 2. 掌握动脉溶栓的护理要点 3. 熟悉动脉置管非计划拔管的应急 4. 了解生命支持仪器的使用	理论	急性动脉取栓围手术期的护理
		理论	动脉溶栓时出血的观察及护理要点
		理论	溶栓时患者凝血功能检测
		实践	1 例肝硬化急诊动脉溶栓后使用抗凝剂大出血患者的疑难病例讨论
		应急演练	动脉置管非计划拔管的应急演练
		操作	除颤仪、呼吸机使用
第11周	1. 掌握主动脉瘤患者的护理 2. 掌握主动脉瘤患者手术前生命体征的要求范围 3. 掌握主动脉瘤围手术期的风险点及健康指导 4. 熟悉主动脉夹层与主动脉瘤的区别 5. 熟悉主动脉瘤支架植入术后抗凝药物使用的注意事项 6. 了解主动脉瘤的手术方式	理论	主动脉瘤患者的护理
		理论	主动脉瘤患者术前生命体征需稳定的范围要求
		理论	主动脉瘤围手术期的风险点及健康指导
		理论	主动脉夹层及主动脉瘤的区别
		理论	主动脉瘤支架植入术后抗凝药物使用的注意事项
		理论	主动脉瘤的手术方式
		应急演练	主动脉瘤突发破裂的应急演练
第12周	1. 掌握介入放射科新技术（冷消融、HAIC 技术、胃造瘘技术）围手术期护理 2. 熟悉 EARS 快速康复在介入放射科的应用 3. 了解介入放射科新知识、专家共识	理论	冷消融术后的观察要点及护理
		理论	HAIC 技术及并发症的护理
		理论	新技术：胃造瘘管营养支持技术
		理论	ERAS 快速康复在介入放射科的应用
		实践	实践体会交流、征集意见及建议
		实践	结业考核